Thieme

physiolehrbuch Basis

Untersuchen in der Physiotherapie

Herausgegeben von Antje Hüter-Becker und Mechthild Dölken

Autoren:
Salah Bacha
Jan Cabri
Mechthild Dölken
Andreas Fründ
Elly Hengeveld
Antje Hüter-Becker
Petra Kirchner
Brigitte Tampin
Bärbel Trinkle

175 Abbildungen
44 Tabellen

2. überarbeitete Auflage

Georg Thieme Verlag
Stuttgart · New York

Bibliografische Information Der Deutschen Nationalbibliothek
Die Deutsche Nationalbibliothek verzeichnet diese Publikation in der Deutschen Nationalbibliographie; detaillierte bibliografische Daten sind im Internet über http://dnb.d-nb.de abrufbar

Ihre Meinung ist uns wichtig! Bitte schreiben Sie uns unter

www.thieme.de/service/feedback.html

1. Auflage 2005

Rüdigerstraße 14
D-70469 Stuttgart
Unsere Homepage: http://www.thieme.de

Printed in Germany

Zeichnungen: Martin Hoffmann, Elchingen
Helmut Holtermann, Dannenberg
Umschlaggestaltung: Thieme Verlagsgruppe
Umschlagfoto: Studio Nordbahnhof, Stuttgart
Satz: Hagedorn Kommunikation, Viernheim
Druck: Grafisches Centrum Cuno GmbH & Co. KG, Calbe

ISBN 978-3-13-136892-8 1 2 3 4 5 6

Auch erhältlich als ebook:
eISBN (PDF) 978-3-13-162912-8

Prolog

Antje Hüter-Becker

Was ist los in der Physiotherapie?

Ein Lehrbuch allein über das Untersuchen? Das hat es doch noch nie gegeben! Stimmt. Zwar war auch bisher die Lehrmeinung, dass ein Befund erhoben wird, um daraus Ziele und Maßnahmen der Behandlung abzuleiten, aber ansonsten wurde von diesem wichtigen Schritt im Therapieprozess nicht viel Aufhebens gemacht. Das Untersuchen versteckte sich meist hinter seinem Ergebnis: dem Befund des Patienten, der dann ausführlich dargestellt wurde, oder es tauchte ein in das Wörterpaar *Untersuchungs- und Behandlungstechniken*. Was also ist los in der Physiotherapie?

Vieles ist los

Die seit Jahrzehnten immer wieder einmal angestoßene Debatte, die Ausbildung in der Physiotherapie auf akademisches Niveau anzuheben, hat seit den Jahren 2000/2001 zu ersten konkreten Ergebnissen geführt: An einer Reihe von Fachhochschulen gibt es Studienangebote für Physiotherapeuten, die zu einem Bachelor- oder Masterabschluss führen. Dieser Entwicklungsschritt, der nicht mehr aufzuhalten ist, sondern sich ausweiten wird, wird die Physiotherapie mehr verändern als alle anderen Ereignisse in ihrer 100-jährigen Geschichte.

Die ersten Zeichen dieser Veränderung sind nicht zu übersehen. Sie zeigen sich in den öffentlichen Veranstaltungen der Fachhochschulen, bei denen eine wissenschaftlich hinterfragte Physiotherapie präsentiert wird; sie zeigen sich in Publikationen der akademisch ausgebildeten oder weitergebildeten Physiotherapeutinnen und -therapeuten, die einem wissenschaftsmethodischen Anspruch folgen, und sie zeigten sich in einem ersten Symposium zur Forschung in der Physiotherapie, das im Herbst 2004 stattfand.

Der an wissenschaftlichen Kriterien orientierte Umgang mit den Inhalten der Physiotherapie, der für die Studierenden an den Fachhochschulen ganz selbstverständlich geworden ist, wird und darf an den Berufsfachschulen und ihren Schülerinnen und Schülern nicht vorbeigehen. Damit sie an dem an den Fachhochschulen begonnenen Prozess teilhaben können, müssen auch die Berufsfachschulen wissenschaftliches Denken und reflektiertes Handeln als zentrale Ausbildungsleitlinie anerkennen. Dazu gehört auch, eine andere Begrifflichkeit als die bisher gewohnte zu vermitteln, eine Terminologie also, die im wissenschaftlichen Diskurs international üblich ist. Nur so kann sichergestellt werden, dass sich Physiotherapeutinnen und -therapeuten über die Grenzen hinaus verständlich machen, die internationale Literatur verfolgen und bei weltweiten Kongressen ihren anerkannten Beitrag leisten können.

Wissenschaftlich zu denken und reflektiert zu handeln bedeutet auf die physiotherapeutische Untersuchung/Diagnostik übertragen beispielsweise, dass die Therapeuten den vielschichtigen Prozess des Untersuchens mit seinen unterschiedlichen Determinanten analysieren, seine diagnostischen Schritte begründen und deren Ergebnisse kritisch werten können, um daraus zutreffende therapeutische Interventionen abzuleiten. Dieser als *Clinical Reasoning* bekannte zyklische Prozess ist mehr als der bisher bekannte Dreisatz *Ärztliche Diagnose – physiotherapeutischer Befund – physiotherapeutische Behandlung*, der normalerweise dem biomedizinischen Paradigma der sogenannten „Schulmedizin" folgte.

Hingegen folgt der *Clinical-Reasoning-Prozess* einem biopsychosozialen Verständnis von Gesundheit und Krankheit, indem er die Überzeugungen und Erwartungen des Patienten sowie seine aktuelle Lebenssituation in die Untersuchung ebenso wie die körperliche Symptomatik einbezieht. *Clinical Reasoning* macht den gesamten Untersuchungsprozess transparent, indem es sich von Hypothese zu Hypothese vorarbeitet, die mit Fortschreiten des Prozesses verworfen (falsifiziert) oder bestätigt (verifiziert) werden. Ziele und Maßnahmen der Behandlung erscheinen so eher als ein flexibles Gerüst, dessen Einzelteile immer wieder geprüft und eventuell ausgetauscht werden.

Warum so kompliziert?

Es erscheint nur kompliziert, weil im *Clinical-Reasoning-Prozess* ausdrücklich benannt (reflektiert) wird, was im „herkömmlichen" Untersuchungsgang intuitiv (unreflektiert) üblich war, meist aber nicht benannt wurde und damit auch nicht nachprüfbar dokumentiert werden konnte. Mit dem *Clinical-Reasoning-Prozess* nähert sich die physiotherapeutische Untersuchung/Diagnostik einem wissenschaftsorientierten Anspruch und spielt im Tätigkeitsfeld der Physiotherapeuten damit sozusagen neben der Therapie eine zweite Hauptrolle und nicht mehr die bisherige Nebenrolle. Auch das gehört zu den notwendigen Veränderungen, mit denen zukünftig die Existenzberechtigung der Physiotherapie abgesichert werden muss, da die Fragen nach nachprüfbaren Fakten drängender werden – nicht nur von den Kostenträgern, sondern auch von den Ärzten und den Patienten selbst, die ebenfalls einen wachsenden Kostenanteil zu tragen haben.

> *Folgerichtig darf dann selbstverständlich nicht nur die Behandlung honoriert werden, sondern auch die Untersuchung muss eine Gebührenziffer erhalten. Das allerdings ist keine fachliche, sondern eine berufspolitische Forderung, die aber fachlich zu begründen sein wird.*

Von der Struktur zur Partizipation – und umgekehrt

So wie der *Clinical-Reasoning-Prozess* mehr ist als eine „Befundaufnahme“, so sind auch die in diesem Band dargestellten Indizes, Skalen, Evaluationsmethoden und Assessmentverfahren mehr als die Untersuchungstechniken, mit denen einzelne Strukturen des Bewegungssystems überprüft werden. Beides ist notwendig: Prüfen von Strukturen und Feststellen darüber hinausgehender funktioneller Leistungen, weshalb auch beides hier vorgestellt wird.

Auf der Grundlage der von der Weltgesundheitsorganisation (WHO) verabschiedeten *International Classification of Functioning and Health* (ICF) lässt sich die Bedeutung eines auffälligen Einzelbefunds recht gut einschätzen: Sind Strukturen und Einzelfunktionen geschädigt? An welchen Aktivitäten hindert diese Schädigung den Patienten? Begrenzen solche Aktivitätsverluste seine Möglichkeiten, am Gesellschaftsleben in der von ihm gewünschten Weise teilzunehmen? Die bisherige „Strukturverliebtheit“, die in der Physiotherapie oft zu beobachten ist, weicht – wenn die ICF Leitlinie ist – der Konzentration auf die (weitestgehend) unbehinderte Alltagskompetenz des Patienten. Sie ist Ziel der physiotherapeutischen Behandlung und je nach aktueller Untersuchungssituation auch Ausgangspunkt der physiotherapeutischen Diagnostik.

Fazit

- Untersuchen ist kein lästiges Beiwerk, auch wenn die Berufspraxis, mit der Schülerinnen und Schüler während ihrer Ausbildung in den (meisten) Krankenhäusern und Kliniken konfrontiert werden, solche ketzerischen Gedanken nahelegt.
- Dieser Band der physiolehrbuch-Reihe soll verdeutlichen, dass Untersuchen eine sehr ernst zu nehmende Voraussetzung ist, Patienten individuell und effektiv zu behandeln, um ihnen im besten Fall die optimale Teilhabe am Leben zu ermöglichen. Bei immer kürzer werdender Verweildauer im Krankenhaus und abnehmender Verordnungsmenge in den freien Praxen gewährleistet sorgfältiges *Clinical Reasoning*, dass die Behandlung am Hauptproblem des Patienten ansetzt, seine Ressourcen ausnutzt und (im besten Fall) zu dem von ihm gewünschten Ziel führt.

Anschriften

Herausgeberinnen:

Antje Hüter-Becker
Hollmuthstraße 20
69151 Neckargemünd

Mechthild Dölken
Schule für Physiotherapeuten
Käfertaler Straße 162
68167 Mannheim

Autoren:

Salah Bacha
Kobergerplatz 6
90408 Nürnberg

Prof. Dr. Jan Cabri
Norwegian School of Sport Sciences
Dep. of Physical Performances
PO Box 4014 Ullevaal Stadion
0840 Oslo
Norwegen

Andreas Fründ
Döhrener Straße 1
32469 Petershagen

Elly Hengeveld
Batlimattweg 3
5036 Oberentfelden
Schweiz

Petra Kirchner
Robert-Mayer-Straße 41
60486 Frankfurt am Main

Brigitte Tampin
11 Roebuck Avenue
Canning Vale WA 6155
Australien

Bärbel Trinkle
Käferthaler Straße 162
68135 Mannheim

Inhaltsverzeichnis

WCPT (Weltverband der PT):
Das Clinical Reasoning ist zentraler Bestandteil des physiotherapeutischen Prozesses

1 Untersuchen als Prozess, Clinical Reasoning

Untersuchen hört nicht nach der ersten Behandlung auf!

Wiederbefunde dienen der Erfolgskontrolle

Begründen, Denken, Folgern, Argumentieren, Urteilen: Bestandteile des Clinical Reasoning (klinisches Schlussfolgern)

1 Untersuchen als Prozess, Clinical Reasoning

Elly Hengeveld

1.1 Der physiotherapeutische Prozess

Physiotherapie ist Prozessarbeit, in der Physiotherapeuten verschiedene Rollen übernehmen. Sie begleiten, führen, unterrichten und beraten Patienten im Prozess der Rehabilitation von vorwiegend Bewegungsdysfunktionen.

In diesem Prozess bilden Untersuchung und Clinical Reasoning mit den Behandlungsinterventionen eine unzertrennliche Einheit, in der sie fließend in einander übergehen. Viele Untersuchungsmethoden können auch als Behandlungstechniken eingesetzt werden. Allgemein gilt, dass keine Behandlung ohne vorherige Untersuchung stattfinden sollte und keine Behandlung durchgeführt werden darf, die nicht regelmäßig auf ihren Effekt überprüft wird. Aus diesem Grund werden während aller physiotherapeutischen Sitzungen neben Behandlungsinterventionen verschiedene Formen von *Assessment* angewandt um den therapeutischen Prozess so genau wie möglich zu verfolgen (**Abb. 1.1**). Der Prozess bedarf in verschiedenen kritischen Phasen regelmäßiger Planungsschritte und Reflexion über gebildete Hypothesen, Interaktionen und Handlungen.

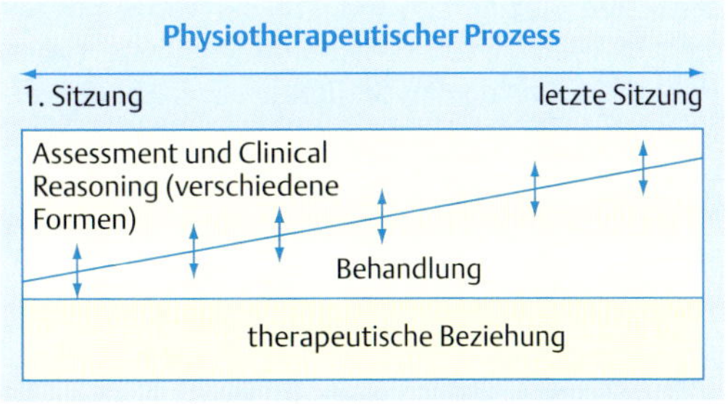

Abb. 1.1 Untersuchen und Behandeln sind unterschiedliche, aber verwandte Handlungen im physiotherapeutischen Prozess, welche nicht getrennt von einander betrachtet werden sollten. Der Gesamtprozess wird von einer therapeutischen Beziehung getragen.

1.1.1 Spezifische physiotherapeutische Untersuchung

Seit den Anfangsjahren des Physiotherapieberufes am Ende des 19. Jahrhunderts hat die spezifische Befundaufnahme eine bedeutende Rolle gespielt. Es wurde jedoch nicht immer deutlich gemacht, dass Physiotherapeuten selbst zuerst eine Untersuchung durchführen müssen, um anschließend einen gezielten Behandlungsplan aufstellen zu können. Deswegen wird auch jetzt von Außenstehenden des Berufes noch oft angenommen, dass Physiotherapeuten ihre Behandlungen aufgrund der biomedizinischen Diagnose gestalten können. Dies äußert sich in den ärztlichen Überweisungen ebenso wie in den Erwartungen der Patienten und nicht zuletzt in den Tarifstrukturen, nach denen Physiotherapeuten oft nicht für ihre spezifischen Untersuchungsprozesse entschädigt werden.

Es wird jedoch seit mehreren Dezennien dafür plädiert, dass Physiotherapeuten das physiotherapeutisch relevante klinische Erscheinungsbild einer biomedizinischen Diagnose erfassen sollten, bevor sie Behandlungen durchführen (Maitland 1968). In diesem Emanzipationsprozess ist zunehmend erkannt worden, dass Physiotherapeuten aufgrund ihrer speziellen Wissensbasis eigene Prozesse der Problemlösung durchlaufen, die von den Denkweisen andere Kliniker, wie beispielsweise Ärzten, abweichen (Parry 1991). Die moderne Berufsbeschreibung des Weltverbandes für Physiotherapie (World Confederation of Physical Therapy – WCPT) deklariert nun auch die spezifische Befundaufnahme unmissverständlich als essenziellen Bestandteil des physiotherapeutischen Prozesses, damit zufriedenstellende Behandlungsresultate erreicht werden können (WCPT 1999).

Um einen Behandlungsplan aufstellen zu können, muss die spezifische physiotherapeutische Untersuchung Gefahrensituationen offen legen, um die Notwendigkeit von Vorsichtsmaßnahmen zu erkennen. Kollaborativ mit dem Patienten werden Behandlungsziele formuliert, bevor entsprechende Interventionen (und mögliche Alternativen) ausgewählt werden.

Der physiotherapeutische Prozess ist ein hypothesengesteuerter Prozess (Payton 1987), ähnlich den Problemlösungsprozessen in anderen Bereichen, wie Medizin oder Physik (Elstein 1978, Larkin et al. 1980). Während der Patientenbefragungen (Anamnese), Funktionsuntersuchungen und Behandlungen werden mehrere Hypothesen aufgestellt, die durch vertiefende Informationen und die Reaktionen auf die Behandlung modifiziert werden (Grant, Jones, et al. 1988). Die meisten erfahrenen Physiotherapeuten gruppieren die von ihnen aufgestellten Hypothesen in so genannten Hypothesenkategorien, woraus sich eine bessere Effizienz im therapeutischen Prozess entwickelt (Thomas-Edding 1987). Diese Hypothesenkategorien werden später in diesem Kapitel besprochen. (**Abb. 1.2**)

Untersuchungsverfahren hören jedoch nicht nach der ersten Sitzung auf, sondern der ganze physiotherapeutische Prozess verläuft zyklisch (Jones 1989, 1992) und der Physiotherapeut verwendet verschiedene Formen der Untersuchung und Beurteilung (Banks u. Hengeveld 2005), welche später in diesem Kapitel beschrieben werden. Der Physiotherapeut reflektiert von Sitzung zu Sitzung die gebildeten Hypothesen, welche den therapeutischen Prozess leiten und beurteilt ebenfalls die Behandlungsresultate. Abhängig von der Reaktion auf die Behandlungen wird der Therapieplan angepasst (**Abb. 1.3**).

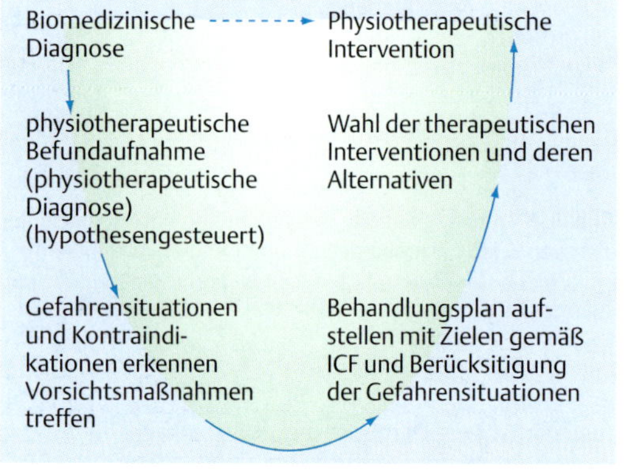

Abb. 1.2 Aufgrund der biomedizinischen Diagnose allein kann keine spezifische physiotherapeutische Behandlung durchgeführt werden. Der physiotherapeutische Prozess fängt mit einer Befundaufnahme an, worauf der Behandlungsplan aufgebaut wird (Hengeveld 1994).

1.1.2 Paradigmen im therapeutischen Prozess

Durch die wissenschaftliche Entwicklung des Physiotherapieberufes wurde in den letzten Jahrzehnten zunehmend die Frage gestellt, zu welchem „Körper-des-Wissens" (body-of-knowledge) die Forschungsergebnisse beitragen sollten (Hislop 1975, Cott et al. 1995, Higgs u. Jones 1995, NPI 1997). Weiter wurde die Physiotherapie, wie andere medizinische Berufe, herausgefordert, ihren spezifischen Beitrag zu der Gesundheit einer Gesellschaft zu beschreiben (Hullegie 1995, WCPT 1999). Eine Besinnung auf die Paradigmen, welche die Basis der klinischen Praxis und Forschung bilden, hat dabei stattgefunden (Kuhn 1962, Engel 1977, Antonowsky 1987, Waddell 1987, APTA 1988, Krebs u. Harris 1988, Pratt 1989, Tyni-Lenné 1989, Hullegie 1995, Hengeveld 1998).

Aus historischen Gründen scheinen Physiotherapeuten dem dominanten biomedizinischen Denkmo-

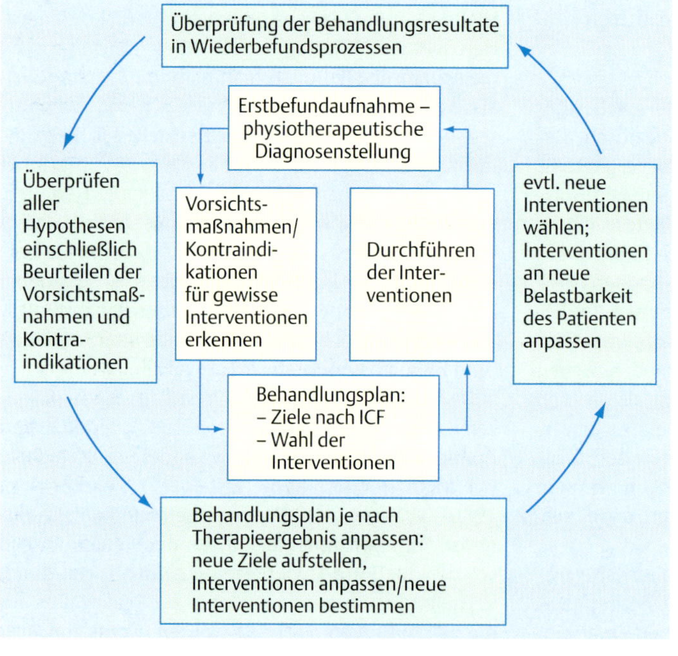

Abb. 1.3 Der physiotherapeutische Prozess ist ein zyklischer Prozess, in dem von Sitzung zu Sitzung überprüft wird, ob die Behandlungsziele erreicht werden und ob der Behandlungsplan angepasst werden muss (Hengeveld 2003).

dell zu folgen (Hengeveld 2003), aber es wurde zunehmend erkannt, dass dieses Modell für die Gestaltung und Durchführung der physiotherapeutischen Interventionen unzureichend ist. Es wurde mehr und mehr explizit festgehalten, dass Physiotherapeuten eigenen berufsspezifischen Paradigmen folgen, welche nicht deckungsgleich mit den Denkmodellen anderer Berufsgruppen in der Medizin sind (Hislop 1975, APTA 1988, Tyni-Lenné 1989, Roberts 1994).

Bewegung als gemeinsamer Nenner

In der Diskussion über die Paradigmen wurde erkannt, dass Bewegung als gemeinsamer Nenner in allen Konzepten der Physiotherapie aufgefasst werden kann. Deswegen definiert der Weltverband für Physiotherapie (WCPT) die Physiotherapie innerhalb eines *biopsychosozialen Bewegungsparadigmas* (WCPT 1999):0

The Nature of Physical Therapy

Physical Therapy is about working with people and populations to maintain and restore maximum movement and functional ability throughout the lifespan. Physical therapy is particularly important in circumstances where movement and function are threatened by the process of ageing or that of injury or disease. It places full and functional movement at the heart of what it means to be healthy.

It is concerned with identifying and maximising movement potential, within the spheres of promotion, prevention, treatment and rehabilitation. This is achieved through interaction between physical therapist, patients or clients and care givers, in a process of assessing movement potential and in working towards agreed objectives using knowledge and skills unique to physical therapy.

Assumptions underlying the knowledge and practice of physical therapy.

Movement: the capacity to move is an essential element of health and well-being. Movement is dependent upon the integrated, co-ordinated function of the human body at a number of different levels of a movement-continuum (ref. Cott, 1995).

Movement is purposeful and is affected by internal and external factors.

Physical therapy is directed towards the movement needs and potential of the individual

(WCPT 1999).

(**Übersetzung:** Das Wesen der Physiotherapie

In der Physiotherapie wird mit einzelnen Personen und Gruppen gearbeitet, damit deren Bewegungsfähigkeit und Funktionsfähigkeit während des ganzen Lebens so weit wie möglich erhalten bleibt, bzw. wieder hergestellt wird. Physiotherapie ist besonders wichtig in Situationen, in denen Bewegungsfähigkeit und Funktionsfähigkeit durch Alterung, Verletzung oder Krankheit bedroht sind. Volle und funktionelle Bewegungsfähigkeit stehen für die Physiotherapie im Zentrum dessen, was es heißt, gesund zu sein.

Physiotherapie befasst sich damit, im Rahmen von Förderung, Prävention, Behandlung und Rehabilitation das Bewegungspotenzial sicherzustellen und zu maximieren. Dies wird erreicht, indem Physiotherapeuten, Patienten oder Klienten und weitere Kliniker in einem Prozess zusammenarbeiten, in dem das Bewegungspotenzial beurteilt und in dem auf einvernehmliche Ziele hin gearbeitet wird, wobei Kenntnisse und Fähigkeiten eingesetzt werden, die einzigartig für die Physiotherapie sind.

Voraussetzungen, welche physiotherapeutischem Wissen und physiotherapeutischer Praxis unterliegen. Bewegung: Die Fähigkeit, sich zu bewegen, ist ein wesentliches Element von Gesundheit und Wohlbefinden. Bewegung hängt ab von dem integrierten, koordinierten Funktionieren des menschlichen Körpers (s. Cott 1995).

Bewegung ist zweckgerichtet und wird von inneren und äußeren Faktoren beeinflusst.

Physiotherapie ist ausgerichtet auf Bewegungsbedürfnisse und -potenziale des Einzelnen.)

Innerhalb dieses biopsychosozialen Bewegungsparadigmas werden vom Physiotherapeuten im allgemeinen noch weitere Denkmodelle eingesetzt (**Abb. 1.4**):

- Das biomedizinische Paradigma, um Gefahrensituationen und Kontraindikationen zur Untersuchung und Behandlung bestimmen zu können. Dazu werden Kenntnisse aus Pathologie und Physiologie eingesetzt.
- Verhaltenstherapeutische Denkmodelle, welche in Schulungsprozessen von Bewegungsabläufen und Selbstmanagementstrategien von Bedeutung sind.
- Neurophysiologische Denkmodelle dienen u. a. zur Klärung der Hintergründe von Symptomen und Schmerzen und zur Schulung von Patienten.
- Das Rehabilitationsmodell mit der International Classification of Functioning, Disabilities and Health (ICF) (WHO 2001). Viele Bewegungsfunktionen können gemäß den Stufen von Funktion (Impairment), Aktivität und Partizipierung analysiert werden. Weiter werden die Behandlungsziele in der Therapie am besten gemäß dieser Einteilung formuliert.

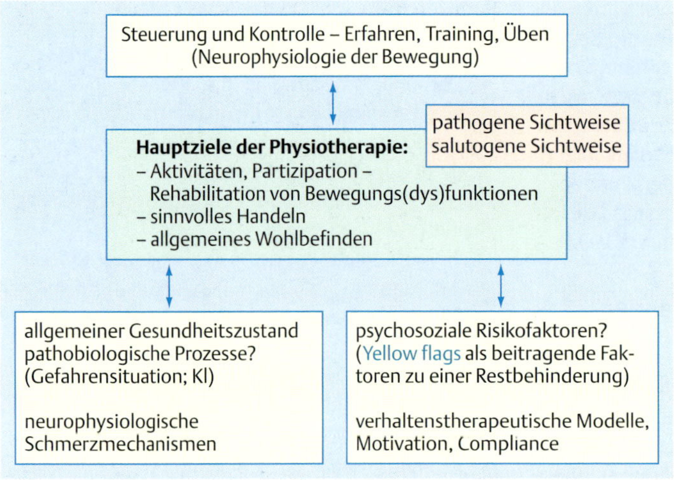

Abb. 1.4 Physiotherapeutische Prozesse folgen verschiedenen Denkmodellen, um eine umfassende Behandlung gestalten zu können (Hengeveld 2004).

- Auch dem Bewegungsparadigma kann verschiedenartig gefolgt werden:
  - Aus pathogener Sichtweise, worin insbesondere abnormale Bewegungsabläufe, Steuerungsprozesse und Abweichungen der Biomechanik analysiert werden.
  - Aus salutogener Sicht, worin vor allem nach den Aktivitäten gesucht wird, welche für den Patienten von Bedeutung sind, damit sinnvolles Handeln ermöglicht wird. Dazu spielen salutogene Aspekte wie Kohärenzgefühl, das Maß der Kontrolle und Verständnis der Ziele eine große Rolle (Schüffel et al. 1998).

Es wird betont, dass Physiotherapeuten für ihre berufspezifischen Paradigmen einstehen sollen und sich ihrer Identität in der medizinischen Landschaft vermehrt bewusst sein sollten, um erfolgreich in einem interdisziplinären Team agieren zu können (Parry 1991, Rothstein 1994, Bélanger 1998, Beeston 1999). Es besteht Konfliktpotenzial, wenn sich die Beteiligten im Team der unterschiedlichen Paradigmen und Arbeitsweisen nicht bewusst sind und explizit nur dem biomedizinischen Modell folgen (Hengeveld 2000). Zum Beispiel kann ein Physiotherapeut einen Patienten mit chronischen Schmerzen nach viel Überzeugungsarbeit motivieren, regelmäßig gewisse Übungen und Entspannungsstrategien anzuwenden, um den Schmerz zu kontrollieren und das Wohlbefinden zu fördern. Bei einer Arztvisite wird ohne Rücksprache mit den anderen Beteiligten im Team entschieden, den Patienten nochmals zu einem medizinischen Spezialisten zu schicken. Der Patient erwartet nun – gemäß dem biomedizinischen Modell, dass da „sicher etwas los sei", das nur mit Spritzen oder durch eine Operation behoben werden könne. In der Konsequenz nimmt oft die Motivation für physiotherapeutische Selbstmanagementstrategien ab.

1.1.3 Physiotherapeutische Diagnose

Im oben genannten Emanzipationsprozess mit der Besinnung auf die Paradigmen und die Berufsidentität wird zunehmend dafür plädiert, dass im physiotherapeutischen Prozess eine berufsspezifische Diagnose eine zentrale Rolle spielen sollte (Sahrmann 1988, Rose 1989, Guccione 1991). Die Diagnose drückt sich im allgemeinen in Begriffen der Bewegungs- und Funktionsanalyse aus. In diesem Zusammenhang wurde auch dafür plädiert, dass in wissenschaftlicher Forschung Kriterien geschaffen werden, welche der physiotherapeutischen Diagnostik entsprechen. Diese betreffen Einschlusskriterien welche Bewegungsdysfunktionen (Maluf et al. 2000, O'Sullivan 2005) oder auch Symptomverhalten (McKenzie 1981, Maluf et al. 2000) beschreiben.

Die physiotherapeutische Diagnose wird vom Weltverband für Physiotherapie wie folgt umschrieben:

> Diagnosis: represents the outcome of the process of clinical reasoning [and] may be expressed in terms of movement dysfunction or may encompass categories of impairments, functional limitations, abilities/disabilities or syndromes
> (WCPT 1999).
>
> (**Übersetzung:** Diagnose stellt den Ausgang des Prozesses von Clinical Reasoning dar und kann ausgedrückt werden in Begriffen der Bewegungsdysfunktion oder kann Kategorien von Beeinträchtigungen, funktionellen Beschränkungen, Fähigkeiten/Unfähigkeiten oder Syndrome beinhalten.)

Hat das biomedizinische Denken ausgedient?

Die physiotherapeutische Diagnose wird zunehmend betont, dennoch ist das biomedizinische Denken von großer Bedeutung in physiotherapeutischen Entscheidungsprozessen. Biomedizinische Informationen helfen einerseits in der Einschätzung des Verlaufes und der Prognose, andererseits dienen die Informationen der Bestimmung von Gefahrensituationen, Kontraindikationen und Vorsichtsmaßnahmen bei gewissen physiotherapeutischen Interventionen.

So wie die physiotherapeutische Diagnose Hinweise auf eine biomedizinische Diagnose geben kann, gibt die biomedizinische Diagnose Hinweise auf die Physiotherapiediagnose. Der spezifische physiotherapeutische Prozess der Untersuchung und der Beurteilung zur Behandlungsplanung und -durchführung kann jedoch nicht übersprungen werden.

1.2 Clinical Reasoning als Bestandteil des physiotherapeutischen Prozesses

Der Prozess der Physiotherapie wird vom WCPT detailliert beschrieben und Clinical Reasoning spielt in diesem Prozess eine zentrale Rolle (**Abb. 1.5**).

Clinical Reasoning lässt sich im Gegensatz zur französischen oder italienischen Sprache nicht direkt auf Deutsch übersetzen. Folgende Übersetzungen sind möglich, sie drücken jedoch immer nur ein Teilverständnis des Clinical Reasoning aus:

Begründen, Denken, Folgern, Argumentieren, Urteilen (Langenscheidt, Collins, Wolters-Noordhof).

Deswegen werden in diesem Text die Begriffe *Clinical Reasoning* und *Clinical Reasoning Prozesse* verwendet, statt mit inkompletten oder fehlerhaften Übersetzungen zu arbeiten.

Clinical Reasoning wird häufig in Zusammenhang mit Prozessen der Entscheidungsfindung und mit Problemslösungsstrategien genannt. Dies findet seinen Ursprung in der Geschichte der Erforschung von Clinical Reasoning Prozessen.

Clinical Reasoning ist als Begriff aus der Lernpsychologie entstanden. Seit den fünfziger Jahren des 20. Jahrhunderts wurde in vielen Bereichen, wie beim Schachspiel, in der Physik, der Computerwissenschaft, der Medizin usw. erforscht, wie sich beispielsweise Experten von Anfängern unterscheiden.

In dieser Forschung können verschiedene Phasen unterschieden werden (Patel u. Arocha 1995).

- Die erste Phase war die so genannte präkognitive Ära, in der die unterschiedlichen Verhaltensweisen von Experten und Anfängern erforscht wurden. Es wurde festgehalten, dass viele Experten effizientere und bessere Problemlösungsprozesse einsetzten (Elstein 1978). In dieser Zeit wurden vor allem Messinstrumente entwickelt, um Clinical Reasoning zu erforschen. So wurden beispielsweise Simulationsmethoden entwickelt, um Patientensituationen nachzustellen, wie z. B. geschriebene Fallbeispiele, gespielte Patientensituationen und etwas später auch Computersimulationen.

Spezifischen Eigenschaften des physiotherapeutischen Prozesses

- Umfasst Untersuchung und Beurteilung (Assessement), Diagnose, Planung, Interventionen und Erfolgskontrollen.
- Er erfolgt durch Analyse und Synthese innerhalb eines Clinical-Reasoning-Prozesses.
- Die Diagnose ist das Resultat des Clinical-Reasoning-Prozesses.
- Die Planung beinhaltet das Bestimmen der Notwendigkeit der Interventionen, die Entwicklung eines Behandlungsplanes einschließlich der Festlegung der messbaren Ziele.
- Die Interventionen werden durchgeführt und angepasst, um die vereinbarten Ziele zu erreichen. Sie können folgende Punkte umfassen:
  - manuelle Handlungen;
  - Bewegungsförderung;
  - physikalische, elektrotherapeutische und mechanische Applikationen;
  - Hilfsmittel- und Orthesen;
  - Patientenschulung;
  - Dokumentation, Koordination
  - Kommunikation.
- Die Interventionen sind auf die Behandlung und Vorbeugung von Funktions- und Aktivitätseinschränkungen, Behinderungen und Verletzungen sowie die Gesundheitsförderung, Lebensqualiät und Fitness in jeder Lebensspanne und jeder Bevölkerungsgruppe ausgerichtet.
- Erfolgskontrollen dienen der Beurteilung der Behandlungseffekte.

Abb. 1.5 Spezifische Eigenschaften des physiotherapeutischen Prozesses (WCPT 1999).

- Später fand vermehrt eine kognitive Forschung statt, in der entdeckt wurde, dass Experten eine besser organisierte, tiefgründigere und breitere Wissensbasis haben, durch die sie viele ihrer Entscheidungen aufgrund von Hypothesen und Mustererkennung treffen (Elstein 1978, Norman u. Patel 1987). Bei Ärzten wurde dabei festgehalten, dass viele Entscheidungen aufgrund direkter Erfahrung mit Patienten getroffen wurden, deren Geschichte direkt zugänglich im Gedächtnis gespeichert waren. Das theoretische Wissen, welches im Laufe der Ausbildung angeeignet wurde, wird dabei zunehmend in die klinische Erfahrungen eingebettet und tritt in den Hintergrund (encapsulating of knowledge) (Schmidt u. Boshuyzen 1993, Robertson 1996).
- In den Bereichen der Medizin, Ergo- und Physiotherapie werden in den letzten Jahren vermehrt interpretative, kognitive Funktionen erforscht. In dieser Art der Clinical Reasoning Forschung wurde festgestellt, dass es außer hypothesengesteuertem Clinical Reasoning auch andere Formen von Reasoning gibt, welche insbesondere bei den direkten Interaktionen mit Menschen von Bedeutung sind. Es wird beobachtet, dass Experten verschiedene Formen des Clinical Reasoning häufig gleichzeitig einsetzen (Fleming 1991, Mattingly u. Fleming 1994, Edwards et al. 1998, Hengeveld 1998), andere Interaktionen mit den Patienten haben (Jensen et al. 1990, Jensen et al. 1992) und die persönliche Geschichte und das individuelle Krankheitserleben in der Behandlungsplanung häufig mehr berücksichtigen (Mattingly u. Fleming 1994). Die Rolle der persönlichen Wissensbasis, Gefühle und Aspekte der Intuition werden dabei vermehrt beachtet (Carroll 1988, Higgs u. Titchen 1995). Das so genannte implizite Clinical Reasoning erfährt viel Aufmerksamkeit. Es wird zunehmend anerkannt, dass Personen, die eine praktische Arbeit ausüben, (wie beispielsweise Schreiner, Physiotherapeuten, Chirurgen) neben einer theoretischen, auch von einer anderen (Erfahrungs-) Wissensbasis Gebrauch machen (Schön 1983), welche lange Zeit in der Welt der Akademia vernachlässigt wurde.

Reasoning, Denken und Reflexion

Im Clinical Reasoning spielt eine Mischung von Denken, als eher automatischer Prozess, und *Reflexion*, als bewusster Prozess, eine wichtige Rolle (**Abb. 1.6**). Es wurde erkannt, dass Personen, die wirkliche Experten in ihrem Beruf sind, über gute reflexive Eigenschaften verfügen (Schön 1983). Für Physiotherapeuten bedeutet dies, dass sie die Gewohnheit entwickelt haben, während und nach Behandlungssitzungen die eigenen Denkweisen, die Entscheidungen, die Gefühle, das Untersuchungsprozedere, die Behandlungsergebnisse und die Interaktionen zwischen Klient und Therapeut zu reflektieren. Durch die Reflexion wird aus jeder Sitzung gelernt, was zur Entwicklung der oben genannten Erfahrungswissensbasis *(Experiential Knowledge)* beiträgt. In Berufen, wie beispielsweise der Physiotherapie, die sowohl als Kunst, wie auch als Wissenschaft deklariert werden können (Peat 1981, Grant 1995), spielt gerade dieses Erfahrungswissen in den klinischen Entscheidungen eine zentrale Rolle (Nonaka u. Takeuchi 1995).

Definitionen Clinical Reasoning

Es gibt mehrere Anschauungen über Clinical Reasoning und dessen Schulung und Forschung, welche alle aber gleich wertvoll sind (Ryan 1995). Deswegen sind auch diverse Definitionen von Clinical Reasoning formuliert worden, die den philosophischen und historischen Hintergrund der Autoren widerspiegeln:

- Die Physiotherapeuten Higgs und Jones haben eher eine kognitive Perspektive. Sie sehen die Denk- und Entscheidungsfindungsprozesse als Basis der klinischen Praxis an (Higgs 1992, Higgs u. Jones 1995).
- Die Anthropologin Mattingly und die Ergotherapeutin Fleming (1994) folgen einem vermehrt phänomenologischen Blickwinkel. Clinical Reasoning ist für sie hauptsächlich ein stillschweigender („tacit"), halb-bewusster, komplexer Problemlösungsprozess.

  Hierbei steht nicht nur die biomedizinische Diagnose, sondern auch der Patient mit seinem individuellen Krankheitserleben im Zentrum der Aufmerksamkeit. Es ist mehr als angewandte Wissenschaft, es ist eher „angewandte Phänomenologie".

  Während einer therapeutischen Sitzung wird eine klinische Beurteilung über Ursachen, Behandlungsmöglichkeiten und die beste aktive Integra-

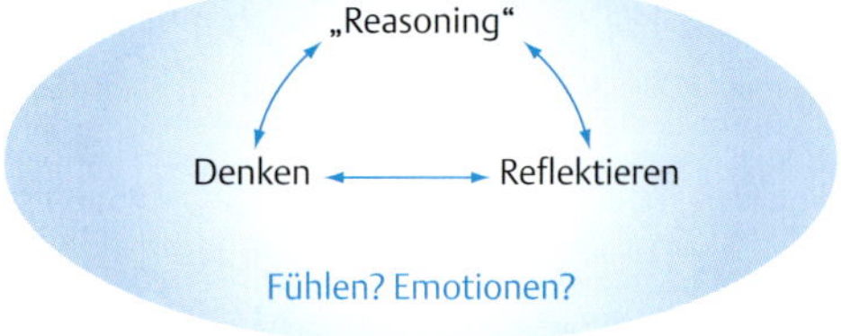

Abb. 1.6 Clinical Reasoning ist eine Mischung von Denken, Fühlen und Reflexion. Reflexion ist ein essenzieller Aspekt in der Entwicklung der Erfahrungswissensbasis und des Expertentums.

tion des Patienten in den Rehabilitationsprozess gemacht. Der Therapeut ist sich häufig nicht aller Entscheidungen bewusst, welche während dieses Prozesses getroffen werden (Mattingly u. Fleming 1994).

- Die Ergotherapeutin Ryan sieht das Clinical Reasoning als einen fortdauernden Prozess, der auch außerhalb der therapeutischen Settings stattfindet: „Clinical Reasoning ist ein Prozess, der vor, während und nach therapeutischen Sitzungen stattfindet. Er findet sowohl in therapeutischen als auch in privaten Situationen statt. Viele Schritte in diesem Prozess sind implizit, unbewusst und automatisiert. Für eine umfassende klinische Praxis müssen diese Prozesse explizit gemacht werden. Diese Prozesse können Kognitionen und Emotionen beinhalten (Ryan 1995, Alsop u. Ryan 1996, Ryan 1996).
- In der modernen Physiotherapie worin Evidenz-Basierte-Praxis grossgeschrieben wird, wird Clinical Reasoning auch „*wise action*" genannt, worin Physiotherapeuten ihre Entscheidungen auf „das Beste aus der Wissenschaft", auf „das Beste aus Therapie" und auf „das Beste der Patienten und des Therapeuten" basieren (Higgs und Jones 2000, 2008).

Es kann gefolgert werden, dass die Clinical Reasoning Prozesse in der Physiotherapie komplex sind, weil ein Therapeut viele Entscheidungen auf mehreren Ebenen treffen muss, um der klinischen Situation des Patienten gerecht zu werden.

Es müssen Entscheidungen getroffen werden über

- mögliche Ursachen und beitragende Faktoren,
- Behandlungsstrategien,
- die aktive Integration des Patienten in den therapeutischen Prozess.

Die Wissensbasis des Physiotherapeuten spielt hierbei eine wichtige Rolle und wie auf Seite 5–6 beschrieben, wird mehreren Denkmodellen gefolgt.

Diese Entscheidungsfindungsprozesse laufen größtenteils unbewusst (implizit) ab. Sie sollten aber explizit gemacht werden, damit Neulinge ihren Weg zum Experten finden können, die Berufsgruppe sich weiterentwickelt und sinnvolle klinische Forschung durchgeführt werden kann (**Abb. 1.7**).

Basismodelle

Wie schon vorher beschrieben, ist der therapeutische Prozess ein zyklischer Prozess. Hierzu sind zwei sich ergänzende Basismodelle des Clinical Reasoning beschrieben:

- zyklisches Modell (Higgs u. Jones 1995),
- Mehrformen-Modell „Three Track Mind"-Modell (Mattingly u. Fleming 1994).

Higgs und Jones (1995) stellen den Clinical Reasoning Prozess als einen sich entwickelnden Prozess in einer Spirale dar, welcher während aller Patientensitzungen stattfindet (**Abb. 1.8**). Physiotherapeuten müssen die einzigartige Situation für den Patienten erkennen lernen und verstehen, dass im therapeutischen Prozess immer mehrere Interpretationen und Lösungen möglich sind (Higgs u. Jones 1995).

Die zentralen Elemente in diesem Prozess sind:

- die persönliche und disziplinspezifische Wissensbasis,
- Kognition (Denkprozesse, Einsichten),
- Metakognition (Reflexion über die eigenen Denk- und Entscheidungsprozesse).

Hypothesen bilden und Hypothesen testen

Im zyklisch verlaufenden therapeutischen Prozess werden mehrere Hypothesen gebildet, welche die Konzeptualisierung des Problems unterstützen. Während der Anamnese und Funktionsuntersuchung sowie während aller Behandlungen werden mehrere Hypothesen gebildet, welche im Laufe des Prozesses bestätigt oder verworfen werden. Die Hypothesenentwicklung wird von der Basis des theoretischen und des Erfahrungswissens beeinflusst. In diesem Prozess bedarf es guter Prozederen der Befragung und der Untersuchung um zu relevanten, umfassenden Informationen zu gelangen. Die Wiederbefundsprozesse sind im Prozess der Hypothesenbestätigung essenziell (Jones 1992) (**Abb. 1.9 a**).

Es wird betont, dass in diesem Prozess auch beim Patienten ein zyklischer Prozess des wachsenden Verständnisses für sein Problem stattfindet, wenn der Therapeut die beratenden und begleitenden Aufgaben seines Berufes gezielt wahrnimmt (Edwards et al. 1998) (**Abb. 1.9 b**).

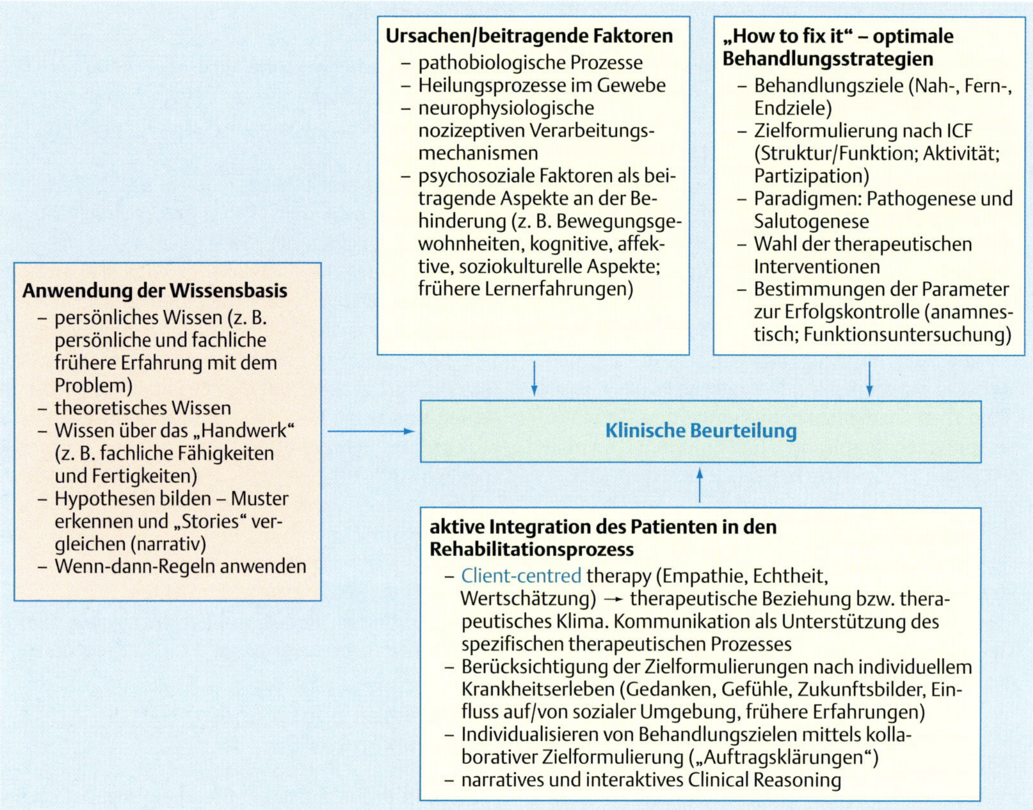

Abb. 1.7 Der Clinical Reasoning Prozess des Physiotherapeuten ist komplex. Es müssen Entscheidungen über mögliche Ursachen des Problems, die optimalen Behandlungsstrategien und die aktive Integration des Patienten in den Prozess getroffen werden. Eine breit entwickelte Wissenbasis ist von großem Einfluss auf diesen Prozess. (Hengeveld 1997, Higgs u. Titchen 1995, Edwards et al. 1998, Mattingly 1991).

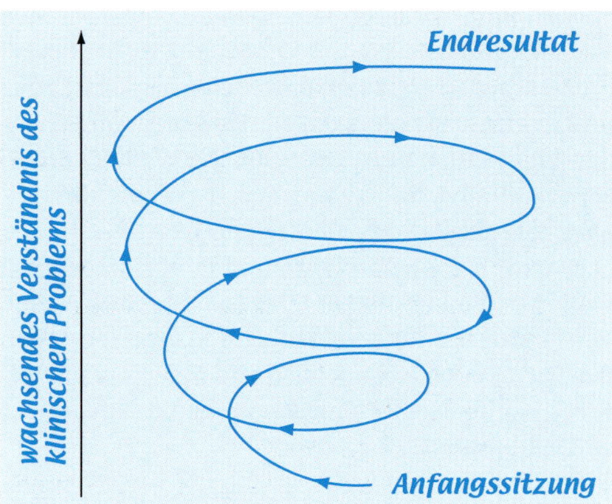

Abb. 1.8 Clinical Reasoning als zyklischer Prozess (Higgs u. Jones 1995).

Mehrformen-Modell

Es wurde erkannt, dass in der Physiotherapie verschiedene Formen des Clinical Reasonings eingesetzt werden (Edwards et al. 1998; Hengeveld 1998). Dies wurde in verschiedenen Spezialbereichen der Physiotherapie, wie manueller Therapie, neurologischer Rehabilitation und Domizilbehandlung weiter erforscht (Edwards et al. 2004).

Während die Physiotherapeuten Higgs & Jones sich auf das Clinical Reasoning mit hypothesen-gesteuertem Denken, inkl. Mustererkennung konzentrieren, betonen die Anthropologin Mattingly und die Ergotherapeutin Fleming das Mehrformen-Modell. Hierin stellen sie fest, dass Therapeuten, unabhängig von der Persönlichkeit, gleichzeitig mehrere Formen des Clinical Reasoning einsetzen. Dies geschieht mit verschiedenen Absichten und richtet sich nach den speziellen Merkmalen des klinischen Problems. Je mehr Berufserfahrung sie haben, scheinen Therapeuten

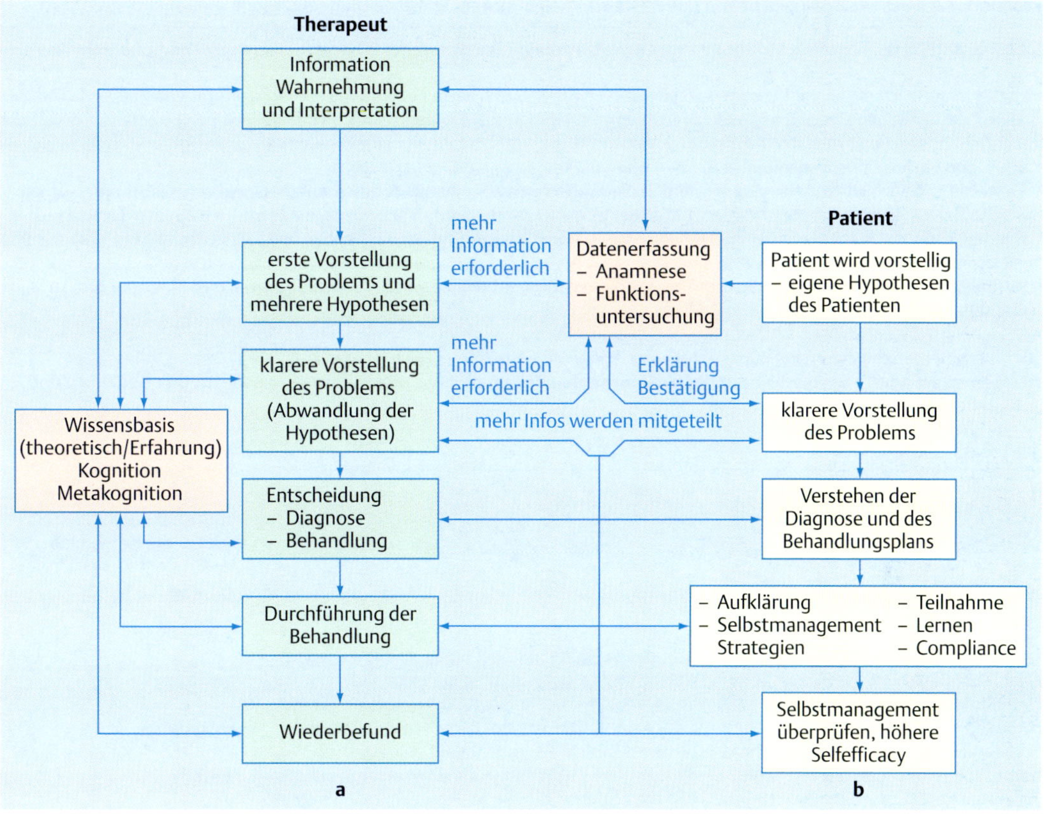

Abb. 1.9 Während des therapeutischen Prozesses findet eine Hypothesenmodifizierung bzw. -bestätigung statt a sowohl beim Therapeuten b als auch beim Patienten (Jones 1992; Edwards et al. 1998).

auch leichter zwischen den Formen zu wechseln, ohne sich dessen bewusst zu sein (Fleming 1991, Mattingly u. Fleming 1994).

Formen des Clinical Reasoning

Im Laufe der Zeit wurden verschiedene Formen von Clinical Reasoning beschrieben, die je nach klinischem Kontext und Aufgabenstellung, kombiniert angewandt werden. Die folgende Checkliste stellt diese Formen vor. (Siehe auch **Tab. 1.1** – Übung.)

Einflussfaktoren auf das Clinical Reasoning

Es sind viele Faktoren beschrieben, die das Clinical Reasoning eines Physiotherapeuten beeinflussen.

- Kognition, Metakognition, Reflexive Eigenschaften, Fachwissen und Erfahrungswissen (Higgs u. Jones 1995),
- Wertvorstellungen und Ansichten des Therapeuten,
- Wertvorstellungen und Ansichten des Patienten,
- Lebenserfahrung und persönliche Wissensbasis des Therapeuten,
- Gefühle,
- Wissensbasis des Patienten,
- frühere Erfahrungen (von Patient und Therapeut),
- kulturelle Faktoren (bestimmen die Wertvorstellungen mit),
- soziale Umgebung des Patienten, Beruf, ökonomischer Status,
- biomedizinische oder biopsychosoziale Ausrichtung der Praxis,
- Sozial- und Berufspolitik,
- Paradigmen der Berufsgruppe,
- Managementstruktur der Praxis,
- Struktur der Zusammenarbeit (autoritär, multi-, inter- oder transdisziplinär),
- Anzahl Personalmitglieder,
- legaler Kontext der Praxisführung

(Alsop u. Ryan 1996).

Tabelle 1.1 Clinical-Reasoning-Prozesse finden sofort in einer frühen Phase der Begegnung mit einem Patienten statt.

1. Übung: Analyse der verschiedenen Formen von Clinical Reasoning und Einsatz des Wissens in einer Begrüßungsphase der Therapie

- Im Warteraum sitzt ein älterer Herr, etwa 70 Jahre alt. Er lächelt Sie an bei der Begrüßung. Sie lächeln zurück und begrüßen ihn. Sie wissen, dass er wegen Schulterbeschwerden zu Ihnen geschickt wurde. Während er noch sitzt, gibt er Ihnen eine Hand – er verzieht sein Gesicht dabei und kann den Arm kaum heben.
- **Schreiben Sie jetzt Ihre Gedanken dazu auf – ohne die folgende Passage zu lesen**
- Sie stellen sich auch vor, mit Name und Funktion. Sie erklären, dass Sie ihn gerne aus physiotherapeutischer Sicht untersuchen würden, bevor Sie ihn behandeln würden. Der Mann ist einverstanden und lächelt wieder und sagt: „Ich bin dankbar, dass ich kommen kann, der Arm bereitet mir nun schon so lange Mühe! Ich kann ihn gar nicht heben und ich bin Rechtshänder. Ich komme mit meinen Aufgaben fast nicht klar!"
- Sie fragen ihn daraufhin, während Sie zum Therapieraum gehen: „Ist denn etwas Besonderes passiert, dass Ihnen der Arm so Mühe macht?"
- Er: „Ich bin vor einem halben Jahr auf dem Eis ausgerutscht und das tat mir sehr weh, und ich konnte der Arm kaum heben vor Schmerzen. Die Schmerzen sind nun weg, aber ich bringe den Arm immer noch nicht hoch!"
- **Schreiben Sie jetzt, nach dieser zusätzlichen Information nochmals Ihre Gedanken auf – haben sich Ihre Gedanken und Hypothesen geändert?**

Analyse der Übung

	Es ist möglich, dass Sie beim Beispiel in etwa wie folgt gedacht haben?	Beurteilen Sie nun, welche Formen des Clinical Reasoning in der Begegnung und in den Gedankenprozessen eingesetzt wurden:
1. Teil Im Warteraum sitzt ein älterer Herr, etwa 70 Jahre alt. Er lächelt Sie an bei der Begrüßung. Sie lächeln zurück und begrüßen ihn. Sie wissen, dass er wegen Schulterbeschwerden zu Ihnen geschickt wurde. Während er noch sitzt, gibt er Ihnen eine Hand – er verzieht sein Gesicht dabei und kann den Arm kaum heben.	1. Teil: „Ah, das ist ein freundlicher Mann, mit ihm kann ich wahrscheinlich gut zusammenarbeiten. Er lächelt mich an und macht einen offenen Eindruck. Es gefällt mir jedoch nicht, dass er beim Begrüßen und Heben des Arms das Gesicht so verzieht – tut es ihm so weh? Wenn dies der Fall ist, dann muss ich sicher seine Schulter und den Nacken untersuchen. Vielleicht liegt da die Quelle des nozizeptiven Prozesses. Es können natürlich weitere Quellen für den Schmerz verantwortlich sein, aber diese kommen bei älteren Leuten oft als erstes in Frage. Na ja, ich muss ihn erst mal fragen, denn es kann ja vieles bedeuten, wenn jemand den Arm nicht heben kann und sein Gesicht dabei verzieht."	Interaktiv prozedurell konditionell narrativ diagnostisch
2. Teil Sie stellen sich auch vor, mit Name und Funktion. Sie erklären, dass Sie ihn gerne aus physiotherapeutischer Sicht untersuchen würden, bevor Sie ihn behandeln würden. Der Mann ist einverstanden und lächelt wieder und sagt: „Ich bin dankbar, dass ich kommen kann, der Arm bereitet mich nun schon so lange Mühe! Ich kann ihn gar nicht heben und ich bin doch Rechtshänder. Ich komme mit meinen Aufgaben fast nicht klar!" Sie fragen ihn daraufhin, während Sie zum Therapieraum gehen: „Ist denn etwas Besonderes passiert, dass Ihnen der Arm so Mühe macht?" Er: „Ich bin vor einem halben Jahr auf dem Eis ausgerutscht und das tat mir sehr weh, und ich konnte den Arm kaum heben vor Schmerzen. Die Schmerzen sind nun weg, aber ich bringe den Arm immer noch nicht hoch!"	2. Teil Er kommt also gerne und wirkt sehr motiviert. Er scheint aber in seinem Alltag sehr behindert zu sein. Hat er aber Ressourcen, dass er nach Alternativen sucht, wenn er Dinge mit dem rechten Arm nicht tun kann? Hmm, ein Sturz in der Geschichte, das gefällt mir nicht so bei einem älteren Menschen, da sind noch gerne mehrere Strukturen lädiert. Sein Nacken, das Schultergelenk selbst, die Neurodynamik, die Muskulatur. Da muss ich jedenfalls die möglichen Struktur- und Funktion-Impairments genau untersuchen. Er sagt es tut ihm nicht mehr weh, dann würde ich erwarten, dass er den Arm wieder besser heben kann. Wieso geht das dann so schlecht? Das könnte natürlich an einer Frozen Shoulder liegen, dann muss ich halt so gut es geht die Strukturen mobilisieren. Aber es kann auch eine Muskelläsion betreffen, vielleicht sogar ein Totalriss. Ich will sicher in der Anamnese wissen, welche Ärzte ihn untersucht haben und welche Gedanken sie sich über die Therapie aus Sicht ihrer Disziplin gemacht haben. Falls es ein großer Muskelriss wäre, dann frage ich mich, wieso sie keine Operation in Betracht gezogen haben... Ja nun, ich muss ihn erst mal fragen, wenn wir Glück haben ist alles halb so schlimm als das, was ich jetzt denke.	

Tabelle 1.1 Fortsetzung

Obwohl erst wenige Informationen vorhanden sind, findet sofort ein Clinical-Reasoning-Prozess statt. Er beinhaltet viele Gedanken, aber auch schon Gefühle, denn es wird beschrieben, dass sich die Therapeutin freut wegen des Lächelns des älteren Herren und sie macht sich Sorgen wegen ihrer Hypothese, dass ein solches Problem (den Arm – obwohl schmerzfrei – kaum heben zu können) von einem möglichen Totalriss eines Muskels stammen kann.

Bei der Analyse der **Wissensbasis** der betreffenden Therapeutin kann Folgendes festgestellt werden:

- Sie hat ein Verständnis für das **prozedurelle Wissen** ihres Berufes; sie weiß, welche Fragen sie in der Anamnese gerne stellen würde und welche Bereiche sie in der Funktionsuntersuchung untersuchen möchte.
- Sie hat **Erfahrungswissen** – sie hat offenbar schon öfter Patienten mit solchen Problemen behandelt. (1. Teil: .... Es können natürlich weitere Quellen für den Schmerz verantwortlich sein, aber diese kommen bei älteren Leuten oft als erste in Frage.... Hmm, ein Sturz in der Geschichte, das gefällt mir nicht so bei einem älteren Menschen, da sind noch gerne mehrere Strukturen lädiert..... Er sagt, es tut ihm nicht mehr weh, dann würde ich erwarten, dass er den Arm wieder besser heben kann. Wieso geht das dann so schlecht? Das könnte natürlich an einer Frozen Shoulder liegen, dann muss ich halt so gut es geht die Strukturen mobilisieren. Aber es kann auch eine Muskelläsion betreffen, vielleicht sogar ein Totalriss ...)
- Sie hat **theoretisches Wissen** über mögliche Quellen von Schmerzen im Arm (Teil 1 und Teil 2), über die Pathologie der Frozen Shoulder und von Muskelläsionen, weiter ist sie mit den Begriffen der ICF vertraut und benutzt diese in ihrer Analyse des Problems. Weiter verfügt sie über medizinisches Wissen, denn sie würde erwarten, dass eine größere Muskelläsion eher operativ versorgt werden sollte als nur konservativ.

Kognitiv: Sie ist fähig, ihre Gedanken, die während des Prozesses sicher nicht unbedingt linear ablaufen, geordnet festzuhalten.

Metakognition – Reflexion: Während des 1. und 2. Teils ist ein Aspekt der Metakognition zu erkennen:
(... Na ja, ich muss ihn erst mal fragen, denn es kann ja vieles bedeuten, wenn jemand den Arm nicht heben kann und sein Gesicht dabei verzieht" ... Ja nun, ich muss ihn erst mal fragen, wenn wir Glück haben, ist alles halb so schlimm als das, was ich jetzt denke.)

Weiter ist der zyklische Prozess des Clinical Reasonings ersichtlich: Im 2. Teil erhält die Therapeutin mehr Informationen und ihr Denken wird tiefgründiger – sie bildet mehrere Hypothesen und sie verwirft auch schon eine („Schmerz als Hauptproblem" wird verworfen). Diese Hypothesen können kategorisiert werden, um eine bessere Effizienz im Clinical Reasoning zu entwickeln. (Siehe **Tab. 1.2**)

In vielen klinischen Situationen spielen diese Kontextfaktoren eine wichtige Rolle, die ich in Beispielen veranschaulichen möchte:

Wenn wegen der sozialpolitischen Situation die Behandlungsdauer verkürzt und die Anzahl der Sitzungen eingeschränkt werden muss, soll sich der Therapeut nach Möglichkeit nicht unter Druck setzen lassen, um alle Therapieziele, die im Idealfall erreicht werden könnten, anzustreben. In diesem Fall ist ein pragmatisches und interaktives Reasoning nötig, in dem gemeinsam mit dem Patienten Prioritäten gesetzt werden.

Die Wertvorstellungen spielen eine Rolle, wenn ein Therapeut z. B. ein eher biomedizinisches Verständnis seiner Arbeit hat. In diesem Fall wird er wahrscheinlich eher einen objektorientierten Zugang zu seiner Arbeit suchen und dabei vorwiegend prozedurell arbeiten und weniger interaktives oder narratives Reasoning einsetzen.

Wenn ein Patient nicht versteht, dass gezieltes Bewegen oder sinnvolles Handeln ebenfalls schmerzlindernd sein können und das allgemeine Wohlbefinden fördern, sind häufig Informationsstrategien nötig, die verhaltenstherapeutische Perspektiven der Arbeit unter Einsatz von interaktiven, edukativen und narrativen Clinical Reasoning Strategien in den Vordergrund stellen.

Unterschiede zwischen Experten und Berufsanfängern

Im Laufe der Jahre der Clinical Reasoning Forschung in den verschiedenen Berufsdomänen, wurden mehrere Unterschiede zwischen Experten und Berufsanfängern festgestellt. Diese Erkenntnisse dienen insbesondere dem Unterricht in der Initial- und Nachdiplombildung, der Berufsdeklaration und der weiteren domänespezifischen Forschung der Berufsgruppen.

Es sind mehrere Stadien beschrieben, die ein Anfänger auf dem Weg zum Experten durchläuft (Dreyfus u. Dreyfus 1985):

- Neuling,
- fortgeschrittener Anfänger,
- kompetent,
- herausragend (proficient),
- Experte.

Hierbei ist zu beachten, dass Experten in einer Domäne im allgemeinen mindestens zehn Jahre Berufserfahrung haben und dass trotzdem nicht jeder nach zehn Jahren Berufserfahrung auch wirklich ein Experte in seinem Fachbereich ist.

Aufgrund verschiedener Studien können folgende Merkmale eines Experten im Vergleich mit Neulingen in einem Beruf zusammengefasst werden:

Checkliste: Formen des Clinical Reasoning

Diagnostisches Reasoning	findet statt, um die pathobiologischen Prozesse, so wie die Impairments von Strukturen, lokalen Funktionen, Aktivitätenlimitierunge, Ressourcen und Paritizipierungseinschränkungen nach der ICF (WHO 2001) festzustellen. Hierbei wird meist vorgegebenen Untersuchungsprozederen (Prozedurelles Reasoning) gefolgt.
Theoretisches Reasoning	Die Theorie bildet den führenden Referenzrahmen und vermittelt einen systemorientierten Zugang zu der Planung und Organisation von therapeutischen Interventionen. Z. B. in der Manuellen Therapie kann die Konvex-Konkav-Regel der Biomechanik eine Hilfe sein, in der Wahl, wie passive Mobilisationstechniken eingesetzt werden müssen (Williams u. Warwick 1980). Bei einer eingeschränkten Knieflexion werden beispielsweise Dorsalgleiten und Innenrotation eingesetzt. Es ist jedoch zu beachten, dass klinisch der Beweis geliefert werden muss, ob diese Entscheidung richtig war. Regelmäßige Wiederbefundsprozesse sind essenziell, um das Behandlungsresultat zu überprüfen.
Praktisches Reasoning	Dies unterscheidet sich klar vom Theoretischen Reasoning. Es resultiert daraus ein klinisches Handeln. Hierbei spielt der Kontext mit dem Patienten eine wesentliche Rolle (Mattingly 1991). Vieles in dieser Form des Clinical Reasoning ist nicht bewusst gesteuert, sondern es wird von dem Erfahrungswissen geprägt (Schön 1983). ▪ Das Beispiel der Konvex-Konkav-Regel sähe hier etwa so aus: wenn ein Dorsalgleiten nicht das gewünschte Resultat einer verbesserten Knieflexion liefert, wird möglicherweise aufgrund von praktischem Clinical Reasoning ein Ventralgleiten gewählt (Maitland 1987). ▪ Wenn eine überbelastete Mutter mit 3 Kindern gemäß einem evidenzbasierten Programm beispielsweise 45 Minuten pro Tag üben sollte, wird das praktische Reasoning dieses Programm an die spezifische Situation der Frau anpassen, um sie nicht noch weiter zu überfordern.
Prozedurelles Reasoning	folgt vorgegebenen Prozederen der Untersuchungs- und Behandlungsplanung, meistens begleitet von einem hypothesengesteuerten Denken, das sich mit den zunehmenden Jahren der Berufserfahrung an der Mustererkennung orientiert.
Interaktives Reasoning	begleitet die Gestaltung der therapeutischen Beziehung. Betrifft weiter die komplexe Interpretation von subtilen interaktiven Schlüsseln, die während einer therapeutischen Begegnung wahrgenommen werden.
Konditionelles Reasoning	findet regelmäßig während der Behandlung statt, indem der Therapeut sich überlegt, wie sich die momentanen Interventionen auf das zukünftige Funktionieren und Handeln eines Menschen auswirken können.
Narratives Reasoning	kann sich in verschiedenen Weisen ausdrücken: ▪ Gebrauch machen von erlebten Geschichten mit anderen Patienten, um den Empfehlungen oder Instruktionen Gewicht beizutragen. ▪ Aktives Zuhören der persönlichen Geschichte des Patienten, womit das individuelle Krankheitserleben erfasst wird. ▪ Therapie als Geschichte zwischen Patient und Therapeut, die sich von Sitzung zu Sitzung weiterentwickelt. ▪ Der Therapeut steigt in die persönliche Lebensgeschichte des Patienten ein und erfüllt darin eine kleinere oder größere Rolle. ▪ Therapeuten erzählen sich untereinander Geschichten, um ein besseres Verständnis für das Krankheitserleben zu erhalten.Narratives Reasoning hat den Zweck, für den Patienten eine wirklich sinnvolle Behandlung zu gestalten und eine therapeutische Beziehung, basierend auf Verständnis und Vertrauen, aufzubauen.
Ethisches Reasoning	Die Wertvorstellungen, Bedürfnisse und individuellen Ziele des Patienten werden für die Wahl der Behandlungsmethoden in Betracht gezogen.
Pragmatisches Reasoning	orientiert sich an der Machbarkeit dessen, was im Hinblick auf die Vorgaben klinischer Entscheidungen (z. B. limitierte Behandlungszahl, kurze Behandlungszeiten) möglich ist.
Kollaboratives Reasoning	bezieht auf den Prozess der gemeinsamen Entscheidungsfindung zwischen Patient und Therapeut bezüglich Therapiezielen und Wahl der Interventionen (ein Bestandteil des interaktiven Reasoning).
Unterricht/ Lehren als Reasoning	findet statt, wenn Praktiker bewusst Beratung, Instruktion, Begleitung einsetzen, um ein besseres Verständnis des Patienten für die Auswirkungen seines Verhaltens zu bewirken (Aspekte von arrativem, prozedurellem, Interaktivem Clinical Reasoning sind darin enthalten).
Intuitives, implizites, stillschweigendes („tacit") Reasoning	Dieses Reasoning ist sehr häufig und nimmt mit den Jahren der Berufserfahrung zu. Es muss durch Reflexion bewusst gemacht werden, um die persönliche und fachliche Entwicklung zu fördern. Nur durch den bewussten Umgang mit dieser Form des Reasoning ist es möglich, es z. B in der Praktikantenbetreuung weiter zu geben und damit der allgemeine Berufsentwicklung zu dienen (Mattingly 1991, Mattingly u. Fleming 1994, Munroe 1996, Higgs u. Jones 2000).

- Experten ragen durch ihre reflexiven Eigenschaften heraus. Sie nehmen sich die Zeit, über ungewöhnliche oder schwierige Praxissituationen zu reflektieren oder bei anderen um Rat zu bitten.
- Experten scheinen effizienter und kompletter in der Analyse eines Problems und effektiver in ihren Behandlungsergebnisse zu sein. Sie haben oft bessere klinische Behandlungsergebnisse mit einer rascheren und tieferen Problemlösung. Ihre Interpretationen und Schlussfolgerungen sind weniger fehlerhaft, kompletter und selbstkritischer als bei Neulingen.
- Experten haben einen gut organisierten, aktiven Zugang zu ihrer Wissensbasis und entwickeln ihre reflexiven (metakognitiven) Eigenschaften ständig weiter.
- Experten haben durch die gelebte Erfahrung mit Patienten viele Patientengeschichten (Einkapseln, Krankheitsskripts) in ihrem Gedächtnis gespeichert.
- Experten haben mehr klinische Muster in ihrem Gedächtnis gespeichert.
- Experten kennen und beherrschen mehr „Wenn-dann-Regeln" und nutzen diese in „Forward-reasoning"-Prozessen. Dies ist ein Ausdruck der verbesserten Wissensorganisation.
- Experten haben aufgrund vieler gespeicherter Patientengeschichten die Möglichkeit zu Reflection-in-Action, während Neulinge öfter mehr Zeit benötigen zu Reflection-on-Action.
- Experten können mehr Zeit aufwenden für eine qualitative Problemanalyse, d. h. sie können in ihrer Behandlungsgestaltung das individuelle Krankheitserleben eines Patienten mehr berücksichtigen.
- Experten haben in ihren Clinical Reasoning Prozessen einen großen Vorsprung gegenüber Neulingen. Inhaltlich besteht häufig kein großer Unterschied zu fortgeschrittenen Anfängern (Berufsanfänger oder Anfänger in einer Spezialisierung wie Manueller Therapie). Der Unterschied liegt jedoch in dem Zeitaufwand des Clinical Reasoning. Anfänger brauchen mehr Zeit und wiederholen sich oft, ohne dies zu merken, während der Experte schneller zum nächsten Schritt in der Behandlung wechseln kann.
- Experten entwickeln häufiger kreative, manchmal ungewöhnliche, Lösungen (kreatives Denken, laterales Denken).
- Experten sind sich ihrer eigenen Schwächen im Clinical Reasoning bewusst und auch ihrer bevorzugten Wege im Clinical Reasoning und damit ihres Handelns.
- Experten wechseln fließender zwischen verschiedene Formen des Clinical Reasoning.
- Experten zeigen aktives und interaktives Reasoning sowie eine aktive Gestaltung einer Patienten-Therapeuten Beziehung. Häufig sind sie besser in der Lage, Empathie zu zeigen.
- Experten nutzen non verbale Schlüssel wie Gesichtsausdruck, Stimmlage, Intonation und Wortwahl häufiger in ihren Entscheidungsfindungsprozessen.
- Experten werden weniger von Ablenkungen wie beispielsweise einem Telefonanruf gestört. Das heißt, nach einer Ablenkung sind sie häufig besser in der Lage, den Faden der Sitzung (sowohl interaktiv als auch prozedurell) wieder aufzunehmen.
- Experten sind häufig etwas weniger mechanistisch in ihren Handlungen und loben den Patienten öfter. (Jensen et al. 1990, Jensen et al. 1992, Schmidt u. Boshuyzen 1993, Mattingly u. Fleming 1994, Higgs u. Jones 1995, Jones 1995, Ryan 1995, Thomson et al. 1997, King u. Bithell 1998, Jensen et al. 1999).

In der Entwicklung zum Experten werden erfahrene Berufskräfte zunehmend die genannten Merkmale zeigen. Um Fachkräfte auf diesem Weg begleiten zu können ist es wichtig, Berufsanfängern genügend Zeit zur Reflexion über ihre Handlungen und Entscheidungen zu geben (reflection-on-action). Weiter wird empfohlen, dass erfahrene Berufskräfte sich diese Zeit gönnen, wenn sie mit ungewöhnlichen oder schwierigen Situationen konfrontiert werden (Alsop u. Ryan 1996).

Reflection-in-action und Reflection-on-action

Die Begriffe *Reflection-in-action* and *reflection-on-action* wurden von Schön (1983) geprägt. Er hat festgestellt, dass viele erfahrene Praktiker während der Ausübung einer Handlung reflektieren können (reflection-in-action) und Berufsanfänger zuerst die Handlungsschritte üben müssen, um danach reflektieren können (Reflection-on-action). Dies hat zur Konsequenz, dass erfahrene Berufskräfte besser in der Lage sind, ein *Forward Reasoning* durchzuführen und dadurch effizienter und umfassender in ihren Therapien sein können.

Eine erfahrene Berufskraft wird keine Schwierigkeiten haben, sich vor der Untersuchung vorzustellen, wie sich ein Patient mit einer Rotatorenmanschetten-Ruptur nach einem komplikationslosen postoperativen Verlauf klinisch präsentieren wird (Forward Reasoning), weil sie diese schon oft in der klinischen Praxis behandelt hat. Deswegen kann sie auch schneller erkennen, wenn sich dieser betreffende Patient anders als gewöhnlich präsentiert. Weiter kann sie häufig während der Untersuchung schon einen kompletten Behandlungsplan aufstellen und diesen am Schluss der Sitzung mit dem Patienten besprechen (Reflection-in-action = Denken-während-des-Handelns). Wird sie hingegen mit einem Patientenproblem konfrontiert, das sie noch nie behandelt hat, oder ist die Problematik sehr komplex, wie beispielsweise ein chronisches Schmerzsyndrom, wird sie eher nach dem Prinzip Reflection-on-action vorgehen. Sie sollte sich dabei nicht unter Druck setzen (lassen), am Schluss einer ersten Sitzung schon einen vollständigen Behandlungsvorschlag abgeben zu müssen. Häufig wird es sinnvoll sein, dem Patienten zu erklären, dass der Therapeut zuerst seine Gedanken ordnen will (Reflection-on-action) und dass er gerne am Anfang der nächsten Sitzung einige noch offene Fragen klären und dann einen Behandlungsvorschlag machen will. Es wird postuliert, dass Berufsanfängern und Praktikanten insbesondere Zeit zum Reflektieren gegeben werden sollte, damit sie sinnvoll auf ihrem Weg zum Experten begleitet werden können (Alsop u. Ryan 1996).

Vorteile und typische Fehler des Clinical Reasonings

Es wird allgemein angenommen, dass bewusste Clinical-Reasoning-Prozesse dazu führen, dass effizienter und umfassender gearbeitet werden kann. Weiter können in vielen Prozederen Abkürzungen gemacht werden, wenn ein Physiotherapeut, aufgrund seiner bisherigen Erfahrung gewisse Muster in einer klinischen Präsentation erkennt.

Der Leser mag nun aber auch etwas Unbehagen bei dem Begriff Clinical Reasoning empfinden und sich fragen, ob der Umgang mit Clinical Reasoning und Abkürzungen nicht auch zur Oberflächlichkeit und Fehlerhaftigkeit führen kann. Dieser Punkt ist sehr berechtigt und muss von jeder Berufskraft mit etwas Berufserfahrung in Betracht gezogen werden, denn da genau liegt der Unterschied zwischen einem Experten und jemandem mit mehreren Jahren Berufserfahrung. Der Experte ist sich seine Stärken und Schwächen im Clinical Reasoning bewusst und weiß, wo er seine bevorzugte Entscheidungen trifft und wo er eher einen „blinden Fleck“ im Clinical Reasoning hat.

Die häufigsten Fehler in Clinical-Reasoning-Prozessen sind in der folgenden Checkliste zusammengestellt:

Entwicklung und Rolle der Wissensbasis

Es wird beschrieben, dass ein effektiver Kliniker sowohl eine gute Wissensbasis, als auch umfassende Clinical Reasoning Fähigkeiten entwickelt haben muss. Dabei wird vorausgesetzt, dass Wissen nicht entdeckt, sondern fortdauernd konstruiert wird (Higgs 1992). Wissen ist etwas Dynamisches und Persönliches. Es wird vom menschlichen Bewusstsein kreiert, um die Welt, die Ereignisse darin und die Erfahrungen verstehen zu lernen. Es ist auf sich verändernde und subjektive Erfahrungen, die Interpretation und das Verständnis von einem oder mehreren Menschen aufgebaut (Higgs 1992).

Checkliste: häufige Fehler in Clinical-Reasoning-Prozessen

Bestimmte Hypothesen werden bevorzugt	zum Beispiel in der Nachbehandlung einer Rotatorenmanschetten-Operation die Behandlung nur auf das glenohumerale Gelenk auszurichten.
Andere Hypothesen werden kategorisch ausgelassen	Beim gleichen Beispiel zu vergessen, dass auch die HWS , das AC-Gelenk, Scapulo-thorakale Verbindung und die Neurodynamik, inkl. Weichteile eine Bewegungseinschränkung mit verursachen können.
Eine Hypothese ist noch keine Wahrheit	Diese Fehlauffassung kommt in der täglichen klinischen Praxis vor. Beispielsweise wenn schon frühzeitig erklärt wird, dass ein Schmerz aus einer Bewegungsdysfunktion des glenohumeralen Gelenkes stammt und weiter keine andere Option in Betracht gezogen wird. Der klinische Beweis durch Befund- und Wiederbefundsprozederen soll zuerst geliefert werden zur Bestätigung der Hypothesen.
Automatische Handlungsweisen ohne Reflexion	
Mangelndes laterales Denken	welches sich darin zeigt, dass bei vergleichbaren klinischen Präsentationen fast immer die gleichen Behandlungsinterventionen gewählt werden.
Wissenslücken	was jemand nicht weiß, kann er im Clinical Reasoning eben nicht berücksichtigen.

Eine Wissensbasis kann in verschiedene Bereiche eingeteilt werden (Higgs u. Titchen 1995):
- persönliches Wissen,
- theoretisches Wissen,
- Fachwissen

Persönliches Wissen

Das persönliche Wissen ist die Summe der persönlichen Erfahrungen und Einsichten, die jemand im Laufe seines Lebens gewonnen hat. Es ist geprägt von persönlichen Erfahrungen, aber auch von Erfahrungen der Menschen in der direkten Umgebung. Die persönlichen Interessen, die Wertvorstellungen, frühere Lernerfahrungen, Überzeugungen und die Weltanschauung sind von Einfluss auf die Entwicklung der persönlichen Wissensbasis (Higgs u. Titchen 1995, Hooper 1997).

Es ist wichtig, über das persönliche Wissen zu reflektieren, denn „das, was in eine Situation hineingetragen wird, wird die Weise, wie jemand die Welt aus einer emotionalen und intellektuellen Perspektive wahrnimmt, stark beeinflussen" (Boud u. Walker 1994).

Viele Therapeuten sind sich jedoch dieser persönlichen Anschauungen und Motive oft nicht bewusst und deswegen beeinflussen diese das Clinical Reasoning häufig in einer unbewussten Weise.

Theoretisches Wissen (Propositional Knowledge)

Dieses Wissen wird von Literaturstudien, Lehrmeinungen, Forschung und der offiziellen Wissensbasis (declarative knowledge) der Berufsgruppe bestimmt.

Es ist zu beachten, dass das theoretisches Wissen eine Basis für das Clinical Reasoning bildet, aber es muss in die Praxis umgesetzt werden. In der individuellen Situation mit einem Patienten muss immer wieder überprüft werden, ob das theoretische Wissen auch in dem spezifischen, individuellen Fall des Patienten angewandt werden kann (theory-in-use), weil das theoretische Wissen, trotz Evidence-based-Practice, seine Einschränkungen haben kann.

Fachliches Wissen (Professional Craft Knowledge)

Dies betrifft die Untersuchungs- und Behandlungsprozederen, wie sie in den Initial- und Nachdiplomausbildungen unterrichtet werden. Weiter betrifft es die Anwendung von theoretischen Modellen, wie diese in der Physiotherapie vertreten sind. Ein essenzieller Aspekt ist das Erfahrungswissen (experiential knowledge), welches im Laufe der Berufserfahrung angeeignet wird und die Clinical Reasoning Prozesse maßgeblich beeinflusst (Schön 1983, Jensen et al. 1990, Higgs 1992, Nonaka u. Takeuchi 1995).

Wissen wird konstruiert, nicht entdeckt

Im Clinical Reasoning besteht die Anschauung, dass die Wissensbasis konstruiert und nicht entdeckt wird. Die Wissensbasis entwickelt sich fortdauernd weiter und wird immer wieder neu organisiert (Higgs 1992).

Die Entwicklung einer Wissensbasis ist gewiss kein passiver Prozess des Faktensammelns. Es ist eine veraltete Idee, dass die Dozenten einer Ausbildung die Inhaber alles relevanten Wissens sind und die Studenten die passiven Empfänger dieses Wissens (Trichtereffekt). Das wäre ein Lernen nach Autorität, das nicht hinterfragt werden darf und für die Entwicklung einer Haltung des selbstständigen und tiefgründigen Lernens gewiss nicht förderlich.

Verschiedene Wege der Wissensbildung sind beschrieben worden (DePoy u. Gitlin 1994):
- folgen einer Autorität;
- Hörensagen (unüberprüfte Informationen);
- Irrtum und Versuch – Wissen, entwickelt durch gezielte Anwendung, Überprüfung und Modifizierung, bis ein gewünschtes Resultat erreicht wird (teilweise von größter Bedeutung in der Entwicklung des Erfahrungswissens und in der Erkennung von klinischen Mustern.) *Irrtum und Versuch* hat einen negativen Beiklang, ist aber ein wichtiger Problemlösungsprozess *(heuristische Suche).*
- Geschichte: Wissen durch kollektive Erfahrungen;
- Spirituelles Verständnis (Wissen durch Glauben an eine höhere Macht);
- Intuition;
- Forschung: systematische Untersuchung.

Reorganisation der Wissensbasis – Einkapseln

Im Laufe der Berufserfahrung, auf dem Weg zum Experten, wird eine Reorganisation der Wissensbasis stattfinden (Case et al. 2000), wobei die direkte Erfahrung mit Patienten eine wesentliche Rolle spielt.

Interessant sind in diesem Zusammenhang die Studien von Schmidt u. Boshuyzen (1993) über den Einfluss und die Entwicklung des Gedächtnisses in Clinical Reasoning Prozessen bei Ärzten. Ärzte wurden mit Fallbeschreibungen von Patienten konfrontiert und um ihre Diagnose und Behandlungsvorschläge gebeten. Sie stellten fest, dass Ärzte mit zunehmender Erfahrung ihr biomedizinisches Wissen mit direkten

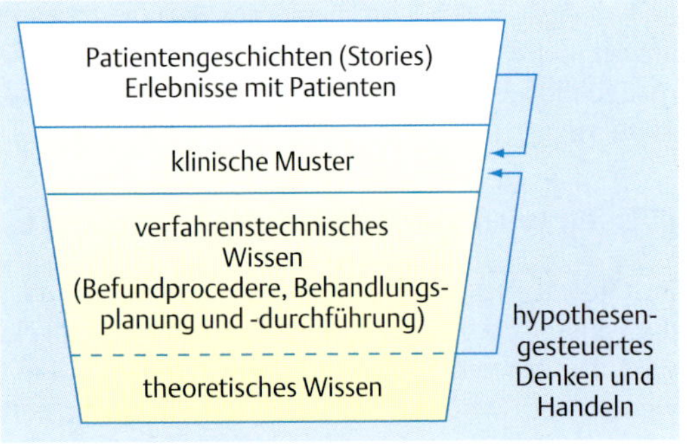

Abb. 1.10 Aufbau des Gedächtnisses. Angepasst an Schmidt & Boshuyzen, (1993). Das Gedächtnis scheint aus mehreren Schichten zu bestehen. Durch die direkte Erfahrung mit Patienten-Geschichten (Narratives Reasoning), sowie durch hypothesen-gesteuertes Denken entwickeln sich klinische Muster im Gedächtnis eines Therapeuten. Nur durch die gelebten Erfahrungen mit Patienten und durch bewusstes Hypothesen bilden und Testen kann sich eine Neuling zu einem Experten auf seinem Gebiet entwickeln (Hengeveld 1998, 2001).

Patientenerfahrungen verknüpfen. Dieses *Einkapseln* von Wissen hat zur Folge, dass ihr theoretische Grundwissen nicht mehr so detailliert abrufbar ist, wie kurz nach dem Studium. In der Diagnosestellung lassen sie sich stark von den Erfahrungen mit früheren Patienten führen und kommen dadurch oft zu einer effizienteren und umfassenderen Diagnose. Werden sie nun mit Patienten konfrontiert, bei denen sie nicht an Begegnungen mit früheren Patienten erinnert werden, dann versuchen sie ein Muster zu erkennen. Ist nun aber auch kein Muster ersichtlich, dann müssen sie auf ihre Basisprozederen der Untersuchung, mit hypothesengesteuertem Denken und auf ihre Grundkenntnisse zurückgreifen (indem sie ein Buch oder einen Kollegen konsultieren) (Schmidt u. Boshuyzen 1993) (**Abb. 1.10**).

Es ist zu erwarten, dass ähnliche Prozesse in der Entscheidungsfindung von erfahrenen Physiotherapeuten auftreten. Die Therapeuten sind sich häufig des Wertes ihrer gelebten Erfahrungen mit früheren Patienten in der Problemlösung bei neuen Patienten nicht bewusst.

In der Initialbildung zum Physiotherapeuten ist es deswegen essenziell, umfassende theoretische Grundkenntnisse zu entwickeln in Verbindung mit guten, gezielten Prozederen der Untersuchung und Behandlung, inklusive Clinical Reasoning Prozessen mit hypothesengesteuertem Denken. Zusammen genommen ist das die Grundlage der zukünftigen allgemeinen Wissensbasis: aus der gelebten Erfahrung mit Patienten werden zunehmend klinische Muster geformt und es werden mehr und mehr Patientengeschichten im Gedächtnis gespeichert, welche die klinischen Entscheidungsfindungsprozesse zunehmend beeinflussen werden.

Hypothesenbildung, Hypothesenkategorien, Entwicklung von klinischen Mustern

In der Physiotherapie ist das prozedurelle Reasoning mit hypothesengesteuertem Denken am meisten bekannt geworden, wegen der tiefgehenden Arbeiten von Higgs, Jones und Payton. Problemlösungsprozesse basierend auf Hypothesenbildung und -testes sind vermutlich die Gedankenprozesse der meisten Erwachsenen in vielen Situationen (Payton 1987).

In der Begegnung mit einem Patienten sammelt ein Therapeut mehrere Hinweise („cues"), worauf seine Hypothesen basieren. In einer frühen Phase der Begegnung bildet ein Therapeut meistens mehrere Hypothesen, welche während aller Phasen des therapeutischen Prozesses weiter verarbeitet und modifiziert werden. Dies ist ein automatischer Prozess und es wird in der Clinical Reasoning Forschung dringend empfohlen, diesen Prozess bewusst zu machen. Im Allgemeinen werden die Hypothesen am besten jeweils nach Abschluss der Anamnese, der Funktionsuntersuchung und jeder Behandlungssitzung überprüft.

Kategorisieren von Hypothesen

In Vergleichsstudien zwischen erfahrenen Therapeuten und Neulingen in einem Beruf wurde festgestellt, dass erfahrene Therapeuten in einer Befundaufnahme vollständiger und gezielter Informationen sammelten und mit mehr klärenden Fragen nachhakten. Diese Informationen konnten sie auch vollständiger nach der Untersuchung zusammenfassen, und sie vergaßen wesentliche Dinge weniger häufig, als die Neulinge. Weiter konnten sie besser Haupt- und Nebensachen von einander unterscheiden. Es ist zu bemerken, dass beide Gruppen einem vergleichbaren Prozedere der Patientenbefragung und -untersuchung folgten (Thomas-Edding 1987). Der Hauptunterschied im Clinical Reasoning zwischen beiden Gruppen lag in der Organisation der Information, die sie erhielten. Während die Neulinge die Informationen eher wahllos aufnahmen und angaben, die Informationen erst im Nachhinein ordnen zu wollen, fand bei den erfahrenen Therapeuten schon während der Untersuchung ein gewisses Ordnen statt. Sie *kategorisierten* die Informationen schon, wie dies von Larkin et al. (1980) beschrieben worden ist. Die folgende Checkliste fasst Hypothesenkategorien zusammen.

Checkliste: Hypothesenkategorien

	Die folgenden Hypothesenkategorien sind in der (neuromuskulo-skelettal-orientierten) Physiotherapie beschrieben worden.
Pathobiologische Mechanismen	Hypothesen über mögliche Gewebepathologie, Heilungsstadium der Strukturen, neurophysiologische Schmerzmechanismen.
Quellen der Bewegungs-dysfunktionen	z. B. Schmerzen oder Bewegungseinschränkungen. Diese betreffen Hypothesen über mögliche Bewegungsdysfunktionen der Gelenke (lokale und geleitete Symptomatik), Muskulatur, neurodynamische Funktionen, Weichteile, Muskeln und weitere vaskuläre und viszerale Strukturen, welche zum Problem des Patienten beitragen können (z. B. überprüfen, ob ein Schmerz im Gesäßbereich eher aus Hüfte-, SIG-, LWS- oder anderen Bewegungsdysfunktionen stammt).
Vorsichtssituationen	bestimmt von Intensität der nozizeptiven Prozesse, pathobiologischen Prozesse, oder sogar Kontraindikationen für bestimmte Interventionen. Diese Kategorie ist von Einfluss bei der Frage nach der Dosierung der Untersuchungsverfahren, der Entscheidung, ob Therapie indiziert ist und der Wahl und Dosierung der Behandlungsinterventionen.
Prognose	über den Verlauf der ersten Sitzungen, Resultat der ganzen Behandlungsserie, Langzeitprognose nach Abschluss der Therapie Die Prognose wird von verschiedenen Faktoren bestimmt. Dazu bedarf es ausreichend Erfahrungswissen, um eine differenzierte Prognose abgeben zu können: ▪ mechanische versus entzündliche Präsentation, ▪ Irritierbarkeit der Störung, ▪ Maß an Trauma/Behinderung, ▪ Dauer der Geschichte und Progression der Störung, ▪ vorbestehende Störungen, ▪ unikomponentielles Problem/multikomponentielles Problem, ▪ unidimensionaler Vorgang/multidimensionaler Vorgang, ▪ Erwartungen des Patienten, ▪ Persönlichkeit und Lebensstil des Patienten, ▪ kognitive, affektive, soziokulturelle Aspekte, Lernprozesse, ▪ Bewegungsverhalten des Patienten.
Beitragende Faktoren	Jeder prädisponierende Faktor oder zusätzliche Faktor, welcher für die Entwicklung oder den Fortbestand des Bewegungsproblems verantwortlich sein könnte: ▪ physisch, ▪ biomechanisch, ▪ sozial/Umgebung, ▪ Verhalten (behavioural), ▪ emotional.(Haltung, muskuläre Dysbalance, Gewohnheiten im Bewegungsverhalten im Alltag, Wissensbasis bezüglich Nutzen von Bewegung bei Schmerzen, affektive Faktoren wie Angst zu bewegen usw.).
Behinderungsgrad	bestimmt von den Einschränkungen und Resourcen auf Impairment-, Aktivitäten- und Partizipierungsebene (ICF) (WHO 2001).
Management	Therapieziele und Interventionen festlegen unter Respektierung der möglichen Gefahrensituationen. Nahziele, Fernziele, Bewegungsparadigma.
Individuelles Krankheitserleben	des Patienten. Dies wird u. a. beeinflusst von Gedanken, Gefühlen, früheren Erfahrungen, Zukunftsperspektive, Umgebungsfaktoren, Coping-Möglichkeiten, Wissensstand, Verhalten.

(Jones 1992, Jones 1995, Hengeveld 1998, Hengeveld 1998, 1999; Higgs u. Jones 2000, Banks u. Hengeveld 2005)

Bemerkung: Es ist zu beachten, dass Hypothesenkategorien individuell bestimmt werden können. Es ist aber zu erwarten, dass in mehr orthopädisch orientierten Behandlungen, die oben genannte Hypothesenkategorien universal eingesetzt werden. Es können aber durchaus weitere Kategorien definiert werden.

Es wurde festgestellt, dass in allen Bereichen der Physiotherapie hypothesengesteuertes Denken eine Rolle spielt (Case et al. 2000, Edwards et al. 2004). Die Hypothesenkategorien stammen jedoch aus einem dominant orthopädisch orientierten Bereich der Physiotherapie (Payton 1987, Thomas-Edding 1987, Jones 1989). In der neurologischen Rehabilitation werden z. B. alle Kategorien, außer den „Quellen der Bewegungsdysfunktion" verwendet werden können. Hat aber ein Hemiplegie-Patient beispielsweise eine eingeschränkte Hüftbeweglichkeit (Impairment auf Körper- bzw. lokaler Funktionsebene), welche ihm das Aufstehen vom Stuhl erschwert, dann lohnt es sich doch, die Hypothesenkategorie „Quellen der Hüftsteifigkeit" einzusetzen, denn eine lokale Hüftmobilisation und neurodynamische Mobilisation (Impairmentbehandlungen) können die Faszilitierung von Aktivitäten sehr erleichtern.

Übung „Patientenbeispiel und Hypothesenbildung"

Lesen Sie noch einmal das Beispiel in **Tab. 1.1** und die folgenden Informationen in **Tab. 1.2**, welche aus der Anamnese stammen. Welche Hypothesen haben Sie nun gebildet, aufgrund der Informationen? Unterstreichen Sie relevante Sätze im Text und schreiben Sie entsprechenden Hypothesenkategorien dazu:

Es ist möglich, dass Sie wie folgt gedacht haben und als mögliche Hypothesen, inkl. der Begründung (klinische Hinweise) überlegten:

- Pathobiologische Mechanismen, neurophysiologische Schmerzmechanismen, Heilungsstadium:
  - Hat er eine frozen Shoulder nach einer traumatischen Kapsulitis entwickelt? Wenn dies der Fall wäre, dann ist die Heilung schon recht weit fortgeschritten, denn er hat kaum noch Schmerzen.

Tabelle 1.2 Übung: Patientenbeispiel und Hypothesenbildung (vgl. **Tab. 1.1**)

Unterstreichen Sie relevante Sätze im Text und schreiben Sie rechts die Hypothesenkategorie in die Seitenlinie	
Aus der Anamnese geht Folgendes hervor: Der Mann ist im Februar auf vereister Straße ausgerutscht (jetzt ist Mitte Mai), und er konnte sich mit einer Drehung an einer Stange halten. Dabei hat er seinen rechten Arm verdreht und seinen Kopf angeschlagen. Er hatte starke Schmerzen im Bereich des Oberarms, und er konnte den Arm nicht gut heben. Etwa eine Woche später ging er auf Anraten seiner Frau zum Arzt, weil seine Hausmittelchen, wie Salbe, nicht viel geholfen hatten. Der Arzt hatte ihn untersucht und festgestellt, dass nichts gebrochen ist. Er verschrieb eine neue Salbe und sagte, dass er in 2 Wochen noch mal kommen müsse, wenn der Schmerz nicht weg gehe. 3 Wochen später ging er nochmals zum Arzt, der dann eine Spritze ins Gelenk gab. Der Schmerz wurde weniger, und er konnte den Arm wieder etwas besser heben und im Alltag gebrauchen (Teller tragen). Aktivitäten über Kopf waren jedoch nicht möglich, weil es einfach noch zu sehr weh tat. Er ging dann 2 Wochen später nochmals zum Arzt, der nochmals eine Spritze ins Gelenk gab. Der Schmerz war danach nahezu weg und er konnte den Arm nun besser heben, aber nur bis zu einer bestimmten Höhe. Er kompensiert nun mehr mit dem linken Arm, aber das ist sehr lästig für seine Hobbys, denn er bastelt sehr viel und macht Renovationsarbeiten an antiken Möbeln. Weiter sieht er regelmäßig, zusammen mit seiner Frau, nach seinem Enkel, der ein Down Syndrom hat. Er spielt gerne mit dem Jungen und sie gehen gerne am Fluss spazieren. Laufen ist kein Problem für ihn, aber wenn sie Ballspiele machen, hat er Probleme mit dem rechten Arm, denn er kann nicht gut werfen. Es tut ihm noch ein bisschen weh, aber aus seiner Sicht „nicht der Rede wert". Der Schmerz verschwindet auch immer sofort. Seine Nachtruhe ist wegen des Schmerzes nicht gestört. Das war nur in den ersten 3–4 Wochen der Fall. Er hatte noch nie Beschwerden am Arm. In der Zeit, als er noch als Buchhalter arbeitete, hatte er ab und zu ein wenig Nackenschmerzen, die aber mit Salbe oder durch Massage seiner Frau wieder verschwanden. Seit der Pensionierung hat er diese Probleme kaum noch, höchstens wenn er ab und zu vor dem Fernseher einschläft und in einer komischen Kopfstellung erwacht. Er macht dann einige Dehnübungen und dann „geht es schon wieder". Er fühlt sich gesund und nimmt keine Medikamente. Sein Herz ist in Ordnung. Er hat keinen Diabetes. Der Arzt habe gesagt, er habe eine Prostata-Vergrößerung, aber dagegen nimmt er nun Kürbistabletten. Er raucht nicht, trinkt gelegentlich Wein oder Bier. In seiner Geschichte hat er nie größere Krankheiten zu überwinden gehabt. Er sei zufrieden.	

- Es ist aber möglich, dass er evtl. wirklich einen Muskelriss hat, denn es ist mir nicht klar, ob der Arzt eine Ultraschalluntersuchung oder eine Funktionsuntersuchung durch Röntgen gemacht hat.
- Wenn er aber Schmerzen hat, haben diese einen Stimulus-Respons Charakter, was auf einen vorwiegend nozizeptiven Schmerzmechanismus hinweist. Außerdem gibt es momentan keine weiteren Hinweise auf spezifische Vorsichtssituationen, die auch aufgrund größerer pathobiologischer Prozesse berücksichtigt werden müssten.

- Aufgrund der bisherigen Informationen gibt es keine wirklichen Kontraindikationen für die Therapie. Ich bin etwas vorsichtiger wegen eines evtl. Muskelrisses. Anderseits, wenn der Arm steif ist (und die Chance ist groß) inkl. Muskelriss, muss man sowieso versuchen zu mobilisieren. Zur Gelenksmobilisationen sehe ich keine besondere Vorsichtssituationen. Der Schmerz ist gering, hat einen On-off Charakter, und es gibt auch keinen Hinweis auf Knochenkrankheiten oder ähnliches. Er fühlt sich gesund und war offenbar immer gesund.
- Ich sehe keine größeren beitragenden Faktoren an dieser Behinderung von Herrn M. Er hat keine Angst zu bewegen. Er will den Arm gebrauchen und scheint Schmerzen sehr gut hin zu nehmen, wenn ich sehe, dass seine Frau ihn zum Arzt schicken musste in der Anfangsphase. Jetzt tut es noch weh, aber „es nicht der Rede wert". Evtl. ist er aber sehr steif im Thorax. Weiter dauert dieses Problem schon 3 Monate. Wenn Gelenkssteifigkeit wirklich das Hauptproblem ist, dann hoffe ich, dass es nicht all zu straff geworden ist
- Quellen der Dysfunktionen: Wenn Schmerzen und Steifigkeit das Problem sind, werde ich das bei den aktiven Tests der Funktionsuntersuchung merken. Dann muss ich in den ersten 3 Sitzungen unbedingt die folgenden Quellen von Schmerzen und Bewegungseinschränkungen untersuchen und probebehandeln: glenohumerales Gelenk, AC-Gelenk, HWS, BWS und erste 4 Rippen, neurodynamische Bewegungen der oberen Extremität.
- In einer späteren Phase muss ich dann auch mal die Muskellängen untersuchen, aber die sind – wenn Steifigkeit zutrifft – jetzt für die Behandlung sowieso noch nicht relevant.
  Wenn meine Hypothese von Muskelläsionen zutrifft, dann merke ich das während der aktiven und passiven Tests. Gibt es eine große Diskrepanz zwischen der aktiven und passiven Mobilität, dann könnte dies zutreffen. Wenn dies zutrifft, werde ich mehr Gewicht auf die muskuläre Untersuchung der Rotatorenmanschette legen und einige Instabilitätstests durchführen. Wenn die Muskelläsion nicht bestätigt wird, weil die Diskrepanz zwischen der aktiven und passiven Beweglichkeit eher gering ist, werde ich mich voll auf die obige Hypothese von Schmerz in Kombination mit Steifigkeit festlegen.
- Management (Ziele und Interventionen)
  - Impairments: diese werden abhängig von der Funktionsuntersuchung sein. Hat er Schmerzen und Steifigkeiten in den oben genannten Bereichen, dann werde ich diese mit passiven, manuellen Techniken behandeln. Begleitend erhält der Patient ein Selbstmanagementprogramm.
  - Trifft die Hypothese einer Muskelläsion zu, oder handelt es sich nur um eine partielle Läsion, dann werde ich versuchen, die Muskulatur mit lokalen Übungen zu rekrutieren, die dann mittelfristig als Bestandteil der Alltagsaktivitäten eingeübt werden sollten.
  - Aktivitäten: ausgehend von den Informationen die ich jetzt habe (es fehlt noch einiges, wie ist z. B. seine Körperpflege und das Anziehen), vermute ich, dass es ihm wichtig sein wird, wieder mit dem Enkel spielen zu können (Ballwerfen) und seinen Hobbys in der Werkstatt nach zu gehen.
- Allgemeines Krankheitserleben des Patienten
  Er scheint Schmerzen gut hinnehmen zu können. Es scheint mir, dass er nicht sehr leidet, so lange er seine Aktivitäten des Alltages, die ihm wichtig sind, ausüben kann. Deshalb ist mir wichtig, dass er schnell merkt, dass dies wieder möglich wird. Ich denke, dass er eher eine internalisierte Locus-of-control für das eigene Wohlbefinden hat, aber er weiß nicht, was er selbst gegen sein Problem und für sein Wohlbefinden tun kann. Trifft die Hypothese Gelenkssteifigkeit zu, dann denke ich an leichte Automobilisationsübungen, die er sicher auch zu Hause machen wird, besonders, wenn er einen Erfolg dabei verspürt. Im Falle der Steifigkeit sollte er Striche an die Wand zeichnen, damit er selbst seinen Erfolg ab und zu kontrollieren kann.
- Prognose (kurzfristig, mittelfristig, längerfristig)
  - Er hatte in der Vergangenheit Nackenschmerzen. Zwar scheint er deswegen nie die Hilfe eines Arztes oder Therapeuten in Anspruch

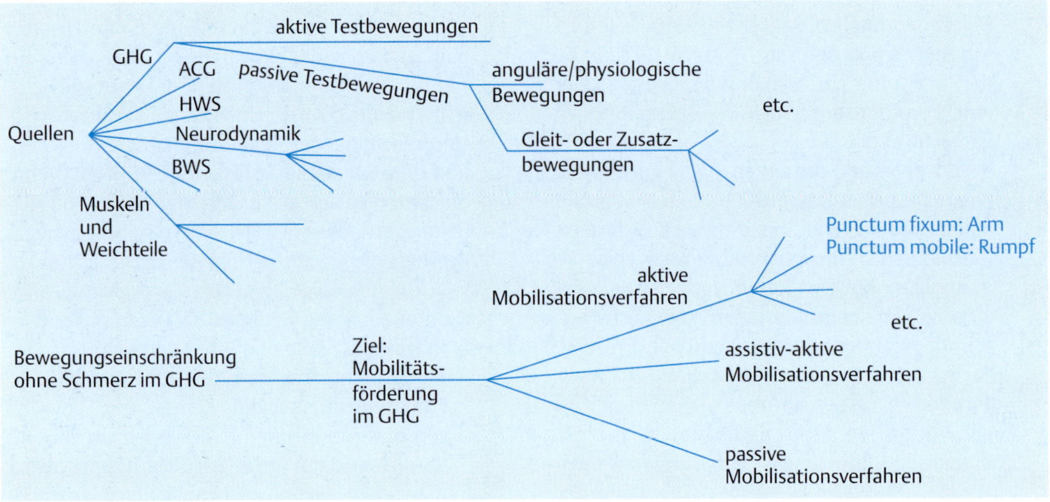

Abb. 1.11 „Entscheidungsbaum" zur Bestimmung der Hypothesen der Quellen der Bewegungsstörung oder zur Bestimmung der Behandlungsoptionen eines Problems.

genommen zu haben. Sie könnten aber das Schulterproblem auch beeinflussen. Außerdem ist er 72 Jahre alt und sein Kollagen hat sicher weniger Elastin als vor 30 Jahren. Immerhin, er wirkt sehr motiviert und offen für die Therapie. Wenn wir zu einer guten Zusammenarbeit finden (und daran zweifle ich eigentlich nicht), werden wir sicher Fortschritte machen.

Ich erwarte, dass er wieder sein volles Aktivitätenniveau zurückgewinnen kann. Falls er sehr steif ist, wird er möglicherweise nicht die 100%-ige Mobilität zurückgewinnen, obwohl wir das vorläufig anstreben.

Ist die evt. Muskelläsion gering, dann gilt das Problem mehr der Steifigkeit. Ist das Muskelproblem aber unerwartet groß, dann frage ich mich, ob er nicht von einem Chirurgen untersucht werden müsste.

Nun mache ich zuerst die Funktionsuntersuchung. Dann kann ich sehen, welche von diesen Hypothesen zutreffen und welche nicht, und ob ich noch vor Überraschungen stehen werde.....

Im therapeutischen Prozess des Untersuchens bilden Physiotherapeuten also mehrere, oft konkurrierende Hypothesen. Es muss gezielt gewählt werden, welche Hypothesen in Untersuchung und Behandlung als erste verfolgt werden. Für den Anfänger kennt diese Auswahl das Element von Irrtum und Versuch, aber es ist im Grunde genommen heuristisch, denn diese Entscheidungen werden aufgrund der theoretischen und klinischen Wissensbasis gewonnen. Es ist für die Entwicklung der Professionalität von Bedeutung, dass sich die Therapeuten ihrer Entscheidungen bewusst sind. Die Entscheidungsmöglichkeiten können zur Entscheidungsanalyse in einem *Entscheidungsbaum* dargestellt werden (Watts 1985; Watts 2000) (**Abb. 1.11**).

Entwicklung klinischer Muster

Bei früheren Clinical Reasoning Studien hat sich herausgestellt, dass Experten im Vergleich zu Neulingen in einem Beruf mehr klinische Muster entwickelt haben und mehr Wenn-dann-Regeln einsetzen und mehr Möglichkeiten des Forward Reasonings zur Verfügung haben.

Die Entwicklung von klinischen Mustern kann nicht durch theoretisches Lernen alleine stattfinden, sondern es bedarf auch gelebter klinischer Erfahrung. Eine gute theoretische Wissensbasis wird gewiss diese Entwicklung unterstützen, aber ohne direkten Patientenkontakt mit regelmäßigen Wiederbefundsprozederen wird keine Musterentwicklung stattfinden können.

Was sind klinische Muster?

Mehrere Studien in verschiedenen medizinischen Bereichen zeigen, dass Experten im Vergleich zu Neulingen häufig eine Situation fast auf einem Blick erfassen können. Sie wissen quasi sofort, wo das Problem liegt und wie es behandelt werden kann. Ein wichtiges Element in diesem Prozess liegt in der klinischen Mustererkennung (Elstein 1978, Jones 1989, Tanner

1989, Jensen et al. 1990, 1992; Robertson 1996, Robertson 1996).

Klinische Muster können wie folgt definiert werden: Das Erkennen von identischen Zusammenhängen in Symptomen und Zeichen bei verschiedenen Patienten, die bei der Erkennung von diagnostischen Titeln, Gefahrensituationen, Untersuchungs- und Behandlungsstrategien und dem therapeutischen Klima helfen.

Oft wird das Erkennen von klinischen Mustern der biomedizinischen Diagnostik gleichgestellt. Dies ist jedoch ein Irrtum. Die Hinweise auf ein pathobiologisches Problem sind in der physiotherapeutischen Diagnostik zwar ein Bestandteil der Mustererkennung. Ohne darüber nachzudenken, welche Konsequenzen das pathobiologische Muster auf die Untersuchungsverfahren und Behandlungsintervention hat, sind sie jedoch wenig aussagekräftig.

Beispiel: es ist möglich, dass ein Therapeut im Laufe der Anamnese ein Muster in der klinischen Präsentation des Patienten erkennt, welches ihn dazu veranlasst zu denken, dass hinter dem Bewegungsproblem des Patienten ein cerviko-radikuläres Syndrom steckt. Die Konsequenzen für die Befundaufnahme sind, dass eine neurologische Leitfähigkeitsuntersuchung durchgeführt werden sollte, die in regelmäßigen Zeitabständen wiederholt werden muss, um sicher zu stellen, dass keine Verschlechterung auftritt.

Vorausgesetzt es werden konsequente Befundprozederen inklusive Wiederbefundsprozessen durchgeführt, können sich im Laufe der Berufserfahrung auch klinische Muster über spezifische Untersuchungs- und Behandlungsverfahren entwickeln. Die folgende Anekdote soll dies verdeutlichen.

Fallbeispiel: Eine 24-jährige Physiotherapeutin mit einem Jahr Berufserfahrung arbeitet in der ambulanten Abteilung eines mittelgroßen Krankenhauses in der Schweiz. Ein Rheumatologe mit manual medizinischer Ausbildung überweist regelmäßig Patienten zur Therapie.
Eines Tages beendet diese Physiotherapeutin eine erste Sitzung, in der sie eine Befundaufnahme, Probebehandlung und einen Wiederbefund durchgeführt hat. Sie bespricht die Sitzung mit einer Arbeitskollegin. Sie sei sehr frustriert. Die Patientin wurde mit der Diagnose LVS – Lumbovertebral-Syndrom – von Dr. S. überwiesen. Sie habe gedacht, dass sich diese Patientin ähnlich präsentieren würde, wie so viele andere bisher auch: lokale Schmerzen im Kreuz und im Gesäß, Schmerzreproduktion über lumbale Flexion und Lateralflexion, lokale Behandlung über L4-5 Mobilisation, Ultraschall und M. piriformis-Dehnung. Auf die Frage der Kollegin, wieso sie denn so frustriert sei, erwiderte sie, dass die Patientin sich gar nicht so präsentierte und dass sie nichts darin erkennen konnte.

Die Physiotherapeutin hatte nicht gemerkt, dass sie in ihrem Gedächtnis ein klinisches Muster entwickelt hatte, welches ihr im Normalfall ermöglichte, gewisse Abkürzungen in der Befundaufnahme und Behandlungsplanung zu machen. Nun präsentierte sich aber eine Patientin mit einem abweichenden klinischen Muster, wodurch sie wieder auf ihre Basisprozederen der Befundaufnahme und von Reflection-on-action zurückgreifen musste. Das Erfahrungswissen wurde vertieft, ohne dass sich die Physiotherapeutin des Stellenwerts dieser Entwicklung für ihren klinischen Entscheidungsfindungsprozess bewusst war.

Klinische Muster sind dynamisch und entwickeln sich während der ganzen Berufskarriere weiter. Sie umfassen mehr als das Erkennen von pathobiologischen Prozessen.

Die klinische Mustererkennung ermöglicht Abkürzungen und mehr Effizienz in der Arbeit. Es wird hier aber nochmals auf die Gefahren von oberflächlichem Reasoning hingewiesen: klinische Muster sind trotzdem nur Hypothesen, die in der täglichen Praxis mittels gezielten Wiederbefundsprozessen überprüft und bewiesen werden müssen. Wenn das erwartete Behandlungsresultat nicht zutrifft, ist es möglich, dass der Kliniker sich in seinen Hypothesen bzw. in der klinischen Mustererkennung geirrt hat. Folgende Checkliste stellt klinische Muster zusammen:

Wenn-dann-Regeln und Forward Reasoning

Ein anderer Aspekt, welcher in Zusammenhang mit der Entwicklung der Berufserfahrung und Musterkennung genannt wird, sind die „Wenn-dann-Regeln". Experten haben viele solcher Regeln zur Verfügung und setzen diese gezielt in ihren Befundprozederen ein. Sie bilden einen Bestandteil der gespeicherten klinischen Muster im Gedächtnis.

Eine Wenn-dann-Regel bezieht sich im Forward reasoning auf Spekulationen von möglichen Situationen.

Wenn der Patient ausstrahlende Schmerzen mit Ameisenlaufen hat, *dann* hat er evtl. ein radikuläres Syndrom. *Dann* muss ich unbedingt die neurologische Leitfähigkeit untersuchen. *Wenn* die Leitfähigkeit verändert ist, *dann* muss ich in der Therapie vorsichtiger vorgehen und die Leitfähigkeit regelmäßig

Checkliste: Klinische Muster

Unistrukturelle versus multistrukturelle Problematik	Fragestellung bei der Patientenübung in diesem Kapitel: liegt das Problem des 72-jährigen Mannes in einer Dysfunktion in nur einem Gelenkkomplex, oder können mehrere Dysfunktionen in anderen Gelenkkomplexen eine Rolle spielen?
Unidimensionale oder Multidimensionale Vorgehensweisen	Können nur die Bewegungsdysfunktionen in der Therapie angesprochen werden, oder müssen auch bewusst kognitive, affektive, soziokulturelle und Erfahrungsfaktoren berücksichtigt werden? Im letzten Fall wird die Qualität der therapeutischen Beziehung und der Kommunikation essenziell sein.
Pathobiologische Prozesse mit Konsequenzen für Untersuchung und Behandlung	Häufig ein Hinweis auf Vorsichtsmaßnahmen für die erste Phase der Rehabilitation, bis sich diese Prozesse stabilisiert haben. Manchmal auch ein Hinweis auf die Therapiewahl: Oft können Bewegungsdysfunktionen in der LWS mit einem diskogenen Hintergrund erfolgreich mit dosierten Rotationstechniken behandelt werden.
Prognosestellung (kurzfristig, mittelfristig, langfristig)	Differenzierte Prognosestellung ist abhängig von der klinischen Erfahrung.
Behandlungswahl und -durchführung	Sind abhängig von der Pathobiologie, neurophysiologischen Schmerzmechanisemen, vom Verhalten des Patienten, Copingstrategien, individuellem Krankheitserleben und -verhalten.
Integration	Aktive Integration des Patienten in den Rehabilitationsprozess.

überprüfen und schauen, ob sie stabil bleibt bzw. darauf achten, dass sie sich zumindest nicht verschlechtert. *Wenn* sie sich verschlechtert, *dann* muss ich Kontakt mit dem Arzt aufnehmen.

Bemerkung: In Unterrichtssituationen kann eine Übung mit den Wenn-dann-Regeln durchgeführt werden, bevor Studenten einen Patienten behandeln. Sie können vorher ihre Gedanken auf ein Tonband sprechen oder aufschreiben und anschließend die Wenn-dann-Regeln analysieren. Diese Übung macht das Clinical Reasoning in einem frühen Stadium explizit und dient dessen Schulung.

Clinical Reasoning und Evidence Based Practice

In den letzten Dezennien ist die Physiotherapie wie alle medizinischen Berufe, herausgefordert, ihre klinische Arbeit auf den Prüfstand wissenschaftlicher Forschung zu stellen und damit die Wissensbasis, welche die klinische Praxis untermauert, zu etablieren.

Auf den Seiten 16–18 wurde schon erläutert, welche Formen des Wissens die klinische Praxis bestimmen. Würde man also nur eine theoretische Wissensbasis (propositional knowledge) wertschätzen, dann würde die persönliche und fachliche (professional craft knowledge) Wissensbasis vernachlässigt. Diese beiden letzten Formen des Wissens sind jedoch für die klinischen Entscheidungsfindungsprozesse prägend (Higgs u. Titchen 1995).

In der Forschung wird der Begriff *Evidence-Based-Practice (EBP)* zunehmend bekannt und viele Berufsgruppen deklarieren dies als wichtigen Bestandteil der klinischen Praxis.

Evidence-Based-Practice wird wie folgt definiert: Der bewusste, explizite und angemessene Einsatz der gegenwärtig besten Evidenz bei Entscheidungen über die Versorgung individueller Patienten. EBP zu praktizieren bedeutet, die individuelle klinische Erfahrung in die besten zur Verfügung stehenden externen Nachweise aus der systematischen Forschung zu integrieren (Sackett et al. 1998).

Eine Hauptsorge von vielen Klinikern ist, dass die Anwendung von Evidence-Based-Practice zu einer „Rezeptbuch-Therapie" führt, und die bewusste Entscheidungsfindung in Clinical Reasoning Prozessen übersehen wird. Dem wird von Sackett et al. (1998) widersprochen. Wichtig ist, dass in der Definition von EBP über „den *bewussten* Einsatz der *gegenwärtig besten Evidenz*" gesprochen wird. Damit geben die Autoren schon an, dass EBP und bewusste Clinical Reasoning Prozesse Hand in Hand gehen sollten.

Trotzdem können Kliniker vor einem Dilemma stehen beim Einsatz von Erkenntnissen aus Forschungsprozessen in die klinische Praxis. Schön (1983) argumentiert, dass Besorgnis besteht hinsichtlich der zunehmenden Lücke zwischen Wissen, das aufgrund von Forschung gesammelt wird und einer Wissensbasis, die sich aufgrund von professionellen Erfahrungen entwickelt. Häufig müssen Kliniker in der täglichen Praxis unvollständige oder vieldeutige Informationen in ihren klinischen Entscheidungsfindungsprozessen verwerten.

Es wird anerkannt, dass noch nicht für alle Probleme, welchen Fachkräfte in ihrer Praxis begegnen,

Tabelle 1.3 Evidenzstufen des „besten Beweises" verschiedener Forschungsgruppen.

Niveau		*Niveau*		*Niveau*	
I	Systematische Review	1A 1B 1C	Systematic Review/RCT's RCTs with Narrow Confidence Interval All or None Case Series	1 stark/hoch	Konsistente Ergebnisse bei mehreren RCT's von hoher Qualität
II	RCT – randomised clinical trial	2A 2B 2C	Systematic Review Cohort Studies Cohort Study/Low Quality RCT Outcomes Research	2 mäßig	Konsistente Ergebnisse bei mehreren RCT's von hoher Qualität
III	Quasi-experimentelle Studien	3A 3B	Systematic Review/Case-Controlled Studies Case-controlled Study	3 eingeschränkt/ widersprüchlich	1 RCT oder inkonsistente Ergebnisse in verschiedenen RCT's
IV	Prä-experimentelle Studien	4	Case Series, Poor Cohort Case Controlled	4 keine	Keine RCT's
V	Expertenmeinungen	5	Expert Opinion		
VI	„ich habe einmal gehört, dass"				
Sackett et al. (1998)		Sackett et al. (2008)		Van Tulder et al. (1999) in KNGF (2001)	

bereits die beste Evidenz vorhanden ist. Deswegen wurden von Sackett et al (1998) verschiedene Evidenzstufen beschrieben. 2008 wurden diese Evidenzstufen verfeinert (Sackett et al 2008), die aber in Kontrast stehen zu den von Van Tulder et al (1999) beschriebenen Evidenzniveaux.

In der Auflistung der verschiedenen Evidenzstufen erscheint insbesondere die Einteilung nach Van Tulder et al. problematisch, denn Physiotherapeuten werden in der täglichen Praxis regelmäßig mit Entscheidungen für Patientenprobleme konfrontiert, wofür noch keine RCT's oder Systematische Reviews publiziert wurden. Kliniker können für ihre Entscheidungsfindungsprozesse manchmal mehr von einem klinischen Fallbeispiel oder aus einer Expertenmeinung als von einem schlecht strukturierten RCT lernen. Van Tulder et al's Einteilung hinterlässt somit ein Unbehagen, vor allem auch weil sie in physiotherapeutischen Praxisrichtlinien aufgenommen wurde (KNGF, 2001).

Weiter sind systematische Reviews in sich selbst auch nicht immer frei von Befangenheit und Irrtum (Linton 1998, Jones u. Higgs 2000).

Eine weitere zentrale Frage ist bei Forschungsprozessen, ob alle relevanten klinischen Fragen gestellt und schon systematisch untersucht worden sind. Ein wesentlicher Aspekt des therapeutischen Prozesses, sei dies nun beim Arzt, Physio- oder Egotherapeuten, ist die direkte Begegnung mit dem Patienten: die therapeutische Beziehung. Hierbei wird der Kliniker häufig von kleinen, fast nicht messbaren Schlüsseln in seinen Entscheidungsfindungsprozessen beeinflusst: die Stimmlage, die Wortwahl, die Intonation und die Körpersprache sind von wesentlichem Einfluss (Linton 1998, Hengeveld 2000). Es ist die Frage, ob die Effekte einer guten therapeutischen Beziehung als Basis für die klinische Praxis schon genügend erforscht worden sind, geschweige denn ob ein RCT oder eine Meta-analyse schon möglich sind (Linton 1998).

Die Ein- und Ausschlusskriterien für Studien repräsentieren häufig nicht die physiotherapeutische Relevanz. Einschlusskriterien betreffen häufig dominant pathobiologische Prozesse, während vorgeschlagen wird, Patienten aufgrund von Bewegungsdysfunktionen (Maluf et al. 2000) oder Symptomlokalisation (McKenzie 1981) einzuschließen. Weiter wird vorgeschlagen, Outcome-Instrumente einzusetzen, welche in Bezug auf die physiotherapeutische Praxis klinische Relevanz haben (Jones u. Higgs 2000). Es wird zunehmend von Physiotherapeuten verlangt, dass sie klinimetrische Instrumente in der täglichen Praxis einsetzen, damit mehr quantifizierbare, messbare Veränderungen wahrgenommen werden. Obwohl dies sehr erstrebenswert ist, besteht dabei aber auch die Gefahr, dass sich der Physiotherapeut zu sehr mit den eigenen Messungen beschäftigt, als den Patienten darin zu begleiten und zu führen, dass dieser auch *selbst* günstige Veränderungen *er-*

fahren und somit das Vertrauen in den eigenen Möglichkeiten steigern kann.

In der täglichen Praxis werden Kliniker mit Fragen konfrontiert, wofür noch keine RCT oder Meta-analysen existieren. Heißt dies nun, dass der beste Beweis noch nicht geliefert wurde, oder dass „es nicht bewiesen und somit unwirksam" ist? Kostenträger versuchen gelegentlich, diese Gedanken auszunutzen und argumentieren: „Solange der Beweis nicht zufriedenstellend geliefert wurde, zahlen wir nichts."

„Wann ist genug Beweis genug?" Diese Frage wurde von Margareta Nordin, Physiotherapeutin und die erste Nicht-Ärztin als Präsidentin der North American Spine Society, gestellt. Sie sprach über den Nutzen von Aktivität bei der Behandlung von Rückenschmerzen als einer Tatsache, die 1997 durch 16 RCTs bestätigt, aber von der medizinischen Welt kaum beachtet wurde (Nordin, 1998).

Es ist erstrebenswert, die besten Ergebnisse aus Forschung in die Entscheidungen für die klinische Praxis aufzunehmen und es wird Klinikern empfohlen, Forschungsprozesse zu verstehen und auf den laufenden aktueller Entwicklungen zu bleiben. Dennoch ist es nötig, dass Klinker eine aufgeschlossene, aber kritische Grundhaltung gegenüber manchen Aussagen in Bezug zu evidenzbasierter Praxis halten.

Es scheint, dass in jeder neu gebildeten wissenschaftlichen Gemeinschaft immer wieder die gleichen Diskussionen entbrennen, die von einer gewissen Polemik nicht ganz frei sind.

Die Frage der Validität. Reliabilität, Sensitivität und Spezifizität der Untersuchungs- und Behandlungsmethoden wird u. a. mit Studien der Inter- und Intratester Reliabilität untersucht.

Mehrere oft verwendete Untersuchungstechniken, wie z. B. Palpationsverfahren in der Medizin und Manuellen Therapie, weisen eine niedrige Inter- und Intra-tester Reliabilität auf. Dies verleitet manche Wissenschaftler zu Empfehlungen diese Untersuchungsverfahren für die tägliche Praxis nicht mehr zu verwenden. Wichtig hierbei zu beachten ist, dass sich die Werte steigern wenn Informationen in Clustern gesammelt werden, d. h. wenn sie zu anderen Testverfahren in Bezug gesetzt werden (DePoy und Gitlin, 1998). Ebenso ändern sich die Werte, wenn andere Referenzstandards als der Vergleich zwischen Therapeuten eingesetzt werden (Jull und Bogduk, 1988; Phillips und Twomey, 1996). Obwohl es manchmal wichtig ist, veraltete Methoden über Bord zu werfen, sollten keine wichtigen Untersuchungsverfahren verworfen werden, bevor sinnvolle Alternativen geboten werden können.

Viele der täglichen Probleme, mit denen Physiotherapeuten zu tun haben, sind multi-komponentiell und multi-faktoriell, während viele Studien sich mit Problemen befassen, die eine singuläre Ursache haben, welche einer einfachen Vorgehensweise bedarf.

Zusammenfassend kann mit Linton (1998) gesagt werden:

„Die Auswahl einer Methode zur Diagnostik oder Behandlung ist ein Teil des klinischen Prozesses. Im Bereich von Schmerzen können die Weise, in der Therapie durchgeführt wird, die Kommunikation, die Settings, das Besorgnisniveau usw. alle Resultate der Behandlungstechniken, die eingesetzt werden, um Schmerz zu kontrollieren, beeinflussen."

Es ist zu beachten, dass die tägliche klinische Praxis, wenn sie von guten Wiederbefundsprozessen unterstützt wird, teilweise schon als Stufe IV oder III in Sackett's Liste gelten kann. Im strikten, quantitativ-wissenschaftlichen Sinn, kann die Therapie, wenn sie von bewussten Clinical-Reasoning-Wiederbefundsprozessen unterstützt wird, jeweils als klinische Einzelfallstudie aufgefasst werden.

Dies gilt insbesondere, wenn der Therapeut bestrebt ist, neben den anamnestischen Erfolgskontrollen, Testbewegungen in der Funktionsuntersuchung einzusetzen, welche eine akzeptable Reliabilität aufweisen.

Es ist also essenziell, die eigenen Clinical Reasoning Prozesse, inkl. gewisser Gewohnheiten in der Entscheidungsfindung, gut zu kennen. Dann werden die Resultate aus EBP eine Unterstützung und nicht eine Limitierung in den klinischen Entscheidungsfindungsprozessen sein. Der Prozess der klinischen Beweisführung und ein regelmäßiges Planen und Reflektieren in kritischen Phasen des therapeutischen Prozesses ermöglichen Physiotherapeuten eine Entwicklung ihrer Erfahrung unter Einbeziehung von Einsichten aus relevanter Forschung.

1.3 Kritische Phasen im physiotherapeutischen Prozess – Reflexionsphasen

Wie auf Seite 8 beschrieben, spielt im Clinical Reasoning eine Mischung von Denken als eher automatischer Prozess und Reflexion, als bewusster Prozess, eine wichtige Rolle. Es wurde erkannt, dass die Personen, die in ihrem Beruf ein hohes Maß an Expertentum entwickelt haben, u. a. über gute reflexive Eigenschaften verfügen (Schön 1983). Das heißt, sie haben die Gewohnheit entwickelt, während und nach den Behandlungssitzungen die eigenen Denkweisen, die Entscheidungen, die Gefühle, das Untersuchungsprozedere, die Behandlungsergebnisse und die Interaktionen zwischen Klient und Therapeut zu reflektieren.

Im physiotherapeutischen Prozess werden verschiedene kritische Phasen durchlaufen (Banks u. Hengeveld 2005), die bewusst geplant und durchgeführt werden sollen. Einige dieser Phasen werden in diesem Kapitel dargestellt und im Band „Behandeln in der Physiotherapie" (Kapitel „Behandeln als Prozess") näher erläutert.

- Begrüßungs- und Informationsphase (kann sich über 1–3 Sitzungen erstrecken);
- Anamnese;
- Planung der Funktionsuntersuchung;
- Funktionsuntersuchung, mit Probebehandlung und Wiederbefund;
- Auswertung des Erstbefundes, Behandlungsplanung;
- Planung der 2. bzw. 3. Sitzung
- Wiederbefundsprozesse
- Retrospektive Assessments;
- Abschlussphase.

1.3.1 Ziele der physiotherapeutischen Untersuchung

Die physiotherapeutische Untersuchung verfolgt verschiedene Ziele und kann sich über 2–3 Sitzungen erstrecken, vorausgesetzt dass der Untersuchungsprozess Probebehandlungen und Wiederbefundsprozederen beinhaltet. Jede Frage und jeder Test im Untersuchungsprozess sollte auf das Erreichen dieser Ziele, die in der folgenden Checkliste aufgeführt sind, ausgerichtet sein:

1.3.2 Assessment-Formen

Es wurden verschieden Formen von Assessment beschrieben, die gezielt im physiotherapeutischen Prozess eingesetzt werden sollten (Maitland 1987, 2001) (Hengeveld u. Banks 2005):

- Erstbefund mit Anamnese, Planung und Funktionsuntersuchung;
- Wiederbefundsschritte;
- Beurteilung während einer Behandlung;
- Retrospektive Beurteilung;
- Schlussanalyse.

Checkliste: Ziele der Untersuchung

Physiotherapeutische Diagnose	Die Analyse von Bewegungsdysfunktionen, welche am besten in Begriffen wie Impairment, Aktivitäten und Partizipierung ausgedrückt werden. Die Bewegungsdysfunktionen (und Ressourcen) können alle Teilfunktionen des Körpers wie z. B. auch kardiale und pulmonale Funktionen umfassen. In der manuellen Therapie spielt die Analyse der Impairments der Gelenke, Muskeln und neurodynamischen Funktionen eine zentrale Rolle (Komponenten-Konzept).
Gefahrensituationen und mögliche Kontraindikationen	Gefahrensituationen und mögliche Kontraindikationen für bestimmte Interventionen erkennen. Hierdurch können dann bestimmte Vorsichtsmaßnahmen getroffen werden.
Screening Fragen und Tests	Physiotherapeuten müssen Screening Fragen stellen und Tests nach medizinischen Teilsystemen durchführen, um Kontraindikationen zu bestimmen (Boissonnault 1995, Goodman u. Snyder 2000). Dies ist vor allem in den Ländern von Bedeutung, in denen Physiotherapeuten Patienten ohne Arztüberweisung behandeln können.
Parameter zur Erfolgskontrolle bestimmen	Diese betreffen Informationen sowohl aus der Anamnese als aus der Funktionsuntersuchung.
Anamnestische Daten	Anamnestische Daten können betreffen: Symptomlokalisation, -qualität, -intensität, -frequenz und -dauer, Aktivitätenniveau, Vertrauen zu Bewegen, Medikamenteneinnahme und den Einsatz von gezielten Copingsstrategien um das Wohlbefinden zu beeinflussen.
Funktionsuntersuchung	Die Elemente der Funktionsuntersuchung betreffen meistens die Testbewegungen, welche die Symptome reproduzieren. Aber bei der pulmonalen Behandlung können sie auch stethoskopische Befunde oder andere betreffen. Diese Parameter sollten von jedem Spezialgebiet in der Physiotherapie definiert werden.
Behandlungsziele bestimmen	Hierbei ist es essenziell, dass Nahziele und Fernziele festgelegt werden. Anschließend sollen, unter Berücksichtigung der Gefahrensituationen, sinnvolle therapeutische Interventionen ausgewählt werden.
Hypothesen bilden	In diesem Prozess wird der Therapeut ermutigt, mehrere Hypothesen zu bilden, welche bereits auf den Seiten 19–23 beschrieben sind.

Diese Assessment-Formen werden nachfolgend beschrieben

1.3.3 Erstbefund

Begrüßungs- und Informationsphase

Die Begrüßungsphase ist eine essenzielle Phase im therapeutischen Prozess, die häufig flüchtig durchgeführt wird (Brioschi 1998). Wird sie aber bewusst gestaltet, können wesentliche Informationen über die Vorstellungen und Erwartungen des Patienten deutlich werden. Informationen über spezifische Ziele der Physiotherapie können vermittelt werden und die therapeutische Beziehung wird entwickelt. Viele Patienten in der Physiotherapie haben andere Vorstellungen über die Behandlungsziele als der Physiotherapeut. Wird dies nicht frühzeitig geklärt, besteht die Gefahr eines fortdauernden Missverständnisses, wodurch die Chancen auf ein erfolgreiches Behandlungsresultat minimiert werden.

Die Begrüssungsphase sollte die folgenden Elemente beinhalten (Brioschi 1998):

- Vorstellen, Funktion nennen;
- Joining, Bonding (dies sind z. B. Bemerkungen, welche das Eis brechen, meistens freundliche, persönliche Bemerkungen um einen Bezug zum Patienten aufzubauen);
- Erste Information über die spezifischen (Bewegungs-) Paradigmen der Physiotherapie und Vergleich mit den Erwartungen des Patienten (s. nachfolgendes Kommunikationsbeispiel);
- Setting klären;
  Es kann manchmal wichtig sein, im voraus zu klären, ob der Patient lieber von einem männlichen oder weiblichen Therapeuten behandelt wird, und ob der Patient lieber in einem offenen oder geschlossenen Raum behandelt wird (Schachter et al. 1999). Dies wird als Form der sensitiven Praxis betrachtet (Rothstein 1999).
- Ablauf der ersten Sitzung und die Rolle des Patienten darin.
- Während dieser kurzen Begrüßung werden Grenzen abgetastet, wenn der Therapeut einfühlsam auf nonverbale Signale und Schlüsselbemerkungen des Patienten reagiert.

Kommunikationsbeispiel: „Ich möchte Ihnen gerne kurz erklären, was die moderne Physiotherapie macht. Bei uns geht es um Bewegung. Ich weiß, dass der Arzt Ihrem Problem die Diagnose „Bandscheibenvorfall" gegeben hat. Dies behalten wir Physiotherapeuten im Hinterkopf. Wir müssen aber zusammen Ihre Bewegungsfunktionen unter die Lupe nehmen. Sie haben vielleicht bestimmte Gewohnheiten im Alltag, es gibt vielleicht steife Gelenke oder Muskeln, die nicht schnell genug reagieren. Das sollte ich zuerst einmal nachfragen und anschauen, bevor ich dann gezielt behandeln kann. Entspricht das dem, was Sie erwartet haben?"

Anamnese und nachfolgende Planung

Anamnese

Das Hauptziel der Anamnese ist die Problemschilderung aus der Sichtweise des Patienten. Allgemein ist es von Bedeutung zu erfahren, wie die Aktivitäten des Alltags eingeschränkt sind und welche Ressourcen vorhanden sind, um Limitierungen im Alltag trotzdem zu überwinden. Hieraus werden die wichtigsten Behandlungsziele definiert.

Die Alltagsaktivitäten können wegen verschiedener Faktoren limitiert sein, wie beispielsweise:

- Schmerzen und andere Symptome;
- Steuerungs- und Kontrollfaktoren, wie beispielsweise bei neurologischen Patienten;
- Kardiovaskuläre Faktoren;
- Neuropsychologische Aspekte, wie z. B. räumliche Orientierung oder Apraxie.

Wenn Schmerzen das Hauptproblem sind, werden diese am besten auf einer Körpertabelle aufgezeichnet (Maitland 1986, McCombe et al. 1989). Dies unterstützt die Reliabilität und die Entwicklung von klinischen Mustern.

Häufig ist es sinnvoll die Anamnese in die folgenden Hauptbereiche aufzuteilen (Maitland 1986)

- Personalien;
- Hauptproblem des Patienten. Hierbei ist zu beachten, wie der Patient die Behinderung im Alltag erfährt (ungeachtet ob das Hauptproblem als Schmerz, Kurzatmigkeit oder sonstiges beschrieben wird);
- Körpertabelle, mit einer genauen Einzeichnung der Symptome, symptomfreier Gebiete, Qualifizierung der Symptome und Beziehung zwischen den Symptombereichen;
- 24 h-Verhalten
  Dies umfasst verschiedene Aspekte:
  - Verhalten der Symptome während bestimmter Positionen und Aktivitäten,
  - Verhalten des Hauptproblems während des Alltags,
  - Aktivitätenniveau während des Tages bzw. während der Woche,
  - Copingmöglichkeiten: Welche Interventionen hat der Patient gelernt, um Kontrolle über das Hauptproblem bzw. über das Wohlbefinden zu behalten;

- Geschichte des Problems. Diese wird aufgeteilt in eine Kurzzeitgeschichte und eine Langzeitgeschichte (bei rezidivierenden Problemen).
  In der Kurzzeitgeschichte sind folgende Faktoren zu erfassen:
  - seit wann die Beschwerden aufgetreten sind,
  - welche Faktoren zur Entstehung beigetragen haben,
  - wie der Verlauf seit der Entstehung der Beschwerden ist
  - und wie es dem Patienten jetzt geht im Vergleich zum Anfang.

Symptome können sich spontan oder aufgrund eines Traumas entwickeln. Im letzten Falle ist abzuklären wie der Unfallmechanismus war. Im ersten Fall ist zu unterscheiden, wie die Strukturen in der Zeit vor der Entstehung gebraucht wurden und wie die allgemeine Belastbarkeit der Strukturen war. In beiden Fällen soll gefragt werden, wann und wo die ersten Symptome wahrgenommen wurden.

- Spezielle Fragen:

Aspekte der Sozialanamnese, der Einfluss von Ernährung usw. stehen in dieser Phase im Vordergrund. In diese Kategorie gehören auch die Screening-Fragen nach den biomedizinischen Organsystemen (Boissonnault 1995, Goodman u. Snyder 2000).

Die Anamnese ist ein wichtiger Teil der Untersuchung, denn es können hier Weichen gestellt werden, für die kollaborative Bestimmung der Behandlungsziele (Auftragsklärung), Bestimmung der Vorsichtssituationen für die nachfolgende Funktionsuntersuchung und das Festlegen der subjektiven Parameter, welche der Erfolgskontrolle in den nachfolgenden Sitzungen dienen.

Gute Kommunikationsprozesse spielen eine wichtige Rolle. Sie ermöglichen, dass der Lernprozess des Patienten schon am Anfang der Anamnese beginnt.

Fragenbogen oder Interview Es sind viele Fragenbogen entwickelt worden, die in der wissenschaftlichen Forschung eingesetzt werden, um die Perspektive des Patienten besser zu erfassen. Diese können in der Anamnese sehr dienlich sein. Der Physiotherapeut soll jedoch verstehen, welche Probleme der Fragenbogen zu erfassen versucht. Weiter ist zu beachten, dass ein Fragenbogen das Gespräch in der Anamnese nie ersetzen kann, sonst würde ein zu großer Preis an die therapeutische Beziehung bezahlt.

Psychosoziales Assessment Wenn indiziert, sollen Physiotherapeuten ein psychosoziales Assessment durchführen (Kendall et al. 1997, Watson 1999). Dies erfolgt mit dem Zweck, die psychosozialen Faktoren zu erfassen, die möglicherweise der vollen Funktionswiederherstellung im Wege stehen können (Main 2004) und die gezielt in der Therapie berücksichtigt werden müssen. Die psychosozialen Faktoren und diejenigen, die für die Physiotherapie relevant sind, sind anderweitig beschrieben worden (Hengeveld 2003).

Es sind einige Fragebogen dazu entwickelt worden. Wenn aber ein Physiotherapeut von der Begrüßungsphase an aktiv zuhört, aufmerksam beobachtet und auf Schlüsselgesten oder -bemerkungen sensitiv reagiert, kann das psychosoziale Assessment ein integraler Bestandteil der Routineuntersuchung werden.

Planung

Die Planung der Funktionsuntersuchung sollte die folgenden Faktoren umfassen:

- Reflexion über die Anamnese:
  - sind genügend Parameter vorhanden, um in der 2. Sitzung eine Erfolgskontrolle durchzuführen?
  - Sind alle Fragen gestellt, welche Hinweise auf mögliche Kontraindikationen oder Gefahrensituationen geben?
- Formulieren der folgenden Hypothesen:
  - Quellen der nozizeptiven Prozesse und der Bewegungsimpairments (dies gilt für Patienten mit dominant schmerzhaften Bewegungsproblemen, bei denen eine manualtherapeutische Untersuchung gefragt ist).
  - Beitragende Faktoren, welche das Bewegungsproblem weiterbestehen lassen (kognitive, affektive Faktoren; auch muskuläre Dysbalance; bei neurologischen Patienten z. B. Gelenkstatus. Eine steife Hüfte nach einer Endoprothese verhindert bei vielen Hemiplegiepatienten das Üben der Vorlage beim Aufstehen aus einem Stuhl.
  - Pathobiologische Prozesse: Betrachtung der möglichen pathobiologischen Gewebeprozesse, Heilungsstadium des Gewebes und die neurophysiologischen Symptommechanismen.
  - Kontraindikationen und Vorsichtssituationen. Die Bestimmung, ob besondere Vorsicht bei der Funktionsuntersuchung geboten ist, ist abhängig von den Schmerzen bei den Aktivitäten des täglichen Lebens (Konzept von Schweregrad und Irritierbarkeit (Maitland 2001) und von weiteren Faktoren wie pathobiologischen Prozessen, Nebendiagnosen, Wundheilungsstadien, Stabilität des Problems und psychosozialen Faktoren, wie Vertrauen zu bewegen (Maitland 2001).
- Dosierung und präziser Ablauf der Funktionsuntersuchung.

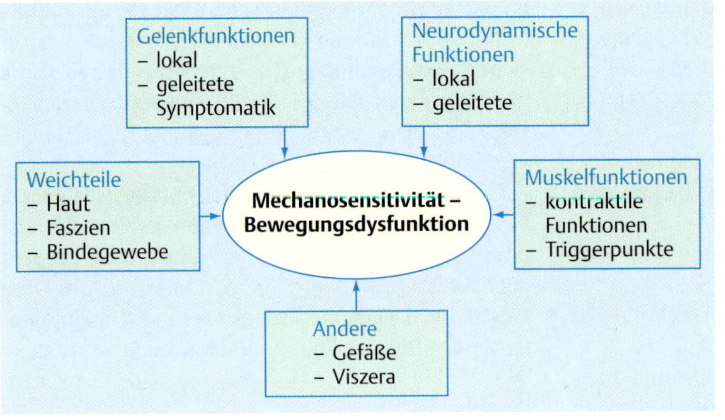

Abb. 1.12 Komponenten-Konzept – spezifische Taxonomie in der manualtherapeutischen Analyse von schmerzhaften Bewegungsfunktionen.

Funktionsuntersuchung

Die Funktionsuntersuchung umfasst verschiedene Handlungen und Testbewegungen mit den folgenden Zielen:

- Reproduktion des Hauptproblems des Patienten. Dies können Schmerzen oder Aktivitätseinschränkungen durch neurologische Störungen sein. In der pulmologischen und kardiologischen Physiotherapie werden die vorhandenen Lungen- und Herzfunktionen und deren Einschränkungen beurteilt.
- Weiter wird festgestellt, welche Bewegungsimpairments vorhanden sind. Häufig werden die Impairments auf ihre beteiligten Bewegungskomponenten analysiert mittels Bereichslokalisationsverfahren (Pfund u. Zahnd 2001) oder Differenzierungstests (Maitland 2001) (**Abb. 1.12**).

Die physiotherapeutische Diagnose drückt sich meistens in Begriffen von Bewegungsdysfunktionen aus. Es gibt jedoch klinische Situationen, in denen auch eine Strukturanalyse wichtig sein kann. Die Strukturanalyse wird insbesondere von Bedeutung, wenn der Physiotherapeut eine präzise lokalisierte Behandlung an Weichteilen durchführen möchte (z.B. Querfriktionen, Triggerpunktbehandlungen) oder wenn akute Symptome wegen Traumata vorliegen, die möglicherweise von einem Arzt beurteilt werden müssen.

Eine primäre Strukturanalyse stellt den Kliniker aber vor ein Dilemma, denn es kann meistens nicht aufgrund von ein oder zwei Bewegungstests beurteilt werden, welche Strukturen möglicherweise die nozizeptiven Prozesse aktivieren.

Ein Algorithmus in der Zielsetzung der Befundaufnahme von schmerzhaften Bewegungsfunktionen ist deswegen meistens essenziell (Banks u. Hengeveld 2005), (**Abb. 1.13**).

- Eine Ressourcenbeurteilung der vorhandenen Aktivitäten ist meistens ein wichtiges Element in der Funktionsuntersuchung. Dies wird insbesondere von Bedeutung, wenn die vollständige Verbesserung von bestimmten Aktivitätenlimitierungen nicht möglich sein wird.
- In der Analyse von schmerzhaften Bewegungsfunktionen umfasst die Funktionsuntersuchung unter anderem die Inspektion, aktive und passive Testbewegungen, neurologische Tests, muskuläre Untersuchungsverfahren, Palpation. In der pulmonalen, kardialen oder neurologischen Physiotherapie wird häufig von vergleichbaren Untersuchungsphasen Gebrauch gemacht. Selbstverständlich passen sich dann die Untersuchungsverfahren aber an die spezifischen klinischen Fragestellungen an. Die detaillierte Beschreibung der Untersuchungsverfahren ist in der einschlägigen Literatur zu finden (Pfund u. Zahnd 2001, 2003; Maitland 2004, Banks u. Hengeveld 2005).
- Die Untersuchungsverfahren sollten im Idealfall so durchgeführt werden, dass sie in Wiederbefundsprozessen konsequent wiederholbar sind. Wenn möglich, sollten die Test so durchgeführt werden, dass sie einem „Goldstandard“ bezüglich Validität

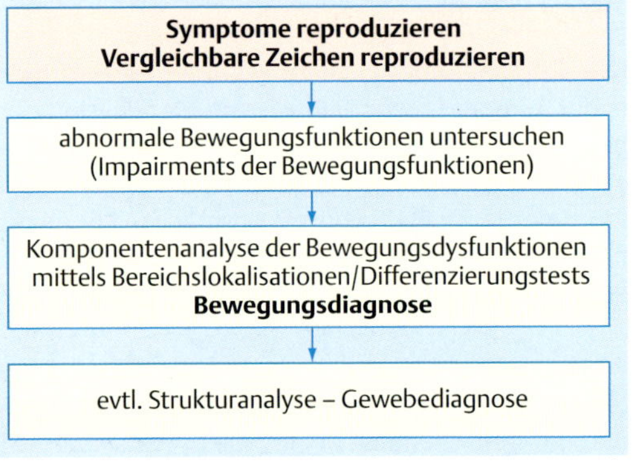

Abb. 1.13 Algorithmus der Ziele der Funktionsuntersuchung in der Physiotherapie, insbesondere der manuellen Therapie.

und Reliabilität entsprechen. Das primäre Ziel aller Untersuchungsverfahren bleibt jedoch, dass der Therapeut im Stande ist, sie an den spezifischen Zustand des Patienten anzupassen. Manche Therapeuten setzen nur Testbewegungen mit einer akzeptablen Inter- und Intratesterreliabilität ein. Eine gewisse Skepsis ist aber vielleicht angebracht, wenn gesagt wird, dass Tests mit einem hohen Intertester Reliabilitätskoeffizienten auch sofort klinisch brauchbar seien (Keating u. Matyas 1998, Bruton et al. 2000) und umgekehrt, dass Tests mit einer tiefen Reliabilität deswegen klinisch nicht brauchbar seien. Es ist oft die Kombination der Testparameter, sowohl aus der subjektiven Untersuchung, als auch aus der Funktionsuntersuchung, welche dem Kliniker die brauchbaren Parameter des Wiederbefundes liefern (MacDermid et al. 1999).

- Regelmäßige Prozesse des Wiederbefundes müssen während der Funktionsuntersuchung durchgeführt werden. Wenn starke, irritierbare nozizeptive Prozesse vorhanden sind, soll regelmäßig kontrolliert werden, ob der Schmerz zunimmt. Bei Verdacht auf Entzündungsprozesse, sollte die Temperatur, Schwellung und evtl. Rötung regelmäßig kontrolliert werden.

Die Testverfahren, welche auch als Behandlungstechnik eingesetzt werden können, werden sinnvollerweise auch schon nach der Untersuchung auf ihren möglichen therapeutischen Effekt überprüft. Dies können beispielsweise neurodynamische Tests, Muskellängentests und passive Gelenksmobilisationen wie Zusatzbewegungen oder Gelenksspieltechniken sein. In dieser Weise gehen Befund- und Behandlungsprozesse in einander über. Ein kurzes Befundprozedere kann in dieser Weise schon als Probebehandlung gelten, die auf ihren therapeutischen Effekt überprüft werden muss.

Auswertung Erstbefund

Wie schon vorher beschrieben, kann sich die Anfangsanalyse einer Bewegungsstörung und die Bestimmung der optimalen Behandlungsstrategien über etwa 3 Sitzungen erstrecken, wobei aber die ersten Probebehandlungen dabei auch schon stattfinden. Die Erstplanung der Behandlung und eine erste Probebehandlung findet oft während der ersten Sitzung schon statt. Die weitere Behandlungsplanung ist jedoch abhängig von den Reaktionen auf die Probebehandlungen und der ergänzenden Untersuchungen durch den Physiotherapeuten. Deswegen sind die Auswertungen der Ergebnisse der ersten und zweiten Sitzung häufig von größter Bedeutung für den zukünftigen physiotherapeutischen Prozess. Sie sollten die folgenden Elemente enthalten:

- Reflexion: Zusammenfassung der Hauptmerkmale der Anamnese und der Funktionsuntersuchung (Bewegungsdiagnosen);
- Hypothesenformulierung: alle Hypothesen sollten in dieser Phase nun explizit gemacht werden. Wenn klinische Muster vorhanden sind, sollten diese ebenfalls beschrieben werden. Es ist jedoch essenziell, bei den klinischen Mustern ebenfalls die Konsequenzen für das weitere Management zu formulieren;
- Planung der 2. und Antizipation auf den Ablauf der 3. Sitzung.
  - Es wird überlegt, welche subjektiven Parameter und Funktionsparameter in den Wiederbefundprozessen kontrolliert werden sollten,
  - welche Ergänzungen zur subjektiven Untersuchung und Funktionsuntersuchung nötig sind,
  - welche Bewegungskomponenten weiter analysiert werden müssen und
  - welche therapeutischen Interventionen, inkl. Selbstmanagement-Strategien sinnvoll sind.
  - Weiter soll präzise geplant werden, wann Wiederbefundsprozesse durchgeführt werden. Eine Antizipation auf mögliche Reaktionen auf die Interventionen unterstützt die Entwicklung des Forward Reasoning und die Entwicklung von Wenn-dann-Regeln (siehe Seiten 21–23).

1.3.4 Wiederbefunde

Wiederbefundsprozesse sind in allen physiotherapeutischen Verfahren essenziell. Wenn am Anfang eines therapeutischen Prozesses kein Befund durchgeführt wird, wird in späteren Sitzungen eine Erfolgskontrolle durch Wiederbefundsprozesse nicht möglich sein.

Ein Wiederbefund sollte regelmäßig durchgeführt werden und kann verschiedene Aspekte umfassen. Manchmal betrifft es nur ein Rückfrage nach dem allgemeinen Befinden des Patienten, oder die Kontrolle kognitiver Interventionen, indem überprüft wird, ob der Patient die Informationen verstanden hat und im Alltag auch wirklich umsetzen kann. Meistens werden aber regelmäßig die Veränderungen in den Testbewegungen aus der Funktionsuntersuchung beurteilt.

Ein Wiederbefund sollte idealerweise in den folgenden Phasen stattfinden:

- Am Anfang einer Sitzung, mit der Kontrolle der subjektiven Parameter und der Parameter der Funktionsuntersuchung. Weiter sollte der Effekt von Selbstmanagementstrategien überprüft werden.

- Am Schluss jeder Sitzung, mit Kontrolle der Parameter der Funktionsuntersuchung, Information über das allgemeine Wohlbefinden des Patienten und eine Reflexion der Sitzung, bei der der Patient eventuell angibt, was er aus der Sitzung gelernt hat.
- Nach den einzelnen Interventionen, bei denen die gleichen Aspekte kontrolliert werden, wie im voranstehenden Punkt beschrieben.

Wiederbefundprozesse sind essenziell im therapeutischen Prozess und sie erfüllen verschiedene Zwecke:

- Erfolgskontrolle: Die Behandlungsresultate werden verglichen, wodurch der Wert der gewählten Interventionen überprüft wird.
- Wiederbefundsprozesse dienen der Differentialdiagnostik. Nicht nur die Untersuchungsergebnisse, auch die Reaktionen auf die Behandlungen tragen zur Komponentenanalyse der Bewegungsdysfunktionen bei. Dies trifft vor allem bei den Behandlungen mit passiven Mobilisationen und Gelenksmanipulationen zu.
- Der Physiotherapeut kann seine Entscheidungen reflektieren während der Wiederbefundsprozesse. Hypothesen über Quellen der Dysfunktionen, beitragende Faktoren und optimale Behandlungsstrategien können bestätigt, modifiziert oder verworfen werden. Durch die konsequente Anwendung von Wiederbefundsprozessen lernt der Physiotherapeut Muster von klinischen Präsentationen kennen und erfährt direkt, welche Interventionen günstige und weniger günstige Effekte erzielten. Somit tragen konsequente Wiederbefundsprozesse zu der Entwicklung der persönlichen, Erfahrungswissensbasis bei.
- Regelmäßige Wiederbefundsprozesse unterstützen den Lernprozess des Patienten. Aus einer kognitiven verhaltenstherapeutischen Perspektive können Wiederbefundsprozedere den Patienten in der Schulung seiner Wahrnehmung unterstützen und ihm zeigen, dass günstige Veränderungen stattfinden, sogar wenn der Schmerz vielleicht andauert. Während der Wiederbefundsprozesse kann der Patient vielleicht zum ersten Mal erfahren, dass günstige Veränderungen stattfinden, sogar in einem Zustand in dem er meinte, dass keine Verbesserung möglich sei.

Wiederbefundprozesse in Kombination mit bewussten Kommunikationsstrategien und ein gutes Verständnis der möglichen Veränderungen in den Parametern der subjektiven Untersuchung und Funktionsuntersuchung sind somit Schlüsselmomente im therapeutischen Prozess.

1.3.5 Assessment während der Behandlung

Es ist essenziell, während der Durchführung einer Behandlung ebenfalls einen Beurteilungsprozess durchzuführen. Die folgenden Fragen sollten dabei berücksichtigt werden, damit die Behandlung optimiert werden kann:

- Werden die Behandlungsziele erreicht?
- Treten keine unterwünschte Nebeneffekte auf? Wie zum Beispiel: Schmerzsteigerung im Fall von irritierbaren Symptomen, allgemeine Tonussteigerung, vegetative Reaktionen, Entzündungszeichen, Störung von Heilungsprozessen in Weichteilen und bei Frakturen, Angst zu bewegen, Self-efficacy/externalisieren der Locus-of-control, Entwicklung von passiven Copingstrategien, Verwirrung bei zu vielen Informationen.

1.3.6 Reflexion nach 2–3 Sitzungen

Es ist ein wichtiges Prinzip in der Physiotherapie, dass viele Beurteilungen oder Bestätigungen von Hypothesen erst in Wiederbefundprozessen nach Probebehandlungen stattfinden können. Deswegen ist es häufig sinnvoll, eine Analyse der beitragenden Impairments eines Bewegungsproblems, über mehrere Sitzungen zu verteilen. Wenn am Anfang zu viele Quellen mittels Probebehandlungen in einer Sitzung beurteilt werden, ist in einer späteren Sitzung nicht ersichtlich, welche Bewegungskomponente nun zur möglichen Verbesserung des Zustandes beigetragen hat.

Nach 2–3 Sitzungen ist eine Reflexion über den bisherigen Prozess meistens nötig. Der Therapeut soll auswerten, ob noch andere Quellen untersucht werden müssten. Im allgemeinen wird davon ausgegangen, dass der Therapeut nach spätestens 3 Sitzungen weiß, welche Komponenten zu dem Problem beitragen und welche unbeteiligt zu sein scheinen.

Weiter wird nach 2–3 Sitzungen beurteilt, ob die Behandlungsziele verfeinert werden müssen. Dabei ist es sinnvoll, von einem idealen Endzustand auszugehen und zu beurteilen, welche Faktoren im Bewegungsverhalten davon schon vorhanden sind und welche Faktoren in der Therapie wenn möglich noch berücksichtigt werden müssen. Dies wird in Band „Behandeln in der Physiotherapie“ detailliert besprochen.

Retrospective Assessment – Standortbestimmung

Retrospektive Beurteilungen sind Standortbestimmungen, welche in regelmäßigen Abständen durchgeführt werden. Das Ziel ist die Auswertung des bisherigen therapeutischen Prozesses, eine eventuelle Neuformulierung der therapeutischen Ziele und eine erneute Bestimmung der Parameter, um die Erfolgskontrollen durchzuführen.

Die folgenden Aspekte sollten in einer retrospektiven Beurteilung berücksichtigt werden:

- Überprüfen des Gesamtbefindens des Patienten;
- Welche Parameter haben sich gebessert (subjektive Parameter und Funktions-Parameter);
- Werden die Behandlungsziele erreicht?
- Effekt der verschiedenen Interventionen überprüfen; inkl. des Lernprozesses des Patienten;
- Prospektiv: (Neu-)Bestimmung der Ziele für die nächste Periode;
- (Neu) Bestimmung der Parameter, um die gemeinsam besprochenen Ziele zu überprüfen.

1.3.7 Schlussanalyse in der Abschiedsphase

Die Abschiedphase der Therapie soll gut vorbereitet werden. Häufig ist es sinnvoll, schon in der dritt- oder zweitletzten Behandlung einige Aspekte der Schlussanalyse anzusprechen, damit die Therapie wenn nötig noch angepasst werden kann.

Die Schlussanalyse betrifft die Auswertungsphase des (Lern-)Prozesses zwischen Physiotherapeut und Patient. Gemeinsam wird überprüft, ob und wie die Behandlungsziele erreicht wurden. Die Phase ist gekennzeichnet sowohl von Reflexion als von Antizipation. Der Patient reflektiert, welche Interventionen hilfreich waren, welche Selbstmanagement-Strategien vor allem nützlich sind und was er in den Therapiesitzungen gelernt hat. Der Physiotherapeut reflektiert ebenfalls, welche Interventionen nützlich waren, indem er die Behandlungsnotizen noch einmal durchschaut. Dies trägt zur klinischen Musterentwicklung bei. Weiter macht der Physiotherapeut eine Prognose über die Möglichkeit von Rezidiven und die möglichen Restbehinderungen und er überlegt, ob noch andere medizinische Maßnahmen für den Patienten sinnvoll sind.

Gemeinsam besprechen Therapeut und Patient, welche möglichen Schwierigkeiten in der Zukunft auftreten könnten und welche Interventionen der Patienten in diesem Falle als Selbstmanagement einsetzen sollte. Diese Antizipation dient der Förderung der Langzeit-Compliance und sollte in einem kollaborativen Kommunikationsstil verlaufen (Hengeveld 2003).

Zusammenfassung

- Der physiotherapeutische Prozess ist ein komplexer Prozess, bei dem der Physiotherapeut von mehreren Clinical Reasoning Strategien Gebrauch macht und aus vielen, häufig vieldeutigen Informationen kollaborativ mit dem Patienten einen Behandlungsplan entwickelt. Tiefgründige Untersuchungsprozeduren und disziplinierte Planungsschritte spielen hierbei eine zentrale Rolle. Wenn Berufsanfänger in diesen Prozessen geschult werden, sie gezielt anwenden und über die klinischen Entscheidungen reflektieren, nutzen sie alle Möglichkeiten optimal, um Experten auf ihrem Gebiet zu werden.

Literatur

Alsop A, Ryan S. Making the Most of Fieldwork Education – A practical approach. London: Chapman & Hall; 1996.

Antonowsky A. The Salutogenetic Perspective: Towards a New View of Health and Illness. Advances, Inst. For Adv. Of Health. 1987;4 : 47–55.

APTA, American Physical Therapy Association. Definitions of House of Delegates. In: Bélanger G. Physiotherapie (Can); 1998.

Banks K, Hengeveld E. Maitland's Peripheral Manipulation. Oxford: Butterworth-Heinemann; 2005.

Beeston S. Movement as Central Component in WCPT Description of Physiotherapy. E. Hengeveld. London: University of East London; 1999.

Bélanger A. Confused Identity Hurts the Image of Physiotherapy. Can Physiother. 1998;50 : 245–7.

Boissonnault W. Examination in Physical Therapy Practice – Screening for Medical Disease. New York: Churchill Livingstone; 1995.

Boud D, Walker D. Experience and Learning: Reflection at Work. Geeling, Victoria: Deakin University Press; 1994.

Brioschi R. Kurs: die therapeutische Beziehung. Leitung: Brioschi R, Hengeveld E. Zurzach: Fortbildungszentrum; Mai 1998.

Bruton A, Conway JH et al. Reliability: What is it, and how is it measured? Physiother. 2000;86(2):94–9.

Carroll E. The role of tacit knowledge in problem solving in the clinical setting. Nurse Educ. Today. 1988;8 : 140–7.

Case K, Harrison K, et al. Differences in the Clinical Reasoning Process of Expert and Novice Cardiorespiratory Physiotherapists. Physiother. 2000;86 : 14–21.

Cott CA, Finch E, et al. The Movement Continuum Theory for Physiotherapy. Can Physiother. 1995;47 : 87–95.

DePoy E, Gitlin LN. Introduction to Research Multiple Strategies to Health and Human Services. St. Louis: Mosby; 1994.

DePoy, E., Gitlin, LN (1998). Introduction to Research Multiple Strategies to Health and Human Services. 2nd Ed St. Louis, Mosby.

Dreyfus H, Dreyfus S. Mind over Machine: The Power of Human Intuition and Expertise in the Era of the Computer. New York: Free Press; 1985.

Edwards IM, Jones MA, et al. Clinical Reasoning Strategies in Physical Therapy. Phys Ther. 2004;84(4):312–30.

Edwards IM, Jones MA, et al.Clinical reasoning in three different fields of physiotherapy – A qualitative study. Fifth International Congress. Melbourne: Australian Physiotherapy Association; 1998.

Elstein A, Shulman LS, Sprafka SA. Medical Problem Solving: An Analysis of Clinical Reasoning. Cambridge, Massachusetts: Harvard University Press; 1978.

Engel GL. The Need for a New Medical Model: a Challenge for Biomedicine. Science. 1977;176 : 129–36.

Fleming MH. The Therapist with the Three-Track Mind. Am J Occup Ther. 1991;45 : 1007–14.

Goodman CC, Snyder TEK. Differential Diagnosis in Physical Therapy. Philadelphia: W. B. Saunders; 2000.

Grant R. The Pursuit of Excellence in the Face of Constant Change. Physiother. 1995;81 : 338–44.

Grant R, Jones M, et al. Clinical Decision Making in Upper Quadrant Dysfunction. Physical Therapy of the Cervical and Thoracic Spine. New York: Churchill Livingstone; 1988.

Guccione A. Physical Therapy Diagnosis and the Relationship Between Impairments and Function. Phys Ther. 1991;71 : 499–504.

Hengeveld E. Der Entscheidungsfindungsprozess in der Physiotherapie zwischen Überweisung und Behandlung – eine Standortbestimmung. Physiotherapie (Schweiz). 1994;1 : 4–16.

Hengeveld E. Clinical Reasoning in Manueller Therapie – eine klinische Fallstudie. Man Ther. 1998;2 : 42–9.

Hengeveld E. Theorie der Physiotherapie: Plädoyer für einen Paradigmawechsel. Teil 1 und Teil 2. Physiotherapie (Schweiz). 1998;11 : 18–28, 12 : 13–20.

Hengeveld E. Gedanken zum Indikationsbereich der Manuellen Therapie Teil 1. Manuelle Therapie. 1998;2 : 176–81.

Hengeveld E. Gedanken zum Indikationsbereich der Manuellen Therapie. Teil 2. Manuelle Therapie. 1999;3 : 2–7.

Hengeveld E. Psychosocial Issues in Physiotherapy: Manual Therapists' Perspectives and Observations. MSc Thesis. Dept. of Health Sciences. London: University of East London; 2000.

Hengeveld E. Clinical Reasoning als Weg zu einer bewussten Beziehungsgestaltung. Ergotherapie (Schweiz). 2001; (1):14–8.

Hengeveld E. Compliance und Verhaltensänderung in Manueller Therapie. Manuelle Therapie. 2003; 7(3):122–32.

Hengeveld E. Das biopsychosoziale Modell. In: van den Berg F: Angewandte Physiologie Band 4: Schmerzen verstehen und beeinflussen. Stuttgart: Thieme; 2003.

Hengeveld E. Theorie der Physiotherapie. Osnabrück: Fachhochschule; 2003.

Hengeveld E. In: Hüter-Becker A, Dölken M. Theoriemodelle und ihre Bedeutung für die Physiotherapie. Beruf, Recht und wissenschaftliches Arbeiten. Stuttgart, Thieme; 2004.

Hengeveld E., Banks K. (2005) Maitland's Peripheral Manipulation. Elsevier-Butterworth, Edinburgh.

Higgs J. Developing Clinical Reasoning Competencies. Physiother. 1992;78 : 575–81.

Higgs J. Developing knowledge: a process of construction, mapping and review. NZ J. Physiother. 1992;2: 23–30.

Higgs J, Jones M. Clinical Reasoning. Clinical Reasoning in the Health Professions. Oxford: Butterworth-Heinemann; 1995.

Higgs J, Jones M, eds. Clinical Reasoning in the Health Professions. Oxford: Butterworth-Heinemann; 1995.

Higgs J, Jones M, eds. Clinical Reasoning in the Health Professions. Oxford: Butterworth-Heinemann; 2000.

Higgs J, Jones M, Loftus S, Christensen (2008) Clinical Reasoning in the Health Professions. 3rd ed. Butterworth-Heinemann /Elsevier, Amsterdam.

Higgs J, Titchen A. The Nature, Generation and Verification of Knowledge. Physiother. 1995;81 : 521–30.

Hislop HJ. The Not-So Impossible Dream. Phys Ther. 1975;55 : 1069–80.

Hooper B. (1997). The Relationship Between Pretheoretical Assumptions and Clinical Reasoning. Am J Occup Ther. 1997;51 : 328–38.

Hullegie W. Fysiotherapie, een wetenschapstheoretische en vakfilosofische analyse. Utrecht: De Tijdstroom; 1995.

Jensen GM, Shepard KF, et al. The Novice versus the Experienced Clinician: Insights into the Work of the Physical Therapist. Phys Ther. 1990;70 : 314–23.

Jensen GM, Gwyer J, et al. Expertise in Physical Therapy Practice. Boston: Butterworth-Heinemann; 1999.

Jensen GM, Shepard KF, et al. „Attribute Dimensions that Distinguish Master and Novice Physical Therapy Clinicians in Orthopedic Settings." Phys Ther. 1992; 72 : 711–22.

Jones M. Clinical Reasoning in Manipulative Therapy. Aust J Physiother. 1989;35 : 122.

Jones M. Clinical Reasoning in Manual Therapy. Phys Ther. 1992;72 : 875–83.

Jones M. Clinical Reasoning and Pain. Man Ther. 1995;1 : 17–24.

Jones M, Higgs J. Will evidence-based practice take the reasoning out of practice? In: Clinical Reasoning in the Health Professions. Oxford: Butterworth-Heinemann; 2000.

Jull, G., N. Bogduk, et al. (1988). "The accuracy of manual diagnosis for cervical zygapophyseal joint pain syndromes." 148: 233 – 236.

Keating JL, Matyas TA. Unreliable inferences from reliable measurements. Aust J Physiother. 1998;44(1):5–10.

Kendall, NAS, Linton SJ, et al. Guide to Assessing Psychosocial Yellow Flags in Acute Low Back Pain: Risk Factors for Long-Term Disability and Work Loss. Wellington: Accident Rehabilitation & Compensation Insurance Corporation of New Zealand and the National Health Committee; 1997.

King C, Bithell C. Expertise in clinical reasoning: a comparative study. Br J Ther Rehabil. 1998;5(2):78–87.

Koninklijk Nederlands Genootschap voor Fysiotherapie (KNGF) (2001) KNGF Richtlijn Lage-rugpijn. KNGF, Amersfoort.

Krebs DE, Harris SR. Elements of Theory Presentations in Physical Therapy. Phys Ther. 1988;68 : 690–3.

Kuhn T. The Structure of Scientific Revolutions. Chicago: University of Chicago Press; 1962.

Larkin J, McDermott J, et al. Expert and novice performance in solving physics problems. Science. 1980;208 : 1135–42.

Linton S. In Defence of Reason. Meta-analysis and Beyond in Evidence-Based Practice. Pain Forum. 1998;7 : 46–54.

MacDermid J, Chesworth B, et al. Validity of pain and motion indicators recorded on a movement diagram of shoulder rotation. Aust J Physiother. 1999;45 : 269–77.

Main CJ. (2004). Communicating about pain to patients. Schmerzen, alles klar?, Zurzach; Switzerland.

Maitland GD. Vertebral Manipulation. Oxford: Butterworth-Heinemann; 1968.

Maitland GD. Vertebral Manipulation. Oxford: Butterworth-Heinemann; 1986.

Maitland GD. The Maitland Concept: Assessment, examination and treatment by passive movement. In: Twomey LT, Taylor JR (eds): Physical therapy of the low back. New York: Churchill Livingstone; 1987.

Maitland GD., Hengeveld E, et al. Maitland's Vertebral Manipulation. Oxford: Butterworth-Heinemann; 2001.

Maitland GD, Hengeveld E, et al. Maitland's Vertebral Manipulation. Oxford: Butterworths-Heinemann; 2005.

Maluf K, Sahrmann S, et al. Use of a Classification System to Guide Non Surgical Management of Patients with Low Back Pain. Phys Ther. 2000;80 : 1097–111.

Mattingly C. What is Clinical Reasoning? Am J Occup Ther. 1991;45 : 998–1005.

Mattingly C, Fleming M. Clinical Reasoning: Forms of Inquiry in a Therapeutic Practice. Philadelphia: F. A. Davis Company; 1994.

McCombe P, Fairbank J, et al. Reproducibility of Physical Signs in Low-Back Pain. Spine. 1989;14 : 908–18.

McKenzie R. The Lumbar Spine: mechanical diagnosis and therapy. Waikanae: Spinal Publications; 1981.

Munroe H. Clinical Reasoning in Occupational Therapy. Br J Occup Ther. 1996;5(59):196–202.

Nonaka I, Takeuchi H. The Knowledge-Creating Company. New York, Oxford: Oxford University Press; 1995.

Norman G, Patel V. Current Models of Clinical Reasoning: Implications for medical teaching. Symposium; 1987.

NPI, N. P. I. Evidence-based paramedische zorg. Een balans tussen consensus based evidence en research based evidence. Issue. 1997;4 : 44.

O'Sullivan P. Diagnosis and Classification of low back pain disorders: maladaptive movement and motor control mechanisms as underlying mechanism. Manual Therapy, 2005; 10: 242 – 255.

Parry A. Physiotherapy and Methods of Inquiry: Conflict and Reconcilitation. Physiother. 1991;77 : 435–9.

Patel V, Arocha J. Methods in the study of clinical resoning. Clinical Reasoning in the Health Professions. Higgs J, Jones M (eds). Oxford: Butterworth-Heinemann; 1995.

Payton O. Clinical Reasoning Processes in Physical Therapy. Phys Ther. 1987;65 : 924–8.

Peat M. Physiotherapy: art or science? Can Physiother. 1981;33 : 170–6.

Pfund R, Zahnd F. Leitsymptom Schmerz, Band I. Stuttgart: Thieme; 2001.

Pfund R, Zahnd F. Leitsymptom Schmerz, Band II. Stuttgart: Thieme; 2003.

Phillips, D. R. and L. T. Twomey (1996). "A comparison of manual diagnosis with a diagnosis established by a unilevel lumbar spinal block procedure." Man Ther 1(2): 82–7.

Pratt JW. Towards a Philosophy of Physiotherapy. Physiother. 1989;75 : 114–20.

Roberts P. Theoretical Models of Physiotherapy. Physiother. 1994;80 : 361–6.

Robertson L. Clinical Reasoning Part 2: Novice/Expert Differences. Br J Occup Ther. 1996;59(5):212-6.

Robertson L. Clinical Reasoning, Part 1: The Nature of Problem Solving, a Literature Review. Br J Occup Ther. 1996;59(4):178–82.

Rose S. Physical Therapy Diagnosis: Role and Function. Phys Ther. 1989;69 : 535–7.

Rothstein J. Disability and Our Identity. Phys Ther. 1994;74 : 375–8.

Ryan S. The study and application of clinical reasoning research. Br J Ther Rehab. 1995;2 : 265–71.

Ryan S. Developing Reasoning Skills. Making the Most of Fieldwork Education. A. Alsop and R. S. London: Chapmann&Hall; 1996.

Sackett D, Richardson W, et al. Evidence-based medicine – how to practice and teach EBM. Edinburgh: Churchill Livingstone; 1998.

Sackett D, Richardson et al (2008) Evidence-based medicine – how to practice and teach EBM. 3rd ed. Churchill Livingstone, Edinburgh.

Sahrmann S. Diagnosis by the Physical Therapist – A Prerequisite for Treatment. Phys Ther. 1988;68 : 1703–6.

Schachter CL, Stalker CA, et al. Towards Sensitive Practice: Issues for Physical Therapists Working with Survivors of Childhood Sexual Abuse. Phys Ther. 1999; 79: 248–61.

Schmidt H, Boshuyzen H. On Acquiring Expertise in Medicine. Educational Psychology Review. 1993; 5(3):205–21.

Schön DA. The Reflective Practitioner. How professionals think in action. New York: Basic Books; 1983.

Schüffel W, Brucks U, et al., Eds. Handbuch der Salutogenese – Theorie und Praxis. Wiesbaden: Ullstein Medical; 1998.

Tanner C. Teaching Clinical Judgement. 1989; Chapter 7 : 153–71.

Thomas-Edding D. Clinical problem solving in physical therapy and its implications for curriculum development. Proceedings of the 10th International Congress of the World Confederation of Physical Therapy, Sydney; 1987.

Thomson D, Hassenkamp AM, et al. The Measurement of Empathy in a Clinical and Non-Clinical Setting. Does Empathy Increase with Clinical Experience? Physiother. 1997;83 : 173–80.

Tulder van M., Koes BW, Assendelft WJJ, Bouter IM (1999) The effectiveness of conservative treatment of acute and chronic low back pain. EMGO Institute, Amsterdam.

Tyni-Lenné R. To identify the physiotherapy paradigm: A challenge for the future. Physiotherapy Theory and Practice. 1989;5 : 169–70.
Waddell G. A New Clinical Model for the Treatment of Low Back Pain. Spine. 1987;12 : 632–44.
Watson P. Psychosocial Assessment. IMTA Educational Days, Zurzach; 1999.
Watts N. Decision Analysis: a tool for improving physical therapy practice and education. In Wolf, S (ed): Clinical Decision Making in Physical Therapy. Philadelphia: F. A. Davis; 1985 : 7–23.
Watts N. Teaching clinical decision analysis in physiotherapy. In: Higgs J, Jones M (eds):Clinical Reasoning in the Health Professions. Chapter 26 : 236–41. Oxford: Butterworth-Heinemann; 2000.
WCPT. Description of Physical Therapy. London, World Confederation of Physical Therapy; 1999.
WHO. ICF – International Classification of Functioning, Disability and Health. Geneva: World Health Organisation; 2001.
Williams PL, Warwick R. Gray's Anatomy. Edinburgh: Churchill Livingstone; 1980.

In diesem Kapitel verwendete die Autorin den Begriff Befundaufnahme. Er ist als Synonym zum Begriff Untersuchung zu verstehen.

Der Barthel-Index beurteilt die Fähigkeiten des Patienten auf dem Gebiet der Selbstversorgung

Gelenkspiel in Ruhe- und Behandlungsstellung und im Seitenvergleich prüfen

Das periphere Nervensystem muss sich sämtlichen Körperbewegungen anpassen und ist somit ständig mechanischen Kräften ausgesetzt

2 Untersuchen von Strukturen und Funktionen des Bewegungssystems

Prüfung der Gelenkbeweglichkeit:
- *Ausmaß der Bewegung*
- *Widerstandsgefühl auf dem Bewegungsweg*
- *Endgefühl*

2 Untersuchen von Strukturen und Funktionen des Bewegungssystems

2.1 Prüfen von Strukturen

2.1.1 Gelenkmessung nach der Neutral-Null-Methode

Bärbel Trinkle

Das Bewegungsausmaß eines Gelenks kann mithilfe eines Winkelmessers (Goniometer) gemessen werden.

Synonyme für das Bewegungsausmaß in der Literatur sind Range of motion (ROM) und Joint range of motion (JROM).

Die Neutral-Null-Methode ist standardisiert. Die Festlegung der Nullstellung eines Gelenks ermöglicht vergleichbare Ergebnisse. Sie ist als Neutral-Null-Stellung definiert und entspricht dem aufrechten Stand des Menschen (**Abb. 2.1**). Die Arme hängen seitlich neben dem Körper, und Daumen, Füße, Knie sowie der Blick sind nach vorne gerichtet. Die Fuß- und Unterschenkellängsachsen bilden einen rechten Winkel, die Füße stehen im Hüftgelenkabstand. In dieser festgelegten Ausgangsstellung befinden sich die Gelenke in ihrer *Nullstellung*, aus der heraus die möglichen Bewegungsausschläge gemessen werden.

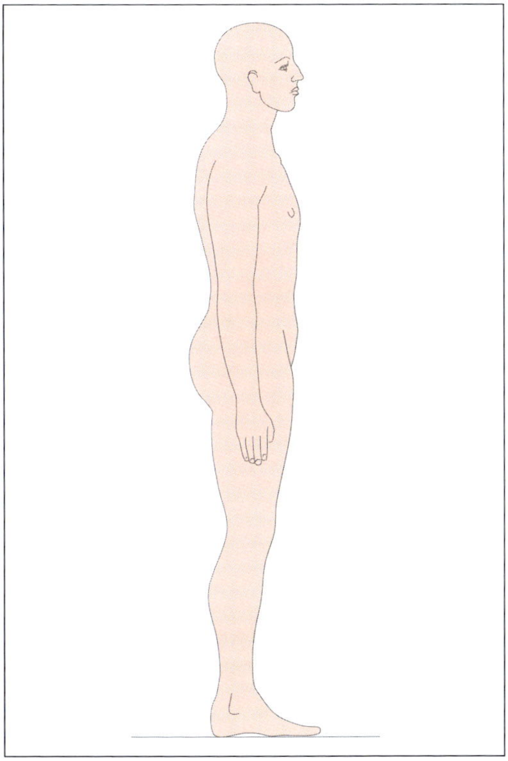

Abb. 2.1 Neutral-Null-Stellung.

Diese Haltung lässt sich auch auf andere Ausgangsstellungen übertragen (z. B. Rücken- , Seiten- oder Bauchlage). Bewegt wird stets der distale Gelenkpartner in einer der 3 definierten Körperebenen (Sagittal-, Frontal-, Transversalebene), während der proximale Gelenkpartner am Ort bleibt.

Anlegen des Winkelmessers

Der Drehpunkt des Winkelmessers wird in Höhe der Bewegungsachse, die beiden Schenkel entlang der virtuellen (gedachten) Knochenlängsachsen angelegt.

Es ist wichtig, die anvisierten Bezugs- bzw. Distanzpunkte genau zu ertasten und zu markieren, um die Variabilität der Messergebnisse möglichst gering zu halten (Cabri 2001).

Beispiele:

1. Messen der Flexion/Extension des Kniegelenks

- Drehpunkt des Winkelmessers lateral auf Mitte des Kniegelenks;
- Proximalen Schenkel entlang der Femurlängsachse mit Bezugspunkt Trochanter major;
- Distalen Schenkel entlang der Unterschenkellängsachse mit Bezugspunkt Malleolus lateralis.

2. Messen der Abduktion/Adduktion des Hüftgelenks

- Drehpunkt des Winkelmessers von ventral auf Mitte des Hüftgelenks;
- Proximalen Schenkel entlang der Verbindungslinie der Spina iliacae anteriores superiores;
- Distalen Schenkel entlang der Femurlängsachse mit Bezugspunkt Kniegelenkmitte.

Den Winkelmesser exakt anlegen und Ausweichbewegungen des Patienten durch aktive bzw. passive Widerlagerung verhindern!

Kann der Winkelmesser nicht über dem Gelenkmittelpunkt angelegt werden, lässt sich der Drehpunkt parallel verschieben (**Abb. 2.2**).

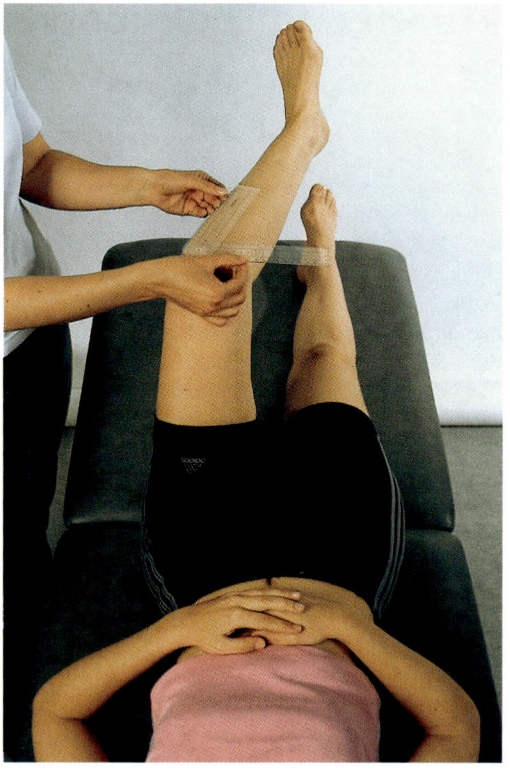

Abb. 2.2 Messen der Rotation des Hüftgelenks bei 90° flektiertem Hüft- und Kniegelenk (Rotation in der Frontalebene). Der Drehpunkt des Winkelmessers liegt über dem Hüftgelenk, nach ventral parallel verschoben.

Messen

Gemessen werden aktives und/oder passives Bewegungsausmaß der möglichen Gelenkbewegung, wobei der distale Gelenkpartner sich möglichst weit zum proximalen Gelenkpartner hinbewegt.

Kann der Patient die Bewegung aktiv und schmerzfrei durchführen, ist das der passiven Messung vorzuziehen, da er seine eigene Muskulatur einsetzt, um das Bewegungsausmaß voll auszuschöpfen. Bei der passiven Messung durch die Therapeutin wird außer der Winkelmessung die Qualität des Endgefühls bzw. des Bewegungsstopps (z. B. muskulär, kapsulär, knöchern) des untersuchten Gelenks mitbestimmt (Cabri 2001).

Zur Analyse und Interpretation einer schmerzhaften bzw. nicht schmerzhaften Bewegungseinschränkung sowie bei Lähmungen ist die Differenzierung zwischen dem passiven und aktiven Bewegungsausmaß unerlässlich.

Für vergleichbare Messungen (z. B. bei Wiederholungen oder Therapeutenwechsel) und um Messfehler auszuschließen, müssen immer dieselben gut wahrnehmbaren Bezugs- bzw. Distanzpunkte oder Verbindungslinien zwischen 2 Körperpunkten anvisiert werden. Die gemessenen Werte werden notiert und mit den *Normwerten* verglichen (**Tab. 2.1**, **Tab. 2.2**, **Tab. 2.3**, **Tab. 2.4**, **Tab. 2.5**, **Tab. 2.6**, **Tab. 2.7**).

Dokumentation des Messergebnisses

Die Notation (Dokumentation) des Messergebnisses muss für fachkundige Dritte schnell nachvollziehbar sein. Um die Bewertung und die Verlaufskontrolle zu erleichtern, erfolgt sie immer in derselben Reihenfolge.

Vorgehensweise

- Benennen des Gelenks (z. B. Kniegelenk).
- Angeben der Bewegungsrichtungen des Gelenks in einer Ebene und um eine Bewegungsachse (z. B. Flexion/Extension).
- Der Messwert versteht sich ohne Angabe der Maßeinheit immer in Grad.
- Notieren der gemessenen Bewegungsausschläge in der genannten Reihenfolge.
- Lässt sich die Nullstellung erreichen, wird die 0 *zwischen* den gemessenen Werten notiert.
- Lässt sich die Nullstellung nicht erreichen, wird die 0 bei der Bewegungsrichtung eingetragen, in die *kein* Bewegungsausschlag möglich ist.
- Die gemessenen Werte werden durch Schrägstriche getrennt.

Extremitätengelenke immer im Seitenvergleich messen!

Beispiele:

1. Frei bewegliches Kniegelenk: Flexion/Extension rechts 130/0/0, links 130/0/0

- Die Nullstellung wird erreicht.
- In den Kniegelenken sind endgradige Bewegungen möglich.

2. Beugekontraktur im rechten Kniegelenk: Flexion/Extension rechts 130/20/0, links 130/0/0

- Das Streckdefizit von 20° wird in der 0°-Spalte dokumentiert.
- Dies drückt aus, dass sich die Nullstellung des Gelenks nicht erreichen lässt.

3. Kontraktur im rechten Kniegelenk: Flexion/Extension rechts 30/30/0, links 130/0/0

Ist das Gelenk kontrakt, wird die vorhandene Gelenkstellung 2-mal angegeben.

Normwerte und Prozedere des Messens

Folgende Tabellen zeigen die Normwerte (Hepp, Debrunner 2004), beschreiben das Anlegen des Winkelmessers und weisen auf Besonderheiten hin. Auf den nachfolgenden Seiten zeigen Fotos beispielhaft Messungen (S. 45ff).

Tabelle 2.1 Normwerte der Bewegungen des **Hüftgelenks** nach Neutral-Null (Dp = Drehpunkt, PZ = proximaler Zeiger, DZ = distaler Zeiger)

Bewegungen	*Normwerte*	*Ausgangsstellung*	*Anlegen des Winkelmessers und Besonderheiten (Abb. 2.3a–e)*
Flexion/Extension	130/0/12	▪ RL ▪ SL	▪ Normal bewegliche LWS: – Dp: projiziert auf Höhe des Trochanter major – PZ: Körperlängsachse bei beweglicher flexorisch eingestellter LWS durch den Thomas-Handgriff – DZ: Femurlängsachse/Kniegelenkmitte Bedingt durch die Lordosestellung der LWS liegt die funktionelle Nullstellung des Hüftgelenks bei ca. 12° Flexion. Der Thomas-Handgriff (endgradige Flexion bei leichter Außenrotation des Gegenbeins) bewegt das Becken weiterlaufend im Hüftgelenk um ca. 12° extensorisch → Flexion der LWS. Bleibt der Oberschenkel des zu messenden Hüftgelenks auf der Unterlage liegen, ist eine Extension im Hüftgelenk von 12° möglich. ▪ Unbewegliche LWS: – Dp: s. o. – PZ: Beckenlängsachse (höchster Punkt der Crista iliaca zum Tuber ischiadicum) – DZ: Femurlängsachse/Kniegelenkmitte
Abduktion/Adduktion	40/0/30	▪ RL	▪ Dp: Hüftgelenkmitte ▪ PZ: Verbindungslinie der Spinae ▪ DZ: Femurlängsachse/Kniegelenkmitte
Transversale Abduktion/Adduktion	80/0/20	▪ RL	▪ Dp: Hüftgelenkmitte projiziert auf Verbindungslinie der Spinae ▪ PZ: Verbindungslinie der Spinae ▪ DZ: Femurlängsachse/Kniegelenkmitte
Innen-/Außenrotation aus der Nullstellung des Hüftgelenks	40/0/30	▪ RL	▪ DP: Hüftgelenkmitte projiziert auf Fußsohle Mitte Ferse ▪ PZ: Verbindungslinie der Spinae ▪ DZ: – Beuge-/Streckachse des Kniegelenks oder – entlang der anatomische Fußlängsachse (bei stabilisierter Dorsalextension im oberen Sprunggelenk)
Innen-/Außenrotation bei 90° Knieflexion	40/0/30	▪ BL	▪ DP: Hüftgelenkmitte projiziert auf Kniegelenkmitte ▪ PZ: Verbindungslinie der Spinae ▪ DZ: Unterschenkellängsachse/Sprunggelenkmitte
Innen-/Außenrotation bei 90° Hüft- und Knieflexion	30/0/50	▪ RL ▪ Sitz	▪ DP: Hüftgelenkmitte projiziert auf Kniegelenkmitte ▪ PZ: Verbindungslinie der Spinae ▪ DZ: Unterschenkellängsachse/Sprunggelenkmitte

Tabelle 2.2 Normwerte der Bewegungen des **Kniegelenks** nach Neutral-Null (Dp = Drehpunkt, PZ = proximaler Zeiger, DZ = distaler Zeiger)

Bewegungen	*Normwerte*	*Ausgangsstellung*	*Anlegen des Winkelmessers und Besonderheiten (Abb. 2.4)*
Flexion/Extension	150/0/5	▪ RL	▪ Dp: Mitte des lateralen Kniegelenkspalts ▪ PZ: Femurlängsachse/Trochanter major ▪ DZ: Unterschenkellängsachse/Mitte lateraler Malleolus
Innen-/Außenrotation bei 90° Knieflexion	Seitenvergleich	▪ RL ▪ Sitz	▪ Beurteilen (schätzen) ohne Winkelmesser bei 90° flektiertem Kniegelenk ▪ DZ: anatomische Fußlängsachse (bei stabilisierter DE im oberen Sprunggelenk)

Tabelle 2.3 Normwerte der Bewegungen der **Sprunggelenke**, des **Mittelfußes** und der **Zehengelenke** nach Neutral-Null (Dp = Drehpunkt, PZ = proximaler Zeiger, DZ = distaler Zeiger)

Bewegungen	*Normwerte*	*Ausgangsstellung*	*Anlegen des Winkelmessers und Besonderheiten (Abb. 2.5a, b; Abb. 2.6)*
Dorsalextension/Plantarflexion im oberen Sprunggelenk	20/0/50	▪ RL	▪ Dp: Malleolus lateralis ▪ PZ: Unterschenkellängsachse ▪ DZ: Fußlängsachse/Metatarsale V
Inversion/Eversion im unteren Sprunggelenk	▪ 60/0/30 ▪ Seitenvergleich	▪ RL	▪ Dp: Basis Metatarsale V/I ▪ PZ: Horizontale ▪ DZ: Verbindungslinie der Basis Metatarsale I–V/V–I Das Bewegungsausmaß wird meist geschätzt, die Messung in Winkelgraden ist nur mit besonderen Hilfsmitteln genau
Supination/Pronation des Mittelfußes	▪ 30/0/15 ▪ Seitenvergleich	▪ RL	▪ Dp: projiziert auf Metatarsale I (Pronation) projiziert auf Metatarsale V (Supination) ▪ PZ: Querachse der Ferse ▪ DZ: Querachse der Metatarsalköpfchen
Flexion/Extension der Zehengelenke	Seitenvergleich	▪ RL	▪ Dp: Zehengrund-/-mittel- und -endgelenk ▪ PZ: Metatarsale/Grund- und Mittelphalanx ▪ DZ: Grund-/Mittel-/Endphalanx

Tabelle 2.4 Normwerte der Bewegungen des **Schultergürtels** nach Neutral-Null (Dp = Drehpunkt, PZ = proximaler Zeiger, DZ = distaler Zeiger)

Bewegungen	*Normwerte*	*Ausgangsstellung*	*Anlegen des Winkelmessers und Besonderheiten*
Elevation/Depression	Seitenvergleich	▪ Sitz	▪ Dp: projiziert auf Angulus superior scapulae ▪ PZ: Wirbelsäule ▪ DZ: Margo mediale scapulae
Abduktion/Adduktion der Skapula	Seitenvergleich	▪ Sitz	▪ Dp: Scheitelpunkt (des Kopfes) ▪ PZ: Horizontale ▪ DZ: Spina scapulae
Ventral-/Dorsalrotation der Klavikula	Seitenvergleich	▪ Sitz	Angulus inferior bewegt sich auf dem Brustkorb bei der Ventralrotation ca. 8–10 cm nach kranial, bei der Dorsalrotation zurück

Tabelle 2.5 Normwerte der Bewegungen des **Schultergelenks** nach Neutral-Null (Dp = Drehpunkt, PZ = proximaler Zeiger, DZ = distaler Zeiger)

Bewegungen	*Normwerte*	*Ausgangsstellung*	*Anlegen des Winkelmessers und Besonderheiten (Abb. 2.7a–e)*
Flexion/Extension	170/0/40	▪ RL ▪ Sitz	▪ Dp: Schultergelenkmitte von lateral ▪ PZ: Körperlängsachse ▪ DZ: Humeruslängsachse/Epiconylus lateralis
Abduktion/Adduktion	180/0/40	▪ RL ▪ Sitz	▪ Dp: Schultergelenkmitte von ventral ▪ PZ: Parallele zur Körperlängsachse ▪ DZ: Humeruslängsachse
Transversale Flexion/ Extension	130/0/40	▪ Sitz	▪ Dp: projiziert auf Akromion ▪ PZ: Horizontale ▪ DZ: Humeruslängsachse/Handgelenkmitte
Innen-/Außenrotation aus Nullstellung bei 90° gebeugtem Ellenbogen	100/0/40	▪ RL ▪ Sitz	▪ Dp: projiziert auf Akromion/Olekranon ▪ PZ: Horizontale ▪ DZ: Unterarmlängsachse/Handgelenkmitte
Innen-/Außenrotation bei 90° Abduktion im Schultergelenk und 90° Flexion im Ellenbogengelenk	70/0/70	▪ RL ▪ Sitz	▪ Dp: projiziert auf Olekranon ▪ PZ: Körperlängsachse ▪ DZ: Unterarmlängsachse/Handgelenkmitte
Innen-/Außenrotation bei 90° Flexion im Schulter- und 90° Flexion im Ellenbogengelenk	70/0/80	▪ Sitz	▪ Dp: projiziert auf Akromion/Olekranon ▪ PZ: Horizontale ▪ DZ: Unterarmlängsachse/Handgelenkmitte

Tabelle 2.6 Normwerte der Bewegungen der **Ellenbogen- und Radioulnargelenke** nach Neutral-Null (Dp = Drehpunkt, PZ = proximaler Zeiger, DZ = distaler Zeiger)

Bewegungen	*Normwerte*	*Ausgangsstellung*	*Anlegen des Winkelmessers und Besonderheiten*
Flexion/Extension	150/0/5	▪ Sitz	▪ Dp: Olekranon ▪ PZ: Oberarmlängsachse/Schultergelenkmitte ▪ DZ: Unterarmlängsachse/Handgelenkmitte
Supination/Pronation des Unterarms (**Abb. 2.8**)	90/0/90	▪ Sitz bei 90° Ellenbogenflexion und Faustschluss	▪ Dp: projiziert auf Grundgelenk des Mittelfingers ▪ PZ: Oberarmlängsachse ▪ DZ: Querachse durch die Fingergrundgelenke

Tabelle 2.7 Normwerte der Bewegungen des **Handgelenks**, der **Finger** und des **Daumens** nach Neutral-Null (Dp = Drehpunkt, PZ = proximaler Zeiger, DZ = distaler Zeiger)

Bewegungen	***Normwerte***	***Ausgangsstellung***	***Anlegen des Winkelmessers und Besonderheiten***
Dorsalextension/ Volarflexion	60/0/60	▪ Sitz bei 90° Ellenbogen-flexion	▪ Dp: projiziert auf Styloideus ulnae ▪ PZ: Unterarmlängsachse/Epicondylus lateralis ▪ DZ: Metacarpale V
ulnare/radiale Abduktion (**Abb. 2.9**)	40/0/30	▪ Sitz	▪ Dp: Handgelenkmitte ▪ PZ: Unterarmlängsachse ▪ DZ: Metacarpale III
Flexion/Extension der Fingergrundgelenke	90/0/5	▪ RL ▪ Sitz	▪ Dp: Fingergrundgelenke ▪ PZ: Metacarpale II–V ▪ DZ: Mittelphalangen II–V
Abduktion/Adduktion der Fingergrundgelenke	Abstand zwischen den Fingern	▪ Sitz	▪ Beurteilen im Seitenvergleich ▪ Abstand mit Lineal (cm) messen
Flexion/Extension der Fingermittelgelenke	100/0/0	▪ Sitz	▪ Dp: Fingermittelgelenke ▪ PZ: Grundphalangen II–V ▪ DZ: Mittelphalangen II–V
Flexion/Extension der Fingerendgelenke	Abstand Fingerkuppe zu Mittelphalanx	▪ Sitz	▪ Dp: Fingerendgelenke ▪ PZ: Mittelphalangen II–V ▪ DZ: Endphalangen II–V
Flexion/Extension im Daumensattelgelenk	70/0/0	▪ Sitz	▪ Dp: Daumensattelgelenke ▪ PZ: Zeigefingerlängsachse (fixiert) ▪ DZ: Daumenlängsachse
Abduktion/Adduktion im Daumensattelgelenk (**Abb. 2.10**)	70/0/0	▪ Sitz	▪ Dp: Daumensattelgelenke ▪ PZ: Zeigefingerlängsachse (fixiert) ▪ DZ: Daumenlängsachse
Opposition	Daumenkuppe erreicht Grundgelenk des Metacarpale V	▪ Sitz	▪ Dp: Daumensattelgelenk
Flexion/Extension im Daumenend- und -grundgelenk	Seitenvergleich	▪ Sitz	▪ Dp: Daumengrund-/-endgelenke ▪ PZ: Metacarpale I/Grundphalanx I ▪ DZ: Grundphalanx I/Endphalanx I

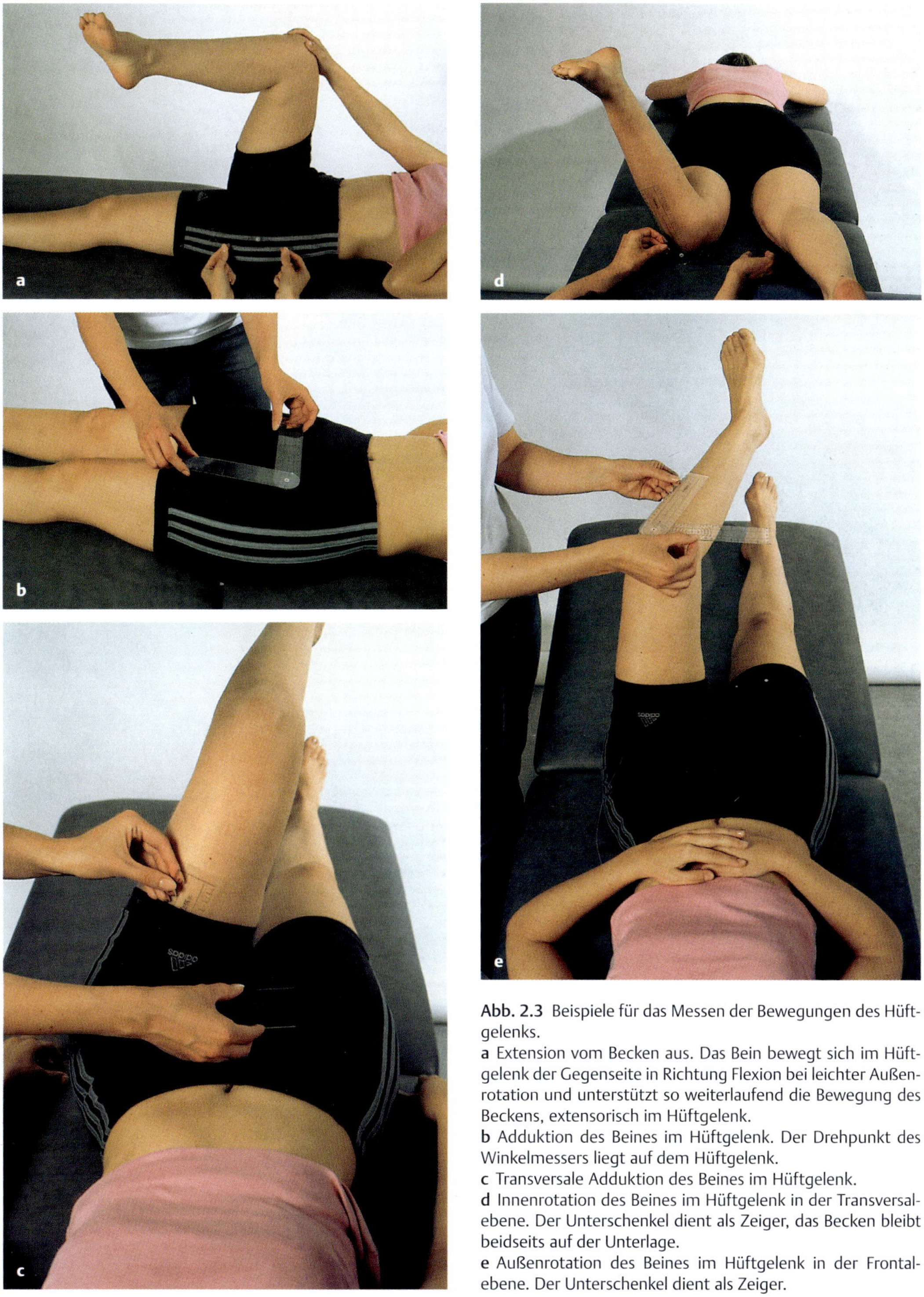

Abb. 2.3 Beispiele für das Messen der Bewegungen des Hüftgelenks.

a Extension vom Becken aus. Das Bein bewegt sich im Hüftgelenk der Gegenseite in Richtung Flexion bei leichter Außenrotation und unterstützt so weiterlaufend die Bewegung des Beckens, extensorisch im Hüftgelenk.

b Adduktion des Beines im Hüftgelenk. Der Drehpunkt des Winkelmessers liegt auf dem Hüftgelenk.

c Transversale Adduktion des Beines im Hüftgelenk.

d Innenrotation des Beines im Hüftgelenk in der Transversalebene. Der Unterschenkel dient als Zeiger, das Becken bleibt beidseits auf der Unterlage.

e Außenrotation des Beines im Hüftgelenk in der Frontalebene. Der Unterschenkel dient als Zeiger.

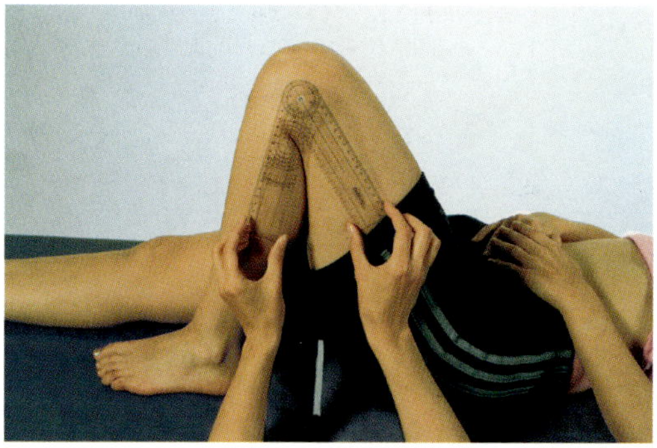

Abb. 2.4 Messen der Flexion im Kniegelenk.

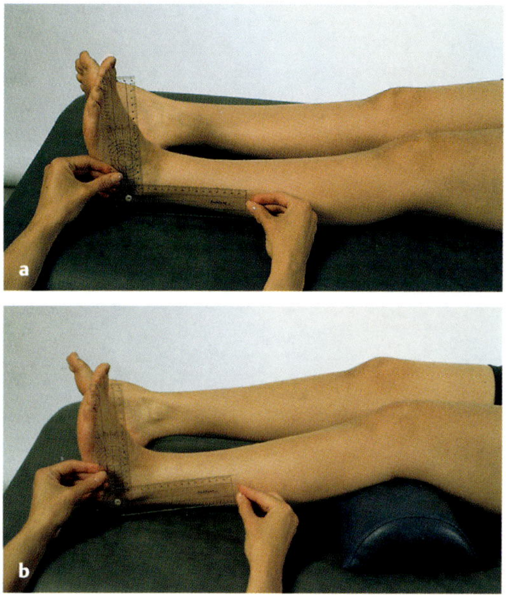

Abb. 2.5 Messen der Dorsalextension im oberen Sprunggelenk.
a Mit mehrgelenkiger Dehnung des M. gastrocnemius.
b Mit eingelenkiger Dehnung des M. gastrocnemius.

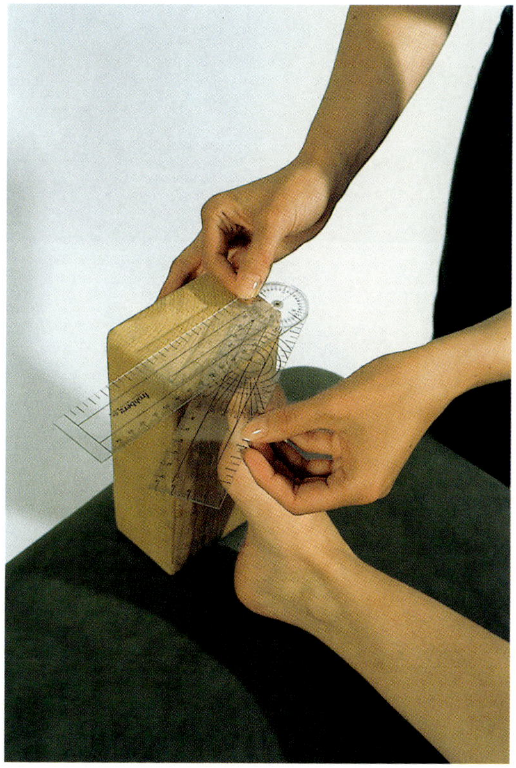

Abb. 2.6 Beispiel einer Messung im Bereich des Fußes: Messen der Inversion und Supination.

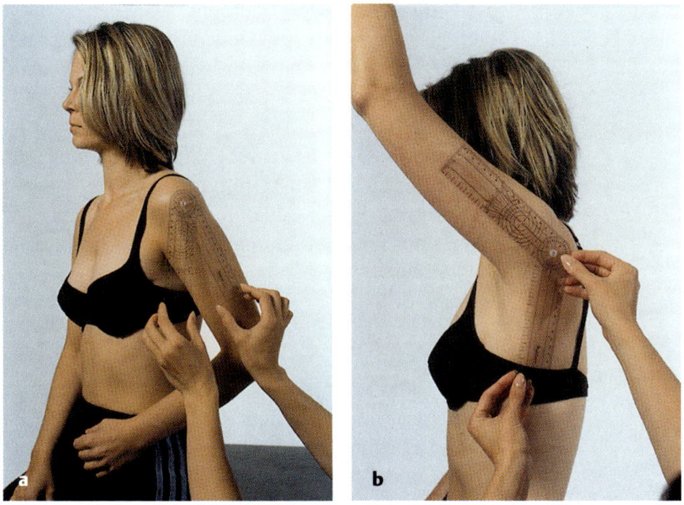

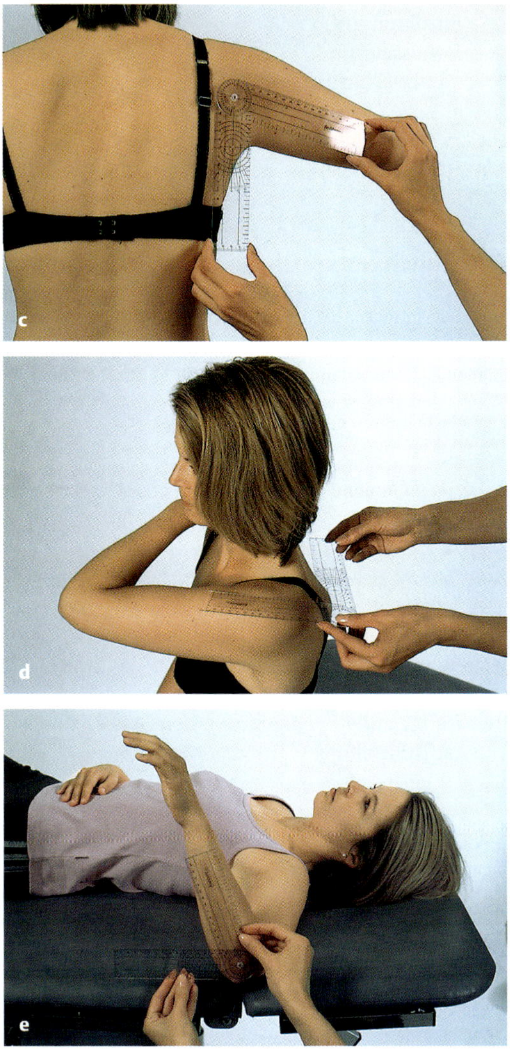

Abb. 2.7 Beispiele für das Messen der Bewegungen im Schultergelenk.
a Extension des Armes im Schultergelenk.
b Flexion des Armes im Schultergelenk.
c Abduktion des Armes im Schultergelenk.
d Transversale Flexion des Armes im Schultergelenk.
e Innenrotation des Armes bei 90° Abduktion im Schultergelenk.

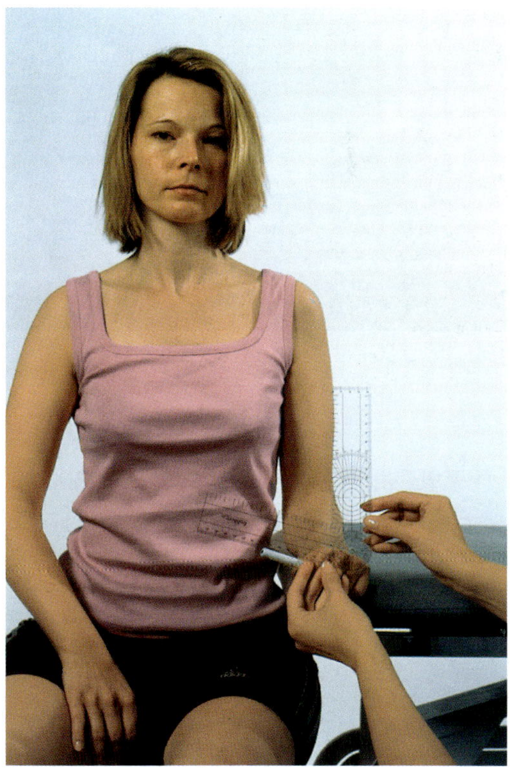

Abb. 2.8 Messen der Pronation. Der Stift dient als Zeiger.

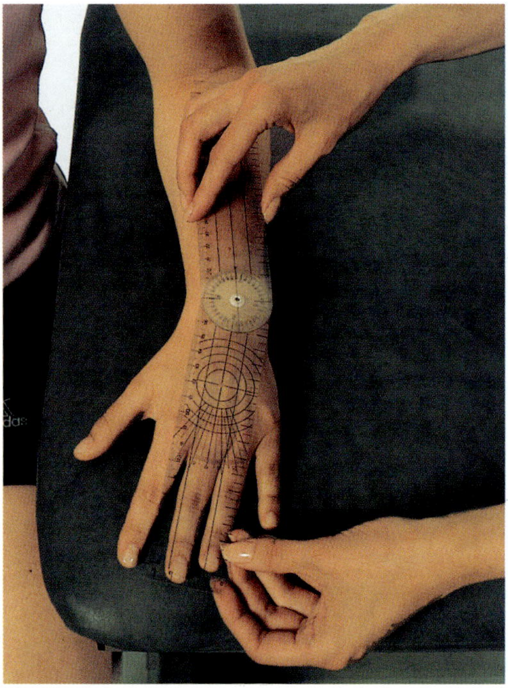

Abb. 2.9 Messen der radialen Abduktion der Hand.

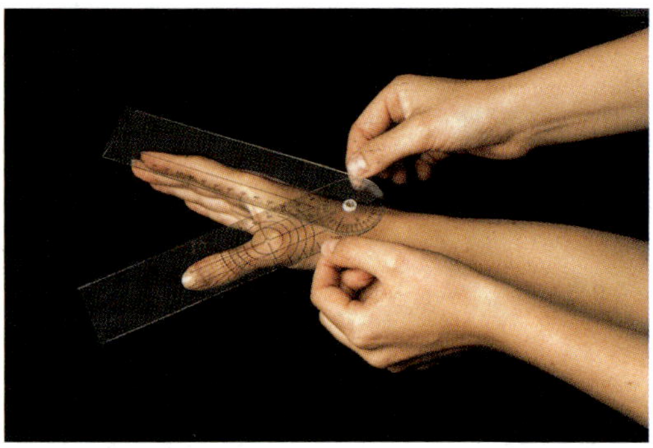

Abb. 2.10 Messen der Abduktion des Daumens im Daumensattelgelenk.

Greifformen der Hand

Die Greifformen der Hand sind vielfältig (**Abb. 2.11a–d**), da durch geringe Veränderung der Finger zueinander neue Formen entstehen. Bei den meisten wird der Daumen in verschiedenen Oppositionsstellungen eingesetzt, was gezieltes bzw. sicheres Greifen eines Gegenstands gewährleistet. Bei allen Greifformen arbeiten die Hand- und Fingermuskeln synergistisch.

Beispiel: Faustschluss
Hierbei arbeiten die Extensoren des Handgelenks, die Flexoren und Adduktoren der Finger sowie die Oppositionsmuskulatur des Daumens. Daneben können aber auch gleichzeitig die Flexoren des Handgelenks, die Extensoren und Abduktoren der Finger sowie die Finger-, Daumenmittel- und -endgelenke flexorisch aktiv sein.

Kapandji (1985) beschreibt die Greifformen sehr differenziert nach Muskelfunktion und der Anzahl der benutzten Finger und deren Stellung zueinander. Dabei unterscheidet er *statische* und *dynamische Greifformen*.

Statische Griffe
Sie dienen dem Halten oder Fixieren eines Gegenstands:

- Grob- oder Kraftgriffe:
  - Henkel- oder Hakengriff;
  - Faustgriff;
  - Handflächengriff.
- Präzisionsgriffe:
  - Pinzettengriff;
  - Schlüsselgriff;
  - Lumbrikalgriff.

Dynamische Griffe
Diese ermöglichen das Halten und gleichzeitige Benutzen (Manipulieren) eines Gegenstands mit den Händen.

Beweglichkeitsprüfung der Wirbelsäule

Das Bewegungsausmaß der Wirbelsäule wird mithilfe von Winkelmessung, Abstandsmessungen zwischen 2 Orientierungspunkten oder durch optisches Beurteilen der Beweglichkeit im Seitenvergleich erfasst.

Die Palpation und manualtherapeutische Testbewegungen während der Beweglichkeitsuntersuchung ergänzen diese z. B. bei Teilsteifigkeiten oder Hypermobilität und Instabilität einzelner Wirbelsegmente.

Vor der Untersuchung müssen bestehende Beinlängendifferenzen ausgeglichen und das Becken in einem physiologischen Neigungswinkel von 12° in den Hüftgelenken gebracht werden. Abweichungen von der Nullstellung werden notiert.

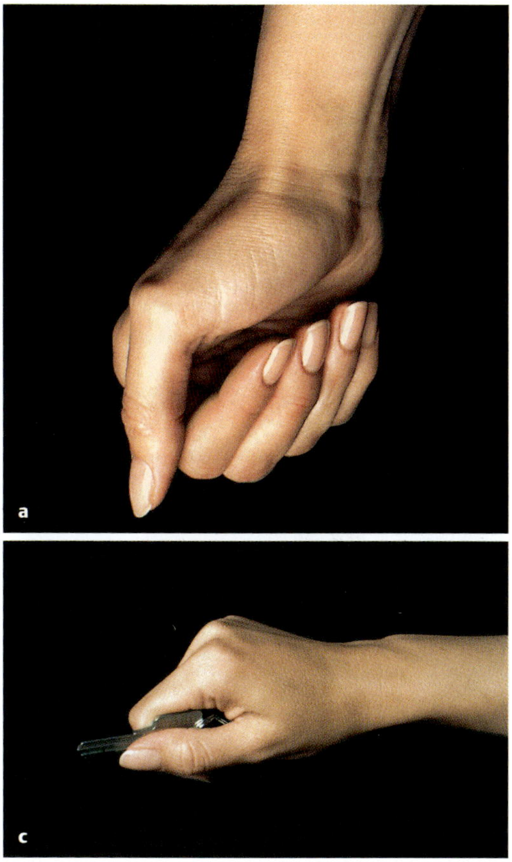

Abb. 2.11 Beispiele der Greifformen.
a Henkel- oder Hakengriff. **b** Pinzettengriff. **c** Schlüsselgriff. **d** Lumbrikalgriff.

LWS und BWS

Flexion/Extension (Abb. 2.12a,b)
Abstandsmessung nach Schober und Ott

In der Ausgangsstellung Stand werden folgende Hautmarkierungen an der Wirbelsäule angebracht:

- *LWS (Schober-Zeichen):*
  - Die 1. Hautmarke wird über dem Dornfortsatz S1 und die 2. Marke 10 cm weiter kranial aufgetragen.
  - Beim Vorneigen des Rumpfes soll sich die Distanz zwischen den beiden Marken durch die Entfaltung bei der Flexion um ca. 5 cm vergrößern.
- *BWS (Ott-Zeichen):*
  - Die 1. Marke wird am Dornfortsatz C7 und die 2. Marke 30 cm kaudal davon gesetzt.
  - Beim Vorneigen vergrößert sich der Abstand um ca. 8 cm.

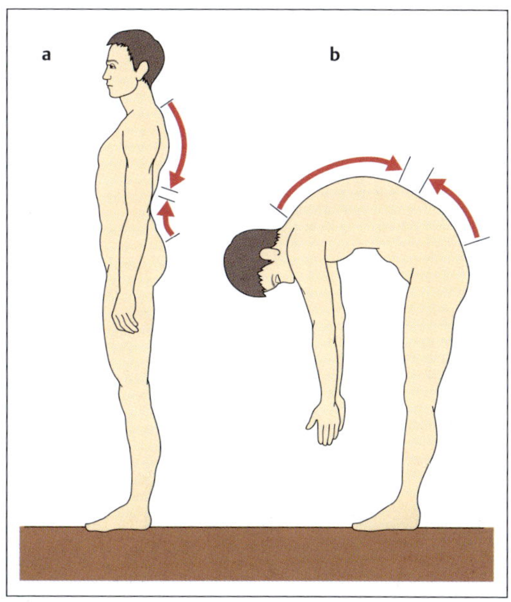

Abb. 2.12 Messen der Flexion und Extension von LWS und BWS nach Schober und Ott.
a Ausgangstellung. **b** Endstellung: Messung nach Ott im Bereich der BWS, nach Schober im Bereich der LWS.

Beispiele: Notierung
- LWS: Flexion/Extension 15/10/7;
- BWS: Flexion/Extension 3⅔0/29.

Die Messungen nach Schober und Ott lassen keine Aussagen über die Beweglichkeit einzelner Segmente zu.

***Lateralflexion* (Abb. 2.13)**
Normwert: 30°.
- Drehpunkt: thorakolumbaler Übergang;
- Fixierter Zeiger: Körperlängsachse;
- Beweglicher Zeiger: Gerade durch die geneigte BWS.

***Rotation* (Abb. 2.14)**
Normwert: 30°.
- Drehpunkt: thorakolumbaler Übergang projiziert auf den Scheitelpunkt;
- Fixierter Zeiger: Horizontale;
- Beweglicher Zeiger: frontotransversaler Thoraxdurchmesser.

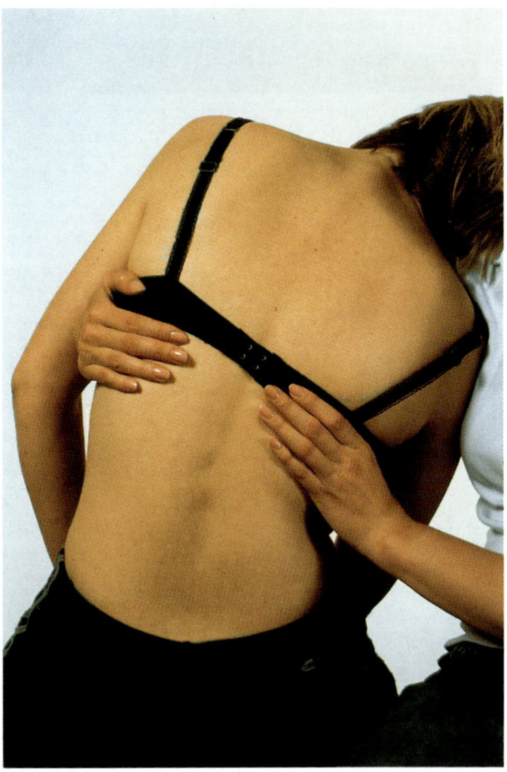

Abb. 2.13 Beurteilen der Lateralflexion in LWS und BWS.

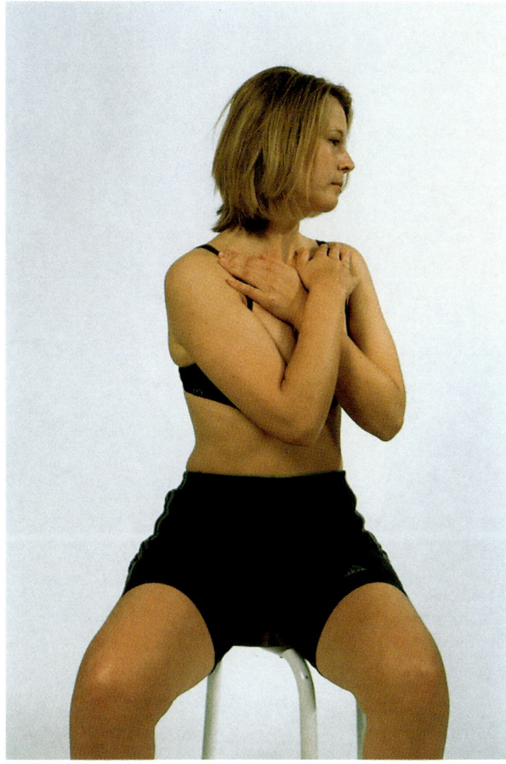

Abb. 2.14 Beurteilen der Rotation der Wirbelsäule im thorakolumbalen Übergang. Der Brustkorb dreht gegen das Becken, das auf der Sitzfläche unverändert bleibt.

HWS

Flexion/Extension
Gemessen werden Winkelgrade oder der Abstand zwischen Kinn und Sternum (in cm).
Normwerte: 35–45/0/35–45.
- Drehpunkt: obere Kopfgelenke;
- Fixierter Zeiger: Körperlängsachse;
- Beweglicher Zeiger: Kopflängsachse.

Lateralflexion
Gemessen werden Winkelgrade oder der Abstand zwischen Ohrläppchen und Schulter (in cm).
Normwerte: 45/0/45.
- Drehpunkt: mittlere HWS;
- Fixierter Zeiger: Körperlängsachse;
- Beweglicher Zeiger: Kopflängsachse.

Rotation
Gemessen werden Winkelgrade.
Normwerte: 60–80/0/60–80.
- Drehpunkt: Scheitelpunkt;

- Fixierter Zeiger: sagittotransversaler Thoraxdurchmesser;
- Beweglicher Zeiger: sagittotransversale Kopfachse.

Längen- und Umfangmessungen

Längenmessungen

Längenmessungen der Extremitäten sind vor allem für die Beinlängen interessant, da bestehende Differenzen die Statik verändern.

Anatomische Beinlänge
Gemessen werden folgende Abstände:

- Zwischen Trochanter major und lateralem Kniegelenkspalt;
- Zwischen lateralem Kniegelenkspalt und Mitte des lateralen Malleolus.

Ursachen für Beinlängendifferenzen sind knöchern bedingt (z. B. nach Frakturen oder bei Wachstumsstörungen).

Funktionelle Beinlänge
Gemessen wird die Distanz zwischen Spina iliaca anterior superior und Mitte des medialen Malleolus.

Gründe für eine Differenz können z. B. eine Fehlstatik der Wirbelsäule (Skoliose), eine Verdrehung innerhalb des Beckens oder eine Schonhaltung in Gelenken durch Muskelverkürzung bzw. eingeschränkte Beweglichkeit sein.

Brettchentest

- Durch Palpation der Beckenkämme (von dorsal) mit flach aufgelegten Händen oder mithilfe einer Beckenwaage wird untersucht, ob ein Beckenhochstand auf einer Seite besteht.
- Ist dies der Fall, ermöglicht Unterlegen von Brettchen einen Geradestand des Beckens.
- Notiert werden Seite und Höhe der untergelegten Brettchen (in cm).

Die ermittelte Beinlängendifferenz kann sowohl anatomisch als auch funktionell bedingt sein.

Umfangsmessungen

Umfangsmessungen der Extremitäten dienen der Verlaufskontrolle z. B. bei bestehenden Schwellungen (**Abb. 2.15**, **Abb. 2.16**). Für die Dokumentation werden Messorte festgelegt, die sich bei Bedarf variieren oder ergänzen lassen (**Tab. 2.8**, **Tab. 2.9**, S. 52). Selbstverständlich müssen sie bei jeder Kontrollmessung gleich gewählt werden.

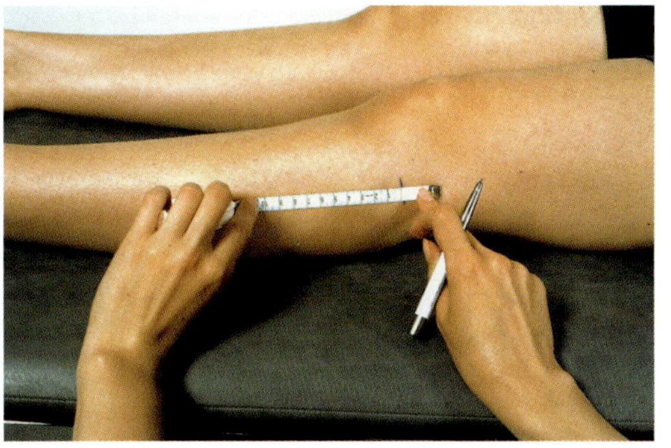

Abb. 2.15 Vor der Umfangmessung die gewählte Stelle z. B. den Kniegelenkspalt markieren, bei Vergleichsmessungen immer mit dem selben Abstand (zum Kniegelenk) messen.

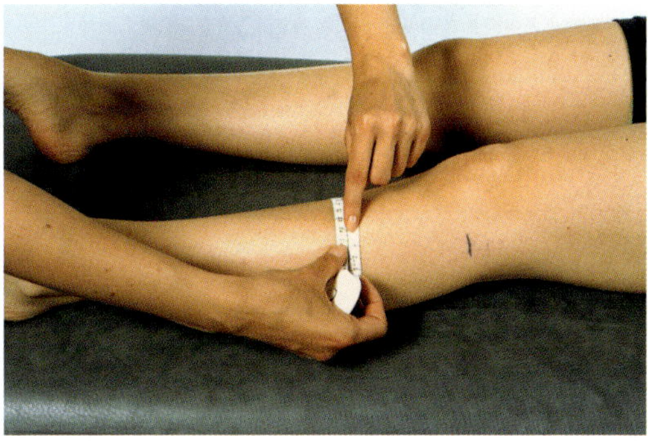

Abb. 2.16 Umfangmessung am Unterschenkel.

Das Maßband straffen und das Gewebe bei der Messung nicht einschnüren!

2.1.2 Muskelfunktionstests

Der *manuelle Muskelfunktionstest* (MFT) bzw. *Muskeltest* gehört zur physiotherapeutischen Untersuchung. Obwohl es sich dabei um Schätzwerte handelt, hat sich der Test etabliert, da er Grad und Ausdehnung einer Muskelschwäche mit geringem technischen Aufwand bestimmt (Wieben u. Falkenberg 1997). Der Test wird bei allen Patienten mit muskuloskeletalen und neuromuskulären Störungen eingesetzt.

Die Testergebnisse (Muskelwerte) werden in Werten von 0–6 ausgedrückt, von denen jeder genau definiert ist (**Tab. 2.10**).

Kann für die Teststufen 3–5 keine Ausgangsstellung eingenommen werden, aus der Bewegen gegen die Schwerkraft möglich ist, erfolgt ein Ausgleich durch manuellen Widerstand.

Tabelle 2.8 Umfangmessungen an der oberen Extremität

Messort	***Datum***	***rechts***	***links***
10 cm oberhalb des lateralen Epicondylus humeri			
Epicondylus lateralis humeri			
10 cm unterhalb des lateralen Epicondylus humeri			
Handgelenk in Höhe des Proc. styloideus ulnae			
Fingergrundgelenke			

Tabelle 2.9 Umfangmessungen an der unteren Extremität

Messort	***Datum***	***rechts***	***links***
10 cm oberhalb des lateralen Kniegelenkspalts			
Lateraler Kniegelenkspalt			
10 cm unterhalb des lateralen Kniegelenkspalts			
Malleolengabel			
Zehengrundgelenke			

Tabelle 2.10 Muskelwerte

Wert	***Definition***	***Bemerkungen***
0	Keine sicht- oder tastbare Anspannung eines an der Bewegung beteiligten Muskels	
1	Sicht- oder tastbare Muskelkontraktion, Bewegung ist nicht möglich	Eventuell beim Testen Ansatz und Ursprung der Muskulatur annähern!
2	Die Bewegung kann unter Aufhebung der Schwerkraft in einer horizontalen Ebene ausgeführt werden	Reibungswiderstände so gering wie möglich halten!
3	Die Bewegung kann vollständig ohne Widerstand gegen die Schwerkraft ausgeführt werden	
4	Die Bewegung kann vollständig gegen die Schwerkraft und mäßigen Widerstand ausgeführt werden	
5	Die Bewegung kann vollständig gegen die Schwerkraft und starken Widerstand ausgeführt werden	
6	Die Bewegung kann 10-mal vollständig gegen die Schwerkraft und starken Widerstand ausgeführt werden.	

Ziele der Muskelfunktionstests

- Eingangsbefund bei Übernahme des Patienten;
- Überprüfen der Therapieergebnisse;
- Abschlussbefund;
- Hinweise für die Therapie:
  - Änderung/Modifikation;
  - Erfolge/Misserfolge;
  - Hinweis auf erforderliche Hilfen im Alltag;
  - Erlernen von Kompensationen für ausgefallene Funktionen.
- Optimale Gestaltung der steigernden Übungsbehandlung;
- Differenzialdiagnostik;
- Prognosen;

Regelmäßige Kontrolle kann die Motivation des Patienten bei der Übungsbehandlung steigern.

Anforderungen an die Therapeuten

Die Therapeuten sollten gute Kenntnisse folgender Faktoren besitzen:

- Gelenkmechanik, Verlauf, Funktion und Innervation der Muskulatur, da ungenaue Testausführungen fehlerhafte Aussagen ergeben und zu falschen Rückschlüssen führen.
- Zusammenspiel der Muskulatur: Bei Ausführung einer Bewegung durch Agonisten unterstützen die Synergisten die Bewegung. Zwar können Synergisten einen Agonisten teilweise ersetzen, aber die Bewegung nicht alleine endgradig durchführen. Die Antagonisten der zu testenden Agonisten müssen ausreichend dehnfähig sein.
- Da der subjektive Einfluss der Therapeuten häufig die Objektivität des Testergebnisses beeinträchtigt ist eine gewisse Testerfahrung erforderlich, um einen möglichst objektiven Status zu erstellen.

Die manuell gegebenen Widerstände durch die Therapeuten selbst können einer großen Variabilität unterliegen (Capri 2001)!

Durchführung

Hierbei sind folgende Kriterien zu beachten:

- Korrekte Ausgangstellung.
- Optimale Lagerung.
- Einhalten der Bewegungsebene.
- Vor der Bestimmung des Kraftmaßes ist das passive Bewegungsausmaß zu prüfen. Bewegungseinschränkungen und ihre Ursache werden in die Wertung mit einbezogen und dokumentiert (z. B. ossär, ligamentär, kapsulär, muskulär oder aufgrund von Schmerz).
- Ein Gelenkstatus nach der Neutral-Null-Methode (Kap. 2.1.1) wird beigefügt.
- Dem Patient muss die Testbewegung genau erklärt werden.
- Die Bewegung erfolgt jeweils vom distalen Gelenkpartner aus. Der proximale Gelenkpartner wird von der Therapeutin oder vom Patienten aktiv fixiert. Das Verhalten des proximalen Gelenkpartners muss beobachtet werden.
- Objektive Beurteilung, d. h. immer derselbe Prüfer und möglichst nicht die behandelnde Therapeutin, da ihr Urteil nicht völlig wertfrei ist.
- In Zweifelsfällen einen Seitenvergleich durchführen.
- Dokumentation des Ergebnisses des Muskeltests.

Nach Verletzungen darf nur bis zu dem Muskelwert getestet werden, der der aktuellen Belastbarkeit der Struktur entspricht.

Testen der Extremitäten- und Rumpfmuskulatur

Die folgenden Fotos (**Abb. 2.17**–**Abb. 2.24**) zeigen beispielhaft Testsituationen.

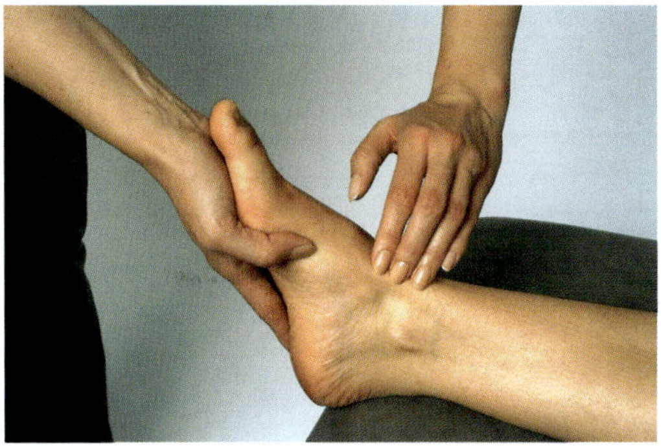

Abb. 2.17 Test des M. tibialis anterior auf den Wert 1: Palpation im Bereich seiner Sehne.

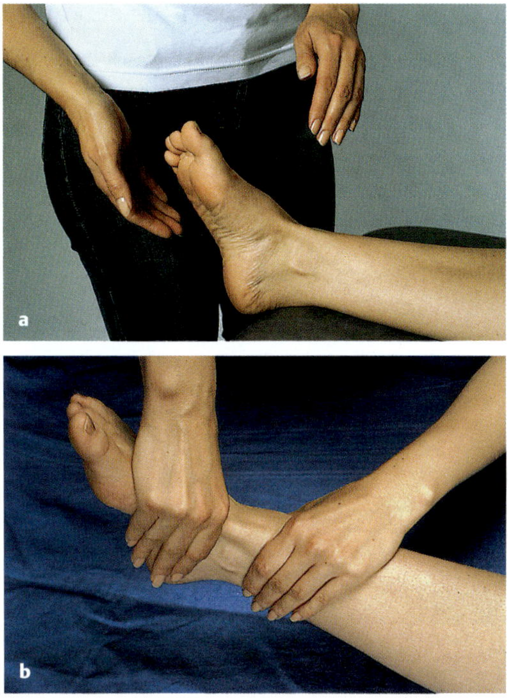

Abb. 2.18 Supination des Fußes.
a Test auf den Wert 2. **b** Test auf den Wert 4 und 5.

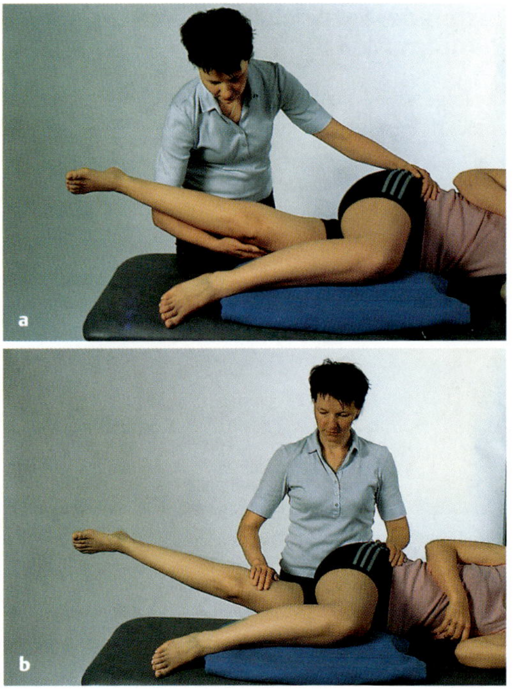

Abb. 2.19 Test der Adduktoren des Hüftgelenks.
a Test auf den Wert 3, das Bein muss selbst gehalten werden können. **b** Test auf den Wert 4 und 5.

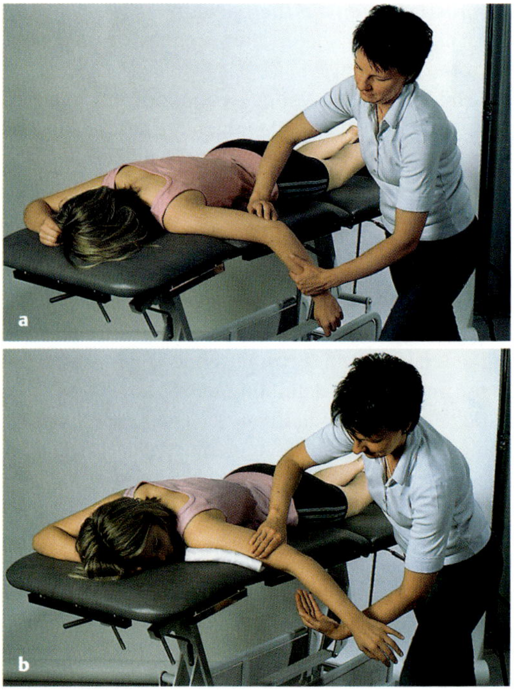

Abb. 2.20 Test der Extensoren des Ellenbogengelenks.
a Test auf den Wert 1, Palpation im Bereich der Trizepssehne. **b** Test auf den Wert 3.

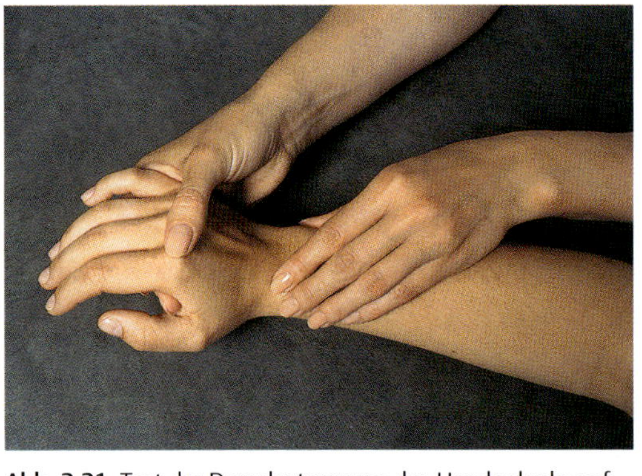

Abb. 2.21 Test der Dorsalextensoren des Handgelenks auf den Wert 1. Hier: Palpation im Bereich Sehne des M. extensor carpi radialis longus.

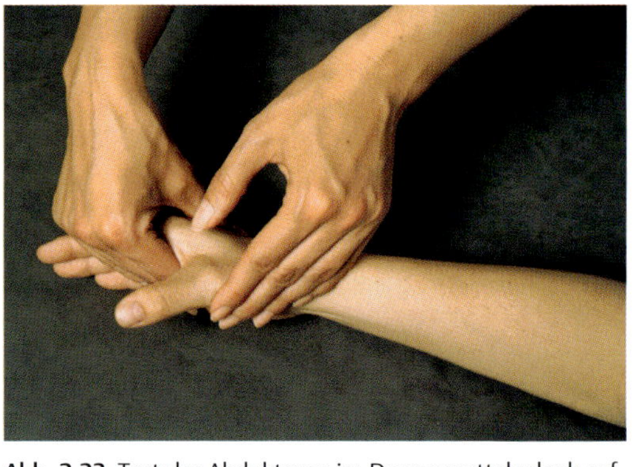

Abb. 2.22 Test der Abduktoren im Daumensattelgelenk auf den Wert 2.

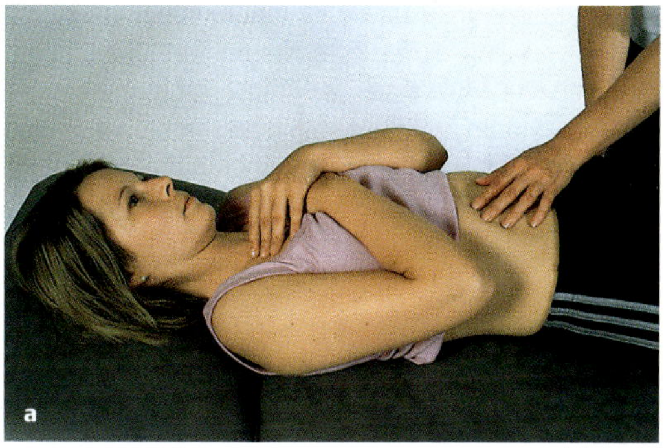

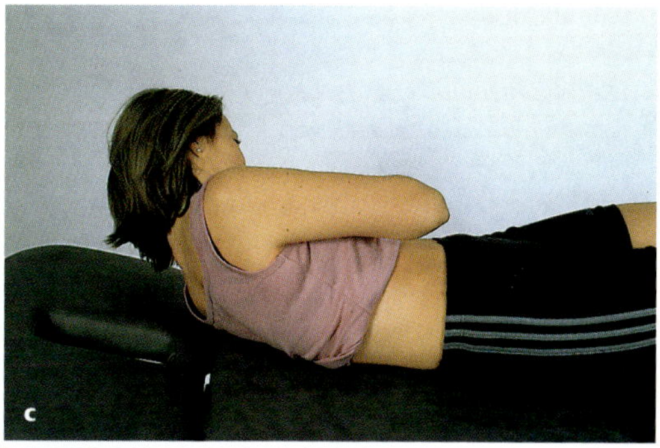

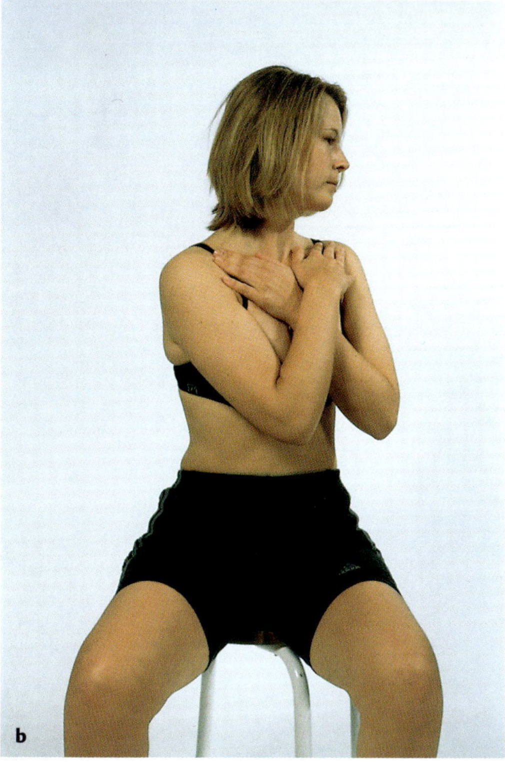

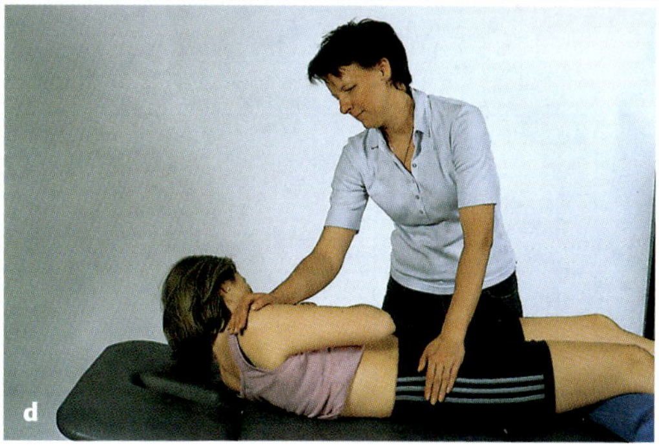

Abb. 2.23 Rotation des Rumpfes.
a Test der schrägen Bauchmuskeln auf Wert 1.
b Test auf Wert 2.
c Test auf Wert 3.
d Test auf Wert 4.

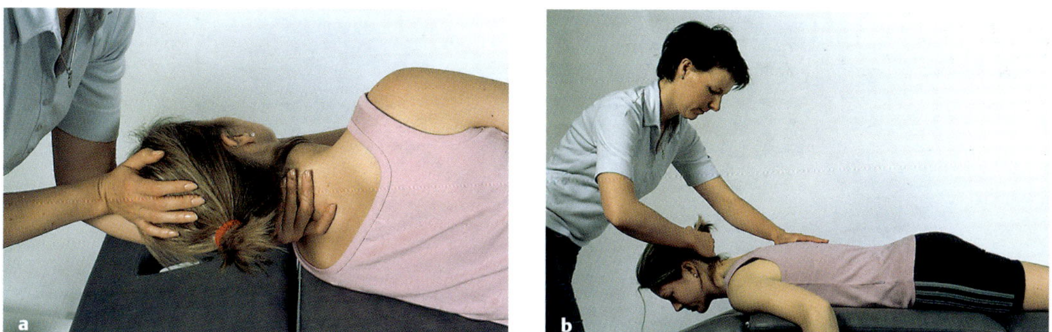

Abb. 2.24 Extension der HWS.
a Test auf Wert 2. **b** Test auf Wert 4 und 5.

Dokumentation

Die Dokumentation der Testergebnisse muss übersichtlich und gut verständlich sein.

Zuerst werden Datum, Patientendaten und Diagnose/Nebendiagnose sowie Name des/der Prüfer genannt.

Für die Dokumentation ist eine tabellarische Aufstellung günstig, in der die durchgeführte Bewegung, die getestete Muskulatur und deren segmentale Innervation aufgeführt sind. Wieben und Falkenberg (1997) empfehlen das in den **Abb. 2.25** und dargestellten Dokumentationsschemata.

Name des Patienten: ____________
Geb.-Datum: ____________
Diagnose: ____________
Name des Prüfers: ____________

Datum	rechte Seite							linke Seite						Datum
							HWS Extension							
							zervikaler Anteil d. autocht. Rückenm., C1-C8, Rr. dors. d. Spinalnerven							
							BWS Extension							
							thorakaler Anteil d. autocht. Rückenm., Th1-Th12, rr. dors. d. Spinalverven							
							LWS Extension							
							lumbaler Anteil d. autocht. Rückenm., L1-L5, Rr. dors. d. Spinalnerven							
							HWS Flexion							
							M. sternocleidomastoideus, N. accessorius u. C1-C2 Plexus cervicalis							
							M. rectus capitis anterior, Plexus cervicalis C1-C4							
							M. longus capitis, Plexus cervicalis C1-C4							
							M. longus colli, Plexus cervicalis u. brachialis C2-C8							
							Rumpf Flexion							
Th6							M. rectus abdominis, Th5-Th12, Nn. intrcostales							
							Mm. obliquus ext. et int. abdominis, Th5-Th12, Nn. intercostals							
							Rumpf Rotation nach rechts							
							M. obliquus ext. abdominis, Th5-Th12, Nn. intercostals							
							M. obliquus int. abdominis, Th 10-Th12, Nn. intercostals und L1							
							Rumpf Rotation nach links							
							M. obliquus ext. abdominis, Th5-Th12, Nn. intercostals							
							M. obliquus int. abdominis, Th10-Th12, Nn. intercostals und L1							
							Rumpf Lateralflexion							
							M. erector spinae, C1-S4, Rr. dorsales d. Spinalnerven							
							M. obliquus ext. abdominis, Th5-Th12, Nn. intercostals							
							M. obliquus int. abdominis, Th10-Th12, Nn. intercostals und L1							
							M. rectus abdominis, Th5-Th12, Nn. intercostals							
							M. latissimus dorsi, C6-C8, N. thoracodorsalis							
							M. quadratus lumborum, Th 12, N. intercostals, L1-L3, Plexus lumbalis							

aus: Wieben K, Falkenberg B. Muskelfunktion. Stuttgart: Thieme, 1997.

Abb. 2.25 a Dokumentation der Testergebnisse – Extremitäten.

Name des Patienten: ____________
Geb.-Datum: ____________
Diagnose: ____________
Name des Prüfers: ____________

rechte Seite (Datum)		linke Seite (Datum)
	Schulterblatt kranialwärts	
	M. trapezius pars desc., N. accessorius und R. trapezius C2-C4	
	M. levator scapulae, C4-C5, N. dorsalis scapulae	
	Schulterblatt kaudalwärts	
	M. trapezius pars ascend., N. accessorius und R. trapezius C2-C4	
	M serratus anterior, C5-C7, N. thoracicus longus	
	Schulterblatt dorsomedialwärts	
	M. trapzius, N. accessorius und R. trapezius C2-C4	
	Mm. rhomboidei, C4-C5, N. dorsalis scapulae	
	m. latissimus dorsi, C6-C8, N. thoracodorsalis	
	Schulterblatt ventrolateralswärts	
	M. serratus anterior, C5-C7, N. thoracicus longus	
	Mm. pectoralis major et minor, C5-Th1, Nn. pectorals	
	Schultergelenk Elevation	
	M. deltoideus pars clavicularis, C4-C6, N. axillaris	
	M. biceps brachii, C5-C6, N. musculocutaneus	
	Schultergelenk Retrovresion	
	M. teres major, C6-C7, N. thoracodorsalis	
	M. latissimus dorsi, C6-C8, N. thoracodorsalis	
	M. triceps brachii caput longum, C6-C8, N. radialis	
	M. deltoideus pars spinalis, C4-C6, N. axillaris	
	Schultergelenk Abduktion	
	M. deltoideus, C4-C6, N. axillaris	
	M. supraspinatus, C4-C6, N. suprascapularis	
	Schultergelenk Adduktion	
	M. pectoralis major, C5-Th1, Nn. pectorals	
	M. triceps brachii caput longum, C6-C8, N. radialis	
	M. teres major, C6-C7, N. thoracodorsalis	
	M. latissimus dorsi, C6-C8, N. thoracodorsalis	
	Schultergelenk Außenrotation	
	M. infraspinatus, C4-C6, N. suprascapularis	
	M. teres minor, C5-C6, N. axillarais	
	Schultergelenk Innenrotation	
	M. subscapularis, C5-C8, N. subscapularis	
	M. teres major, C6-C7, N. thoracodorsalis	
	Ellbogengelenk Flexion	
	M. biceps brachii, C5-C6, N. musculocutaneus	
	M. brachialis, C5-C6, N. musculocutaneus	
	M. brachioradialis, C5-C6, N. radialis	
	Ellbogengelenk Extension	
	M. triceps brachii, C6-C8, N. radialis	
	Ellbogengelenk Supination	
	M. supinator, C5-C6, N. radialis	
	M. biceps brachii, C5-C6, N. musculocutaneus	
	Ellbogengelenk Pronation	
	M. pronator quadratus, C8-Th1, N. medianus	
	M. pronator teres, C6-C7, N. medianus	
	Handgelenk Extension	
	M. extensor digitorum communis, C6-C8, N. radialis	
	M. extensor carpi radialis longus, C5-C7, N. radialis	
	M. extensor indicis, C6-C8, N. radialis	
	M. extensor carpi radialis brevis, C5-C7, N. radialis	
	Handgelenk Flexion	
	M. flexor digitorum suerficialis, C7-Th1, N. medianus	
	M. flexor digitorum profundus, C7-Th1, N. medianus u. N. ulnaris	
	M. flexor carpi ulnaris, C7-C8, N. ulnaris	
	M. flexor pollicis longus, C7-C8, N. medianus	
	M. flexor carpi radialis, C6-C7, N. medianus	
	Handgelenk Ulnarabduktion	
	M. extensor carpi ulnaris, C7-C8, N. radialis	
	M. flexor carpi ulnaris, C7-C8, N. ulnaris	
	Finger Flexion/MCP	
	Mm. interossei dorsales et palmares, C8-Th1, N. ulnaris	
	Mm. lumbricales, C8-Th1, N. medianus und N. ulnaris	
	M. flexor digitorum superficialis, C7-Th1, N. medianus	
	M. flexor digitorum profundus, C7-Th1, N. medianus und N. ulnaris	

Abb. 2.25 b1 Dokumentation der Testergebnisse – Extremitäten.

						Finger Flexion/PIP						
						M. flexor digitorum superficialis, C7-Th1, N. medianus						
						M. flexor digitorum profundus, C7-Th1, N. medianus und N. ulnaris						
						Finger Flexion/DIP						
						M. flexor digitorum profundus, C7-Th1, N. medianus und N. ulnaris						
						Finger Extension/MCP						
						M. extensor digitorum communis, C6-C8, N. radialis						
						M. extensor indicis, C6-C8, N. radialis						
						M. extensor digiti minimi, C6-C8, N. radialisl						
						Finger Extension/PIP und DIP						
						M. extensor digitorum communis, C6-C8, N. radialis						
						M. extensor indicis, C6-C8, N. radialis						
						M. extensor digiti minimi, C6-C8, N. radialis						
						Mm. interossei dorsales et palmares, C8-Th1, N. ulnaris						
						Mm. lumbricales, C8-Th1, N. medianus und N. ulnaris						
						Finger Spreizen						
						Mm. interossei dorsales, C8-Th1, N. ulnaris						
						M. abductor digiti minimi, C8-Th1, N. ulnaris						
						Finger Schließen						
						Mm. interossei palmares, C8-Th1, N. ulnaris						
						Daumen Flexion Sattelgelenk						
						M. flexor pollicis longus, C7-C8, N. medianus						
						M. flexor pollicis brevis, C8-Th1, N. medianus und N. ulnaris						
						M. abductor pollicis brevis, C8-Th1, N. medianus						
						M. opponens pollicis, C6-C7, N. medianus						
						Daumen Flexion Grundgelenk						
						M. flexor pollicis longus, C7-C8, N. medianus						
						M. flexor pollicis brevis, C8-Th1, N. medianus und N. ulnaris						
						Daumen Flexion Endgelenk						
						M. flexor pollicis longus, C7-C8, N. medianus						
						Daumen Extension Sattelgelenk						
						M. extensor pollicis longus, C7-C8, N. radialis						
						M. extensor pollicis brevis, C7-Th1, N. radialis						
						M. abductor pollicis longus, C7-C8, N. radialis						
						Daumen Extension Grundgelenk						
						M. extensor pollicis longus, C7-C8, N. radialis						
						M. extensor pollicis brevis, C7-Th1, N. radialis						
						Daumen Extension Endgelenk						
						M. extensor pollicis longus, C7-C8, N. radialis						
						Daumen Adduktion Sattelgelenk						
						M. adductor pollicis, C8-Th1, N. ulnaris						
						M. flexor pollicis brevis, C8-Th1, N. medianus und N. ulnaris						
						Daumen Abduktion Sattelgelenk						
						M abductor pollicis longus, C7-C8, N. radialis						
						M. abductor pollicis brevis, C8-Th1, N. medianus						

aus: Wieben K, Falkenberg B. Muskelfunktion. Stuttgart: Thieme, 1997.

Abb. 2.25 b2 Dokumentation der Testergebnisse – Extremitäten.

Name des Patienten: ____________________

Geb.-Datum: ____________________

Diagnose: ____________________

Name des Prüfers: ____________________

Datum	rechte Seite							Datum	linke Seite					
							Hüftgelenk Flexion							
L2							M. iliopsoas, L1-L4, Plexus lumbalis und N. femoralis							
							M. rectus femoris, L2-L4, N. femoralis							
							M. tensor fascia latae, L4-L5, N. glutaeus superior							
							M. sartorius, L1-L3, N. femoralis							
							Hüftgelenk Extension							
							M. glutaeus maximus, L5-S2, N. glutaeus inferior							
							Mm. semimembranosus et semitendinosus, L5-S2, N. tibialis							
							Mm. glutaeus medius et minimus, L4-S1, N. glutaeus superior							
							M. adductor magnus, L3-L5, N. obturatorius und N. tibialis							
							M. biceps femoris, caput longum, L5-S2, N. tibilais							
							Hüftgelenk Adduktion							
L1							Mm. adductores, L2-L5, N. obturaorius und N. tibialis							
							M. glutaeus maximus, L5-S2, N. glutaeus inferior							
							Mm. semimembranosus et semitendinosus, L5-S2, N. tibialis							
							Hüftgelenk Abduktion							
L5							Mm. glutaeus medius et minimus, L4-S1, N. glutaeus superior							
							M. tensor fascia latae, L4-L5, N. glutaeus superior							
							M. glutaeus maximus, L5-S2, N. glutaeus inferior							
							Hüftgelenk Außenrotation							
							M. glutaeus maximus, l5-S2, N. glutaeus inferior							
							Mm. glutaeus medius et minimus, dors. Anteil, L4-S1, N. gluteus superior							
							kurze Außenrotatoren, L1-S2, N. obturatorius, N. glutaeus inf., Plexus sacralis							
							Hüftgelenk-Innenrotation							
							Mm. glutaeus medius et minimus, L4-S1, N. glutaeus superior							
							M. tensor fascia latae, L43-L5, N. glutaeus superior							
							Kniegelenk Extension							
L3							M. quadriceps femoris, L2-L4, N. femoralis							
							Kniegelenk Flexion							
							Mm. semimembranosus et semitendinosus, L5-S2, N. tibialis							
							M. biceps femoris, L5-S2, N. tibialis und N. peroneus							
							Fuß Plantarflexion							
S1							M. triceps surae, S1-S2, N. tibialis							
							Fuß Dorsalextension							
L4							M. tibialis anterior, L4-L5, N. peronaeus profundus							
							M. extensor digitorum longus, L5-S1, N. peronaeus frofundus							
							M. extensor hallicus longus, L4-S1, N. peronaeus profundus							
							Fuß Pronation							
							Mm. peronaeus longus et brevis, L5-S1, N. peronaeus superficialis							
							M. extensor digitorum longus, L5-S1, N. peronaeus profundus							
							Fuß Supination							
							M. triceps surae, S1-S2, N. tibialis							
							M. tibialis posterior, L4-L5, N. tibialis							
							M. tibialis anterior, L4-L5, N. peronaeus profundus							
							Zehenflexion							
							M. flexor digitorum longus, S1-S3, N. tibialis							
							M. flexor digitorum brevis, L5-S1, N. plantaris medialis							
							Großzehenflexion							
							Mm. flexor hallicus longus et brevis, L5-S3, N. tibialis und N. plantaris med.							
							Zehenextension							
							Mm. extensor digitorum longus et brevis, L5-S2, N. peronaeus profundus							
							Großzehenextension							
							Mm. extensor hallicus longus et brevis, L4-S2, N. peronaeus profundus							

aus: Wieben K, Falkenberg B. Muskelfunktion. Stuttgart: Thieme, 1997.

Abb. 2.25 c Dokumentation der Testergebnisse – Extremitäten.

Testen der Gesichtmuskulatur

Der Muskeltest der Gesichtsmuskulatur erfolgt über die Bewertung der Bewegungen im Seitenvergleich mit der gesunden Seite (**Tab. 2.11**).

Tabelle 2.11 Testwerte der Gesichtmuskeln

Wert	*Definition*	*Bemerkungen*
0	Keine Muskelanspannung beim Bewegungsversuch	
1	Beim Bewegungsversuch ist eine deutliche Kontraktion tastbar	
2	Ein Viertel des Bewegungsausmaßes ist möglich	
3	Die Hälfte des Bewegungsausmaßes ist möglich	
4	Fast normal	Geringe Asymmetrie erkennbar
5	Normal	Keine erkennbare Asymmetrie

Literatur

Cabri J. Testverfahren am Bewegungsapparat. In: van den Berg F, Hrsg. Angewandte Physiologie. Bd. 3: Therapie, Training, Tests. Stuttgart: Thieme; 2001.

Daniels L, Worthingham C. Muskelfunktionsprüfung. Stuttgart: G. Fischer; 1982.

Kapandji IA. Funktionelle Anatomie der Gelenke, Bd. 1–3. Stuttgart: Enke; 1985.

Kendall FP, Kendall E. Muskeln – Funktionen und Test. Stuttgart: G. Fischer; 1985.

Wieben K, Falkenberg B. Muskelfunktion. Stuttgart: Thieme; 1997.

2.1.3 Body Mass Index (BMI, Index der Körpermasse)

Jan Cabri

Der BMI ist eine einfache Methode zur Bestimmung der stofflichen Körperzusammensetzung. Er dient der Einschätzung von Fettleibigkeit. Zur Berechnung sind das Körpergewicht (BW, Body weight) in kg und die Körpergröße (BH, Body height) in m nötig: BMI = BW : $(BH)^2$

Der BMI ist anerkannt, weil auf der Basis sehr großer untersuchter Personengruppen Normwerte errechnet wurden. Er wird auch als *Quetelet-Index* bezeichnet.

Verfahren und Interpretation des Ergebnisses

- Ermitteln des Gewichts (kg) und der Größe (m);
- Berechnen des BMI nach der Formel;
- Vergleich des BMI mit den Standardwerten (**Tab. 2.12**).

Der BMI gibt das Maß an Fettleibigkeit an. Das Gesundheitsrisiko aufgrund von Fettleibigkeit beginnt im Bereich von 25–30 kg/m².

Beispiel: Berechnung des BMI
Ein Mann wiegt bei einer Größe von 1,80 m 95 kg.
BMI = 95 kg : $(1{,}80\ m)^2$
BMI = 95 kg : 3,24 m^2
BMI = 29,32 kg/m^2
Ergebnis: Bei einem BMI von 29,32 kg/m^2 leidet der Mann unter Fettleibigkeit Stufe I.

Tabelle 2.12 Standardwerte für den BMI

BMI	*Fettleibigkeitsstufe*
20–25 kg/m^2	Erwünschter Bereich bei erwachsenen Männern und Frauen
25–29,9 kg/m^2	Fettleibigkeit Stufe I
30–40 kg/m^2	Fettleibigkeit Stufe II
> 40 kg/m^2	Fettleibigkeit Stufe III (Adipositas)

2.1.4 Messung der Hautfalten

Die Messung der Hautfalten ist eine Möglichkeit zur Berechnung des Prozentsatzes von Körperfett, die sich besonders für ältere Personen eignet. Dabei werden die gemessenen Werte in die Formeln für Körperdichte und anschließend für den Prozentsatz an Körperfett eingesetzt.

Die Berechnungsformeln sind für Frauen und Männer unterschiedlich!

Formel für Männer % Körperfett = 0,29288 (Summe von 4 Hautfalten) – $(0{,}0005\ [\text{Summe von 4 Hautfalten}])^2$ + 0,15845 (Alter) – 5,76377

Formel für Frauen % Körperfett = 0,29669 (Summe von 4 Hautfalten) – $(0{,}00043\ [\text{Summe von 4 Hautfalten}])^2$ + 0,02963 (Alter) – 1,4072

Die 4 Hautfalten sind: suprailiakale, abdominale Hautfalte, Falte an der Oberschenkelvorderseite und im Bereich des M. triceps brachii (s. u.).

Das Messverfahren beruht auf der Voraussetzung, dass das subkutane Fettgewebe einen konstanten Anteil der total vorhandenen Fettmasse darstellt und die ausgewählten Messorte für die durchschnittliche Dicke des subkutanen Fettgewebes repräsentativ sind.

Verfahren

Die Messung selbst erfolgt mithilfe eines Hautfalten-Greifzirkels (Skinfold caliper). Dabei gibt es sowohl geeichte und in der Messung genauere Metallinstrumente (**Abb. 2.26**) als auch billigere und für den alltäglichen Gebrauch geeignete einfachere Plastikgeräte (**Abb. 2.27**), die eine relativ gute Genauigkeit (auf 1 mm) aufweisen.

- Bei der Messung mit dem Hautfalten-Greifzirkel kneift der Untersucher sowohl Haut als auch subkutanes Fett zwischen Daumen und Zeigefinger entsprechend der Längsrichtung der Muskelfaser.
- Er platziert die Backen des Greifzirkels so auf die Hautfalte, dass deren Kontaktflächen einen konstanten Druck ausüben und senkrecht zur Hautfalte liegen und setzt sie 1 cm unterhalb von Daumen und Zeigefinger auf.
- Anschließend werden die Haut leicht losgelassen und der Auslöser des Greifzirkels betätigt, damit die Backen den maximalen Druck auf die Hautfalte ausüben können.
- Nach 2–3 Sekunden kann der Messwert von der Skala abgelesen werden.

Alle Messungen sollten auf der rechten Körperhälfte durchgeführt werden!

Beispiele:

1. Messung im Bereich des M. triceps brachii (**Abb. 2.28**)

- Der Untersucher kneift die Hautfalte mit Daumen und Zeigefinger in der Mitte der Hinterseite des rechten Oberarms des Patienten.
- Die Falte liegt parallel zur Längsachse des Arms.

2. Messung in der abdominalen Region

- Der Untersucher kneift die Hautfalte mit rechtem Daumen und Zeigefinger 3–5 cm oberhalb und rechts vom Nabel des Patienten.
- Die Hautfalte liegt parallel zur Längsachse des Rumpfes.
- Die Backen des Greifzirkels setzen unterhalb der Finger an.

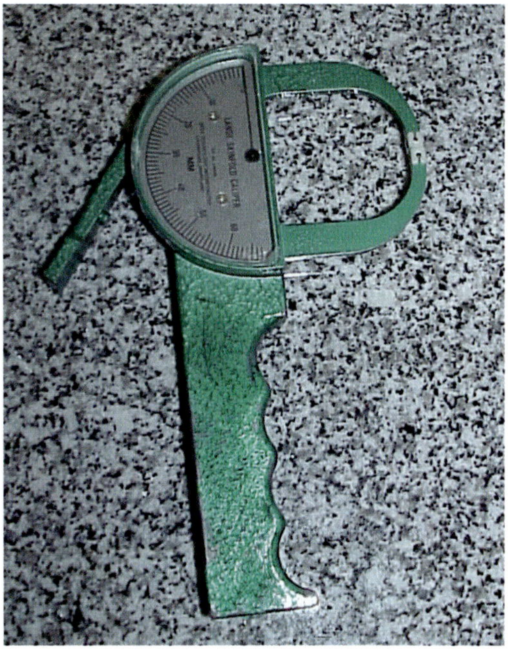

Abb. 2.26 Hautfalten-Messzirkel aus Metall.

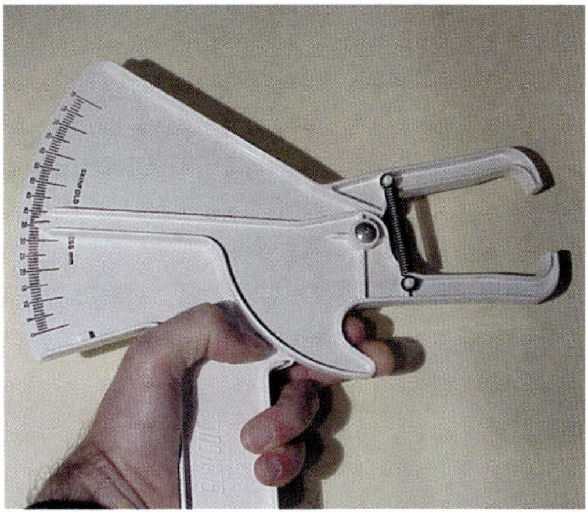

Abb. 2.27 Hautfalten-Messzirkel aus Plastik.

Weitere Strukturen für Hautfaltenmessungen

- M. biceps brachii;
- Subskapuläre Region;
- Suprailiakale Region;
- Vorderseite des Oberschenkels;
- Mediale Wade;
- Pektorale Region.

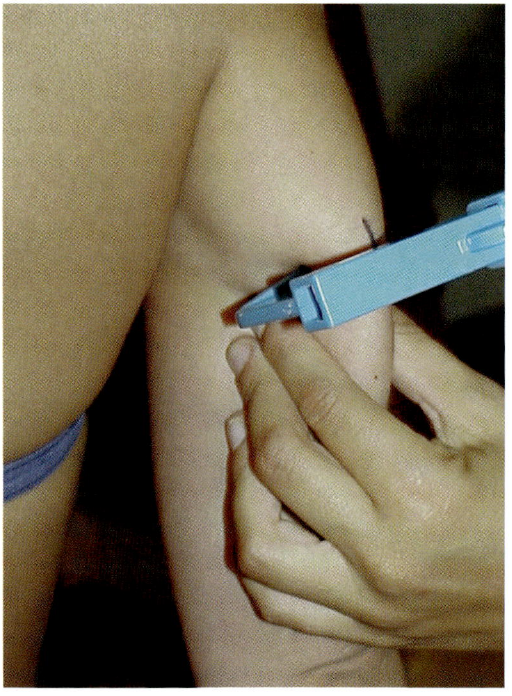

Abb. 2.28 Messung der Hautfalte im Bereich des M. triceps brachii.

2.1.5 Untersuchen des Gelenks und der gelenkumgebenden Strukturen

Mechthild Dölken

Beweglichkeit des Gelenks

Patienten kommen selten primär wegen verminderter Beweglichkeit zur Therapie. Vielmehr veranlassen sie Schmerz- und Reizzustände, die sich durch die veränderte Beweglichkeit entwickelt haben oder Ursache dafür sind, einen Arzt und anschließend eine Therapeutin aufzusuchen. Erst wenn die Bewegungseinschränkungen Alltagsfunktionen stören oder sogar beeinträchtigen, werden sie ernst genug für einen Arztbesuch und eine Therapie genommen.

Erste Hinweise auf die momentane Leistungsfähigkeit des Patienten und die damit verbundene funktionelle Beeinträchtigung im Alltag erhält die Therapeutin durch das Erfassen der individuellen Situation. Dabei erfragt sie gezielt Beeinträchtigungen bei Alltagsfunktionen. Der Patient erklärt und/oder zeigt, welche Tätigkeiten ihm im Moment am schwersten fallen.

Das veränderte Bewegungsverhalten als Folge der veränderten Beweglichkeit bestimmt die funktionelle Beeinträchtigung des Patienten im Alltag. Dieses Bewegungsverhalten lässt sich durch *Beobachten* und *funktionelle Leistungstests* erfassen. Die Tests prüfen auch die propriozeptive Leistungsfähigkeit des Bewegungssystems, z. B. die muskuläre Stabilität des Rumpfes und der Beingelenke. Defizite beeinflussen die Sicherheit beim Bewegen im Alltag und in ausgeprägtem Zustand auch die Selbstständigkeit des Patienten.

Die Untersuchung ist kein programmierter Vorgang. Sie verläuft individuell angepasst und wird von den Angaben aus der Anamnese und bereits erzielten bzw. vorliegenden Untersuchungsergebnissen (Befunden) bestimmt. Außer den individuellen beinhaltet sie auch obligatorische Elemente. Neben der Beweglichkeit ist die Stabilisierungsfähigkeit der Gelenke eine wichtige Voraussetzung für sicheres Bewegen.

Patienten in gutem körperlichen Zustand, die nahezu unter normaler Alltagsbelastung stehen, werden bis zu ihrer momentanen Leistungsgrenze getestet. Das Erreichen der Grenze bedeutet unter Umständen, dass eine gezielte Provokation des für sie typischen Schmerzes erfolgen muss. Die Therapeutin sollte diesen Grenzbereich aus Angst vor Überforderung der Patienten nicht generell vermeiden. Andererseits muss das Schwierigkeitsniveau langsam gesteigert werden, um das Risiko von Verletzungen zu verhindern. Außerdem müssen ausreichend Sicherungshilfen bestehen. Die Einschätzung, welche Provokationen möglich sind, und deren Steigerung fällt erfahrenen Therapeuten leichter als Lernenden und Berufsanfängern. Durch die Erfahrung „speichern" Therapeuten viele klinische Muster und können somit besser einschätzen, was sie dem jeweiligen Patienten zumuten können.

Bei der Steigerung der Provokationstests ist der Patient zu fragen, ob er sich selbst diesen Schritt zutraut, um sein individuelles Einschätzungsvermögen gleich mit zu erfassen.

> *Mangelnde Selbsteinschätzung des Patienten und Unkenntnis z. B. über die momentane Belastbarkeit der Körperstrukturen können den Heilungsprozess negativ beeinflussen!*

Aktives und passives Untersuchen bei verminderter Beweglichkeit

> *Ziel der physiotherapeutischen Untersuchung ist die Differenzierung der Körperstrukturen, die zur Bewegungseinschränkung führen.*

Die Ursache der verminderten Beweglichkeit im Bereich der Körperstrukturen muss gefunden werden.

Diese „Störfelduntersuchung“ erfolgt durch taktiles Wahrnehmen (Palpation) und Beobachten verschiedener Verhaltensstrategien des Patienten. Neben dem Ertasten von Spannungsveränderungen der Körperstrukturen und gezielter Schmerzprovokation mithilfe von Druck auf einzelne Strukturen beinhalten die taktile und visuelle Untersuchung das Wahrnehmen von Widerständen bei der Durchführung der passiven Bewegung. Sind Widerstände beim passiven Bewegen vorhanden, ist die Bewegungsqualität vermindert und es lassen sich Abwehrreaktionen des Patienten durch auftretende Gegenspannung und z. B. Veränderungen in der Mimik (Reaktionen auf Schmerz oder Angst vor Schmerz und Bewegung) registrieren. Das Bewegungsverhalten wird beobachtet und mit normaler Beweglichkeit verglichen.

Bei der Prüfung der Gelenkbeweglichkeit werden folgende 3 Kriterien beurteilt:
1. Ausmaß der Bewegung;
2. Widerstandsgefühl auf dem Bewegungsweg;
3. Widerstandsgefühl am Bewegungsende (Endgefühl, S. 64).

Prinzipien beim Untersuchen von Beweglichkeit

Bewegungen immer im Seitenvergleich und jeweils aktiv und passiv prüfen!

Folgende Prinzipien sind möglichst einzuhalten:

- Testen isolierter Bewegungen eines Gelenks *und* Bewegungskombinationen.
- Der Patient soll eine Schmerzveränderung angeben (Frageverhalten dem Patienten anpassen!).
- Bewegung in verschiedenen Ausgangsstellungen prüfen und individuell an die Leistungsfähigkeit und Beschwerdebild des Patienten anpassen (z. B. in ent- und belastenden Positionen, vor allem bei den gewichttragenden Gelenken wie z. B. Wirbelsäule oder Hüft-, Knie- und Fußgelenke).
- Bewegungen nie nur isoliert in einem Gelenk, sondern auch in beteiligten Nachbargelenken testen (z. B. bei einer Hüftgelenkuntersuchung die LWS mit untersuchen, da alle Bewegungen vom proximalen Hebel im Hüftgelenk (Becken) Bewegungstoleranzen in der LWS erfordern).

Auch wenn die Bereiche mangelnder Mobilität kausal an der Entstehung der Beschwerden beteiligt sind, liegen sie nicht unbedingt in der Beschwerderegion. Häufig werden Beschwerden von Regionen verursacht, die kompensatorisch zu Hypermobilität neigen, da sie die mangelnde Beweglichkeit ausgleichen.

- Zonen der inhomogenen Nutzung des Bewegungssystems erkennen (z. B. erfolgt die Aufrichtung der Wirbelsäule ausschließlich in einem Segment des lumbothorakalen Übergangs).
- Funktionell hyper- und hypomobile Anteile der Bewegung feststellen.
- Das Messen mit Augen (Ausweichbewegungen und Bewegungsausmaß) und Händen (taktile Wahrnehmung von Bewegungswiderständen) ist ebenso wichtig wie das Messen z. B. mit Winkelmesser oder Maßband – in der Praxis sogar oft noch wichtiger. Zur Dokumentation und effektiven Nachweisbarkeit sind standardisierte Messverfahren der Beweglichkeit allerdings unbedingt notwendig.
- Die Beweglichkeit wird einheitlich nach der Neutral-Null-Methode gemessen und dokumentiert (Kap. 3.1.1).
- Der Patient muss mitarbeiten. Er gibt Schmerzveränderungen bei der Bewegung an. Grundsätzlich ist es besser, ihn nach *Veränderungen* anstatt nach Zu- oder Abnahme eines Symptoms zu fragen. Die Frage ist dann offen und nicht suggestiv formuliert.

Prüfen der aktiven angulären Beweglichkeit

Der Patient führt selbst die angulären (Synonyme: winkelverändernden, rotatorischen) Bewegungen aus, während die Therapeutin auf Ausweichmechanismen, Bewegungsausmaß und Schmerzangaben achtet. Alle an der Bewegung beteiligten Strukturen werden hinsichtlich Ausmaß und Qualität der Bewegung geprüft.

Immer im Seitenvergleich prüfen!

Die aktive Bewegung lässt die Nutzbarkeit der Bewegung im Alltag erkennen. Neben dem aktiven Bewegungsausmaß erfasst sie außerdem Muskelkraft und Koordination. Bei akuten Schmerzzuständen und reduzierter Belastbarkeit der Körperstrukturen muss die aktive Bewegung unter Mithilfe der Therapeutin erfolgen, indem sie die Gewichte der bewegten Körperabschnitte unterstützt.

Notation: Die Bewegungsqualität wird beschrieben und das Bewegungsausmaß nach der Neutral-Null-Methode notiert (Kap. 3.1.1).

Prüfen der passiven angulären Beweglichkeit

Hier führt die Therapeutin die angulären Bewegungen mit einer Hand aus, während die andere Hand als tastendes Kontrollorgan gelenknah liegt, um eine Antwort der Gewebe zu erhalten. Bei massiven Arthrosen kann z. B. ein Krepitieren der Gelenke tastbar sein. Vor Bewegungsbeginn wird der Patient über die geplante Bewegung informiert, damit er den Bewegungsweg zulassen kann.

> *Das passive Bewegungsausmaß ist normalerweise größer als das aktive!*

Die passive Prüfung erfasst das *Endgefühl* der Bewegung. Die rein passive Bewegung kann jedoch nur bei Bewegung ohne oder mit geringem Schmerz durchgeführt werden. Schmerz ruft die muskuläre Schutzspannung des Patienten hervor und begrenzt das Bewegungsausmaß.

Jedes Gelenk besitzt einen *physiologischen Reserveraum*, die so genannte *elastische Zone* (Panjabi 1992), dadurch werden die Gelenkstrukturen geschützt (**Abb. 2.29**). Die elastische Zone beginnt am Ende der aktiven Bewegungsbahn und kann nur passiv erreicht werden. Beim aktiven Bewegen gelangt das Gelenk nicht in diesen Bereich, da sonst bei jeder endgradigen Bewegung eine maximale Dehnung und Kompression der passiven Gelenkstrukturen erfolgte.

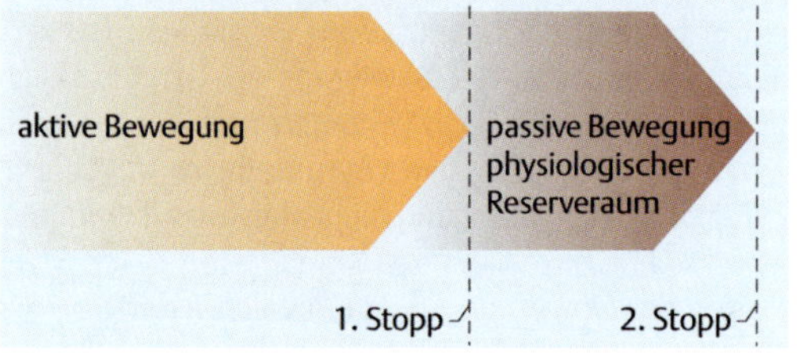

Abb. 2.29 Physiologischer Reserveraum.

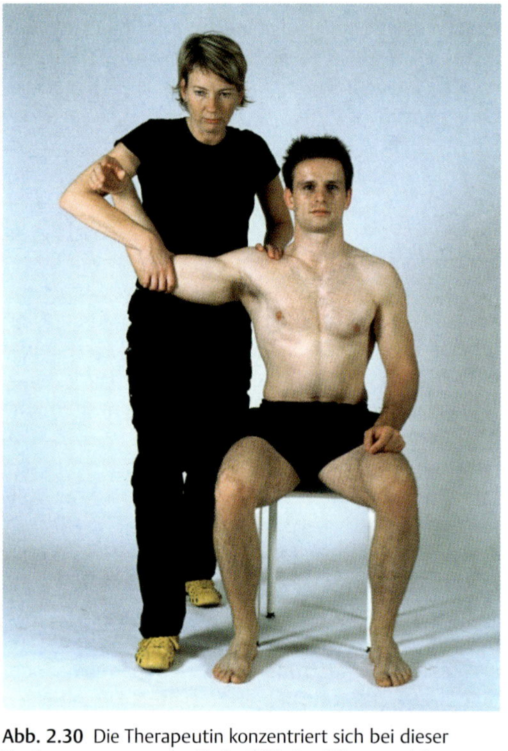

Abb. 2.30 Die Therapeutin konzentriert sich bei dieser Testbewegung, um das Endgefühl einschätzen zu können.

Beginnende Bewegungseinschränkungen bei Degeneration eines Gelenks werden zuerst im physiologischen Reserveraum deutlich. Die Qualität des Endgefühls (S. 65) ist verändert oder es tritt früher als normalerweise auf. Bei der aktiven Bewegung bewegt das Gelenk in der neutralen Zone, in der elastischen Zone nimmt die Therapeutin das Endgefühl wahr (**Abb. 2.30**). In der elastischen Zone entfaltet das passive Haltesystem seine mechanische Wirkung. Die Elastizität hängt vom bindegewebigen Aufbau eines Gelenks ab und repräsentiert sich durch das Endgefühl.

Physiologisches Endgefühl

Passive Bewegungen lösen physiologischerweise folgende Formen des Endgefühls aus und werden von bestimmten Gelenkstrukturen gebremst:

- Fest-elastischer Stopp: Kapsel und Ligamente bremsen/begrenzen die Bewegung.
- Weich-elastischer Stopp: Weichteile bremsen/begrenzen die Bewegung.

Pathologisches Endgefühl

- Das Bewegungsausmaß ist vermindert, das Endgefühl tritt vorzeitig auf.
- Fest-elastischer Stopp durch einen reflektorisch verkürzten Muskel.
- Fester Stopp bei einem Kapselmuster und bei strukturellen Muskelverkürzungen.
- Hart-elastischer Stopp: Knorpel bremst die Bewegung.
- Hart-unelastischer Stopp durch Osteophytenbildung.
- Da kein Endgefühl vorhanden ist, geht die Bewegung ins Leere (bei extremer Hypermobilität, z. B. bei Instabilitäten durch Bandverletzungen).
- Da Schmerz die Bewegung begrenzt, lässt sich das Endgefühl nicht testen.

Geprüft wird die Beweglichkeit eines isolierten Gelenks, wobei darauf zu achten ist, dass keine Spannung über mehrere Gelenke entsteht. Ansonsten ist die endgradige Beweglichkeit des Gelenks nicht möglich.

Notation: Ausmaß der Bewegung und Art des Endgefühls sowie die Interpretation der Bewegungsprüfung hinsichtlich der begrenzenden Struktur werden dokumentiert. Dabei ist immer zu hinterfragen, welche Struktur bei der auffälligen Bewegungsrichtung unter Spannung gerät oder durch Kompression belastet wird.

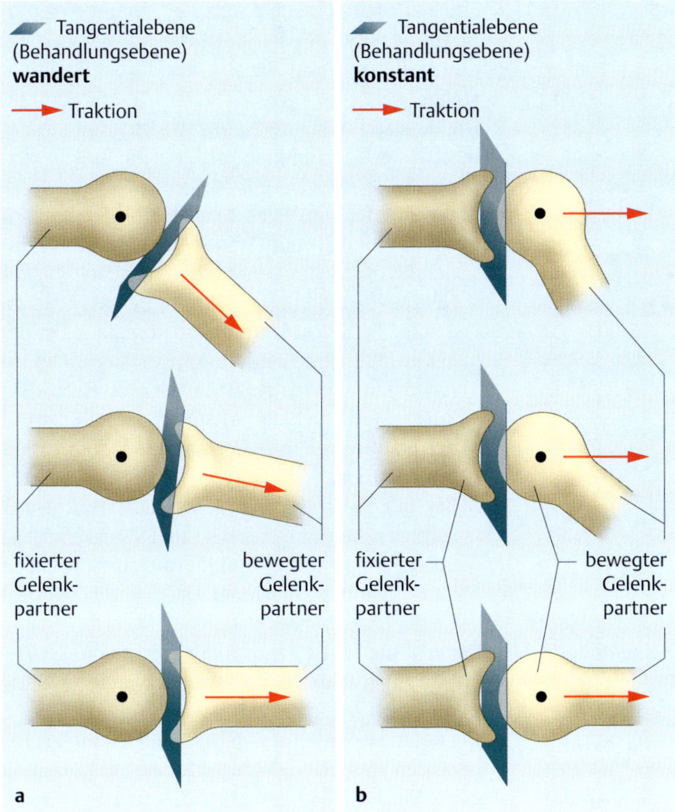

Abb. 2.31 Behandlungsebene.

Prüfen der translatorischen Gelenkbewegung

Nach der angulären folgt die translatorische Bewegungsprüfung. Dabei wird das Gelenkspiel (Synonyme: Joint play, intraartikuläre Bewegung) beurteilt.

Das Gelenkspiel wird im Seitenvergleich durch Traktion und Kompression sowie Gleiten aus der Ruhe- und Behandlungsstellung eines Gelenks geprüft.

Das Gelenkspiel kann dem Untersucher einen Überblick über Veränderungen der Biomechanik des Gelenks vermitteln. Dabei handelt es sich um kleine Bewegungen parallel oder senkrecht zur Behandlungsebene (**Abb. 2.31**). Diese von Kaltenborn (1982) definierte Ebene haftet virtuell am konkaven Gelenkpartner. An ihrer Lage orientieren sich die Bewegungsrichtungen bei den Gelenktechniken. Die Einschätzung der Quantität und Qualität dieser minimalen Bewegung erfordert ein gewisses Maß an Erfahrung.

Das Gelenkspiel wird in Ruhe- und Behandlungsstellung und stets im Seitenvergleich geprüft.

- Ruhestellung: Der Kapsel-Band-Apparat ist maximal entspannt, sodass das Gelenkspiel hier am größten ist.
- Behandlungsstellung: Bei dem schmerzfreien aktiven Bewegungsende des Patienten ist die Kapsel schon mehr gestrafft, weshalb die Beweglichkeit hier geringer ist als in der Ruhestellung.

*Jedes Gelenk besitzt auch eine verriegelte Stellung, in der der Kapsel-Band-Apparat maximal gespannt und der Anpressdruck der Gelenkflächen am größten ist (**Abb. 2.32**). In dieser Ausgangsstellung wird das Gelenkspiel aufgehoben.*

Nur in Gelenken mit vermehrter Beweglichkeit lässt sich hier noch Bewegung spüren. Man nutzt die verriegelte Stellung eines Gelenks zur Durchführung von Stabilitätstests.

Ist das Gelenkspiel nicht eingeschränkt, werden die Muskeln auf Elastizität getestet.

Notation: Da es sich bei der Beurteilung des Gelenkspiels um die subjektive Wahrnehmung der Thera-

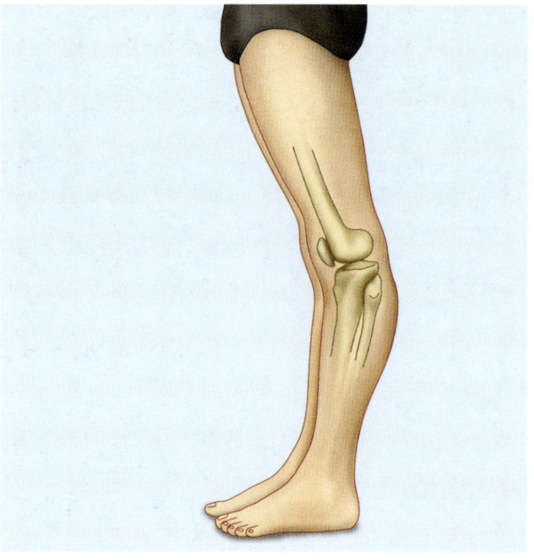

Abb. 2.32 Verriegelte Stellung.

peutin handelt, ist das Ergebnis nicht in zuverlässig vergleichbare Kategorien einteilbar. Die Einteilung in leicht (-), deutlich (- -) und stark (- - -) wird zur Kommunikation und Dokumentation benutzt.

Sehr kleine Bewegungen müssen manuell geprüft werden, um unterschiedliche Gewebewiderstände wahrzunehmen. Der Untersucher benötigt dafür viel Erfahrung im Bereich der taktilen Wahrnehmung.

Messen der aktiven und passiven angulären Bewegungen an den Extremitäten

Jede Abweichung von der Gelenkstellung eines aufrecht stehenden Menschen wird in Winkelgraden angegeben. Die Neutral-Null-Methode (Kap. 3.1.1) definiert die Nullstellung der Gelenke im aufrechten Stand. Die Messungen mit dem Winkelmesser sind standardisiert.

In der Praxis muss die Bewegung häufig abweichend von der Ausgangsstellung des aufrecht stehenden Menschen geprüft werden, um die gesamte Breite der Funktionsbeeinträchtigungen zu erfassen. Bei Abweichen von der Messung nach Neutral-Null ab, muss das beschrieben werden.

Beispiele: Gründe für das Abweichen von Neutral-Null

- Prüfen der Adduktion des Glenohumeralgelenks in der Transversalebene zur Differenzierung eines ventralen Labrumdefekts oder einer Affektion des Akromioklavikulargelenks.
- Bei starken Schmerzen muss häufig die Beweglichkeit aus der aktuellen Ruhestellung heraus geprüft werden.
- Eine Patientin mit subakromialer Schmerzsymptomatik toleriert in der Akutphase schmerzbedingt die Abduktion und Flexion nur in der Skapulaebene.
- Die Rotation des Hüftgelenks wird sowohl aus der Neutral-Null-Stellung als auch bei 90° Hüftflexion geprüft:
  - Die Rotation aus der Neutral-Null-Stellung ist entscheidend für die Standbeinphase. Ein beginnendes Kapselmuster zeigt sich zuerst in der Neutral-Null-Stellung, da dann der gewichttragende Teil des Hüftkopfes Kontakt mit der Pfanne hat und ventrale Kapsel-Band-Strukturen die maximalste Spannung aufweisen. Dadurch steigt der Anpressdruck des Kopfes in der Pfanne, und eine beginnende Degeneration wird deutlich.
  - Bei der Rotation mit gebeugtem Hüftgelenk kommen andere Kapsel- und Muskelanteile unter Spannung. Bei Veränderungen im dorsalen Kapselanteil ist die Innenrotation vor allem in Flexion eingeschränkt.
- Die Prüfung der Bewegung kann von beiden Hebelarmen aus geschehen und zwar so, wie sie im Alltag erforderlich ist.
- Die Rotation des Beines im Hüftgelenk kann in entlastender Ausgangsstellung schmerzfrei und ohne große Einschränkungen möglich sein. Wird die Rotation aber im Stand vom proximalen Hebel Becken aus geprüft, gibt der Patient möglicherweise dieselben Schmerzen an, die er auch beim Gehen spürt. Der Mensch benötigt bei jedem Schritt Rotationstoleranzen auf dem belasteten Hüftgelenk. Diese Bewegungen können im Falle von beginnenden Degenerationen zuerst beeinträchtigt sein. Schmerzen und Ausweichmechanismen sind die Folge.

Messen der Bewegungen der Wirbelsäule

Die Wirbelsäulenbewegungen werden immer in folgender Reihenfolge geprüft:

- Aktive Bewegung hubfrei testen, d. h. die Bewegungsachse steht vertikal im Raum.
- Passive Bewegung segmental prüfen.
- Die Bewegung in belastenden Positionen beurteilen, wie z. B. Stand oder Sitz. (Dies steht häufig auch am Anfang; bei Patienten, bei denen ein akuter Schmerz dominiert, entfällt diese Prüfung.)

Messen aktiver Wirbelsäulenbewegungen

Auch für die Gelenke der Wirbelsäule gibt die Neutral-Null-Methode Messungen vor.

Beispiele:

1. *Schober- und Ott-Zeichen* (siehe **Abb. 2.12a, b**) Kapitel 2.1.1.

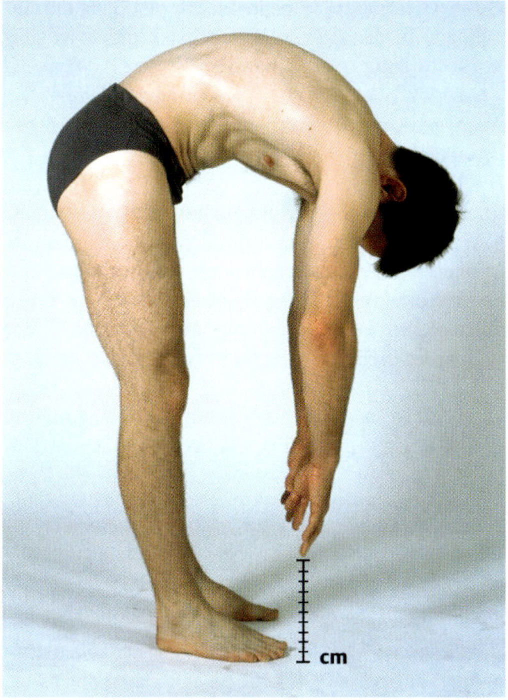

Abb. 2.33 Finger-Boden-Abstand.

2. Finger-Boden-Abstand (**Abb. 2.33**)
Hierbei wird bei maximaler Wirbelsäulenflexion der Abstand zwischen Fingerspitzen und Boden gemessen.

> *Die beschriebenen Messmethoden beurteilen nur die Quantität und nicht die Qualität der Bewegung. Da zu viele Strukturen beteiligt sind, lassen sich keine Aussagen über hypo- und hypermobile Wirbelsäulenabschnitte treffen.*
> *Beim Schober-Test der LWS können verkürzte Mm. ischiocrurales die Bewegung vorzeitig hemmen. Die gesamte dorsale Muskelkette muss bei hoher Hubbelastung bremsend arbeiten. Ein Patient mit Schmerzen wird diesen Test kaum zulassen.*

Prüfen der segmentalen Beweglichkeit in der Wirbelsäule
Segmentale Bewegungstoleranzen lassen sich nur testen, wenn die Therapeutin das Rumpfgewicht des Patienten abnimmt. Hierfür wird er so gelagert, dass die Bewegungsachse, um die die Bewegung stattfindet, vertikal im Raum steht. Arm- und Beingewichte sind unterlagert, damit sie keine bremsenden Fall verhindernden Muskelaktivitäten auslösen. **Abb. 2.34a–c** zeigt beispielhaft die segmentale Untersuchung der Beweglichkeit der LWS.

- Prüfen der Extension der LWS in Seitenlage:
  - Die Bewegung findet in der Sagittalebene um eine frontal verlaufende Achse statt.
    - Die frontale Achse steht in der Seitenlage vertikal im Raum.
    - Zwischen die Oberschenkel wird ein kleines Kissen gelegt, damit das oben liegende Bein keinen rotatorischen Impuls auslöst.
    - Die Hüftgelenke sollten nicht mehr als 70° flektiert sein, da sonst die Bewegung auf die LWS weiterläuft.
    - Der obere Arm stützt auf die Unterlage oder wird ebenfalls unterlagert.
- Prüfen der aktiven Extension hubfrei:
  - Das Steißbein wandert in Richtung Hinterkopf, im Bereich der LWS bilden sich Falten.
    - Die Therapeutin beobachtet, ob ein harmonischer Bewegungsablauf stattfindet.
    - Setzt sich die Bewegung harmonisch von kaudal nach kranial fort oder bewegt sich ein Wirbelsäulenabschnitt als Block mit?

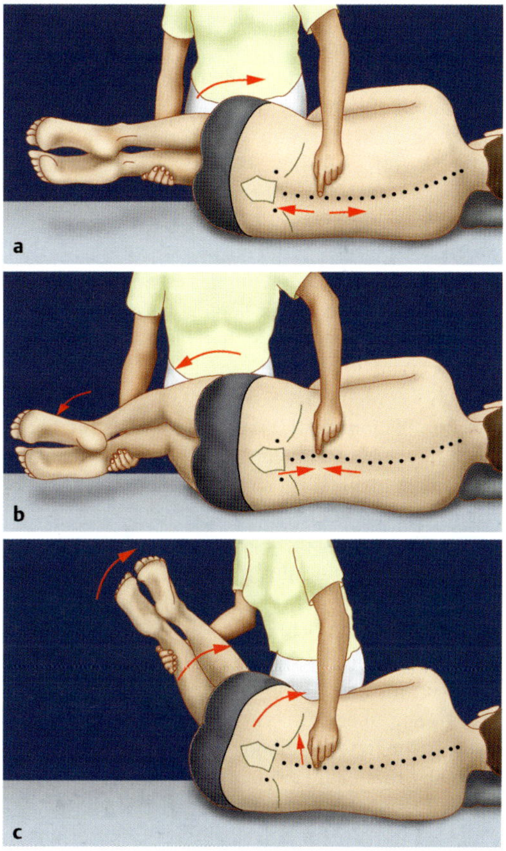

Abb. 2.34 Segmentale Bewegungsprüfung in der LWS. **a** Flexion. **b** Extensioin. **c** Lateralflexion.

- Prüfen der passiven segmentalen Beweglichkeit (**Abb. 2.35**):
  - Der Patient liegt nahe an der Bankkante, die Beine sind in Hüft- und Knieflexion an den Oberschenkeln der Therapeutin abgestützt.
  - Eine Therapeutenhand umfasst von ventral die Unterschenkel des Patienten, führt die Beine nach kaudal-dorsal und gibt mit seinen Oberschenkeln leichten Schub nach dorsal.
  - Der Tastfinger der anderen Hand liegt interspinös und nimmt die Annährung der Dornfortsätze und die Entspannung der Weichteilstrukturen wahr.
  - Bei der Extension gleiten die Wirbelbogengelenke (Facetten) ineinander, d. h. sie führen eine Konvergenzbewegung aus.
  - Die größte Bewegungstoleranz in die Extension hat das Bewegungssegment L5/S1, die Bewegung nimmt dann gleichmäßig nach kranial ab.
  - Eine Abweichung von der Norm wäre z. B. eine mangelnde Konvergenzbewegung in den Segmenten L5/S1 und L4/5.
- Notierung: LWS-EXT bei verminderter Extension:
  - L5/S1: - - (2 Minuszeichen = deutliche Bewegungseinschränkung);
  - L4/L5: - - - (3 Minuszeichen = starke Bewegungseinschränkung).

Die Beweglichkeit einzelner Bewegungssegmente ist sehr klein, weshalb es einer gehörigen Portion Erfahrung bedarf, um Unterschiede festzustellen.

Notation: Bei der Einteilung des Bewegungsausmaßes handelt es sich um die subjektive Wahrnehmung der Therapeutin und ist daher nicht in zuverlässig vergleichbare Kategorien einteilbar. Die Einteilung in leicht (-), deutlich (- -) und stark (- - -) wird zur Kommunikation und Dokumentation benutzt. Solange die sichere Zuteilung nicht in vergleichbaren Kategorien möglich ist, sind die Ergebnisse wissenschaftlich nicht verwertbar.

Prüfen der Wirbelsäulenbewegung bei Belastung

Bei Patienten, die nur in belasteten Positionen Schmerzen z. B. in der LWS angeben, muss die Bewegung auch in den Schmerz auslösenden Ausgangsstellungen beurteilt werden. Bekommen Patienten vor allem im Sitzen Schmerzen, wird die Beweglichkeit im Sitz über die Beckenbewegung geprüft. Ziel ist die Schmerzreproduktion unter Belastung.

Beispiel: Prüfen der LWS-Extension im Sitzen

- Das Becken rollt auf der Unterlage nach vorne, sodass es vom proximalen Hebel in den Hüftgelenken zu einer Flexion, in der LWS zu einer Extension kommt.
- Die Therapeutin beobachtet, ob der harmonische Bogen in der LWS gestört ist, sich die Bewegung gleichmäßig von kaudal nach kranial fortsetzt und Schmerzen bei der Bewegung auftreten.

Auswerten der Messergebnisse der verschiedenen Untersuchungen der Wirbelsäule

Die Ergebnisse der Bewegungsprüfung werden mit dem ärztlichen Befund verglichen. Befunde können sich z. B. auch durch strukturelle Veränderungen innerhalb des Gelenks ergeben, die z. B. auf dem Röntgenbild erkennbar sind.

Beispiel: Bei einem Patienten mit Spondylarthrose haben sich im Bereich der Facettengelenke Osteophyten gebildet. Die Bewegung in diesem Wirbelsäulenabschnitt ist massiv behindert. Als Folge der zunehmenden Versteifung gibt der Patient eine Schmerzerleichterung an. Die degenerierten Wirbelgelenke kommen zur Ruhe.

Auf keinen Fall darf der Wirbelsäulenabschnitt intensiv mobilisiert werden! Dagegen kann aktives Bewegen in hubfreien Ausgangsstellungen die Stoffwechselsituation optimieren und dadurch die Ernährung der Körperstrukturen verbessern.

Außerdem werden Abweichungen der Statik und der Konstitution des Patienten bei der Beurteilung der Bewegungsprüfung berücksichtigt. Die Befunde werden zueinander in Relation gesetzt.

Fallbeispiel: Ein Patient mit LWS-Beschwerden besitzt ein großes Bauchgewicht mit Statikabweichungen in der Sagittal- und Transversalebene. In den Hüftgelenken bestehen eine ++ Flexion vom proximalen Hebel und eine ++ Lordose der LWS. Der Körperabschnitt Thorax zeigt eine Translation nach dorsal gegen den Körperabschnitt Becken.

Die Bewegungsprüfung ergibt eine verminderte Extensionstoleranz in beiden Hüftgelenken. In der LWS und im thorakolumbalen Übergang ist die Flexion deutlich eingeschränkt, während die Extension vermehrt ist.

Die Konstitution des Patienten zwingt Hüft- und Wirbelsäulengelenke in bestimmte Stellungen. Da sich seine Konstitution nicht so schnell verändern lässt, müssen ihm Entlastungshaltungen für die Wirbelsäule und Eigendehnungen der Hüftflexoren angeboten werden. Die Flexionstoleranzen der Wirbelsäule verbessern sich mithilfe abgegebener Gewichte. Anschließend lernt der Patient, seine Körperabschnitte besser einzuordnen. Er erhält einen individuellen Trainingsplan, dessen regelmäßige Durchführung die Ausdauerleistung seiner Muskulatur erhöht.

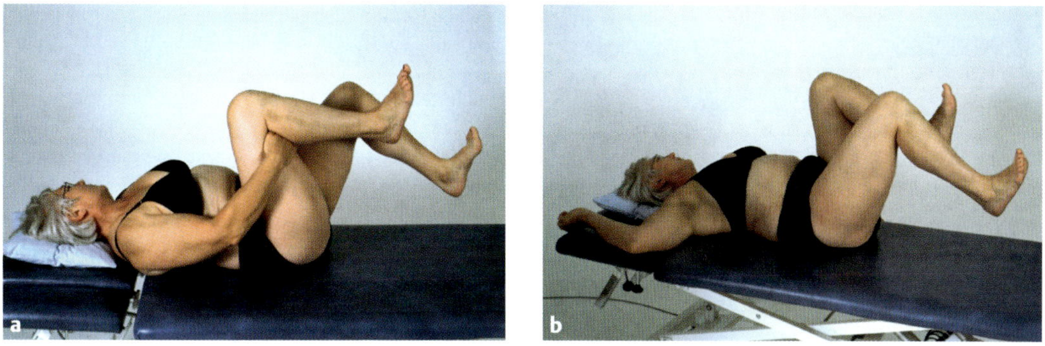

Abb. 2.35 a–b.
a Reaktive Bauchmuskelaktivierung (Rückenlage). b Mit mehr Hubbelastung.

Zur Verbesserung der Stabilität werden die autochthonen Muskeln in Funktion gebracht. Außerdem bekommt er Eigenübungen, um die reaktive Bauchmuskelaktivität zu verbessern.

Beispiel: In Rückenlage werden beide Beine in maximaler Hüftflexion mit den Händen am Bauch fixiert (**Abb. 2.35a, b**). Ein Bein wird langsam auf die Unterlage abgestellt, wobei die Bauchabstände konstant bleiben und die LWS den Kontakt zur Unterlage beibehält.

Beherrscht der Patient die Durchführung, lässt sich durch Veränderung der Ausgangsstellungen und der Hebelverhältnisse die Belastung der Bauchmuskeln steigern.

Untersuchen der Kapsel

Bei strukturellen Verklebungen und Schrumpfungen (z. B. durch Immobilität) beeinträchtigt mangelnde Kapselelastizität das Gelenkspiel. Vor allem im Bereich hypermobiler Gelenke führen vermehrte Dehnungs-, Druck- und Zugbelastungen durch Veränderungen der Umdrehungsachsen zu Überlastungen der Gelenkkapsel und der angrenzenden Bandstrukturen.

Als Folge des Belastungsanstiegs bei mangelnder Stabilität des Gelenks kann Überlastung die Strukturen des passiven Systems reizen. Bei bereits vorhandenem Reizzustand entwickeln sich die Symptome schneller, während bei Reizfreiheit eine gewisse Belastungs- und Überlastungstoleranz besteht.

Bei entsprechend starker Überlastung reagiert das Gelenk mit Ergussbildung. Erfasst der Reizzustand zunehmend das gesamte Gelenk, entwickelt sich eine Bewegungseinschränkung in Form eines Kapselmusters. Im Falle eines Reizzustands der Gelenkkapsel führt eine Spannungserhöhung der Kapsel (z. B. durch Traktion oder bei passiver Bewegung) zur Schmerzzunahme.

Stabilitätsprobleme und verminderte Beweglichkeit können bei einem Gelenk parallel bestehen.

Untersuchungsschritte

- Prüfen der aktiven und passiven Beweglichkeit und Vergleich der gefundenen Einschränkungen mit dem Kapselmustern.

Beispiele: Typische Kapselmuster

- Gonarthrose: Flexion > Extension;
- Koxarthrose: Innenrotation > Extension > Abduktion > Flexion;
- Omarthrose : Außenrotation > Abduktion > Innenrotation;
- Spondylarthrose in der LWS: Extension/Lateralflexion > Flexion;
- Spondylarthrose in der BWS: Rotation schränkt zuerst und am massivsten ein;
- Spondylarthrose in der HWS: Extension > Rotation/Lateralflexion > Flexion.
- Prüfen des Gelenkspiels:
  - Traktion;
  - Kompression;
  - translatorische Gleitbewegung.

Bei gestörter Roll-Gleit-Bewegung ist das Gelenkspiel eingeschränkt. Bei eingeschränktem Gelenkspiel durch Kapselverklebung wird ein festes und hartes Endgefühl spürbar.

- Überprüfen der Kapsel auf *Druckschmerz* und des Gelenks auf einen *Erguss*. Beide Befunde können bei Arthrosen und z. B. nach Gelenkoperationen vorliegen.

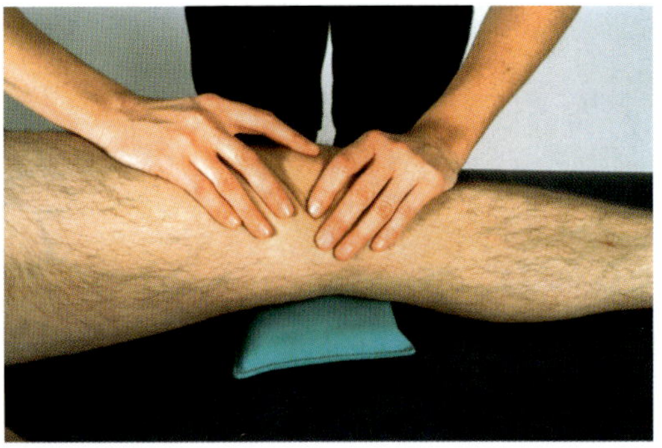

Abb. 2.36 Prüfen der tanzenden Patella.

Beispiele:

- Hufeisenförmige Schwellung im Bereich des Rec. suprapatellaris;
- Tanzende Patella, die auf einen Erguss in der Kapsel des Kniegelenks hindeutet.

Beispiel: Prüfen der tanzenden Patella (Abb. 2.36)

- Das Kniegelenk liegt in Neutral-Null-Stellung, bei Extensionsdefiziten leicht unterlagert.
- Den Rec. suprapatellaris in Richtung Kniegelenk ausstreichen, wodurch die Flüssigkeit ins Zentrum des Gelenks gelenkt wird.
- Die Patella am medialen und lateralen Rand umfassen und den Zeigefinger als Tastfinger auf das Zentrum der Patella drücken.

Eine tanzende Patella schwimmt wie eine Untertasse auf Wasser.

Untersuchen ligamentärer Stabilität

Wie bereits erwähnt (S. 69), führen im Bereich hypermobiler Gelenke vermehrte Dehnungs-, Druck- und Zugbelastungen durch Veränderungen der Umdrehungsachsen zu Überlastungen der Bandstrukturen. Die Ligamente zeigen eine erhöhte Druckschmerzhaftigkeit, eventuell treten auf Druck auch Ausstrahlungen auf. Der Druckschmerz erhöht sich, wenn das Band in eine gespannte Position gebracht wird.

Typischerweise reagieren Bänder bei Druck erst nach einem gewissen Zeitraum (20–30 sec) mit Schmerz.

Beispiele:

- Bei Stabilitätsproblemen in der LWS sind die Ligg. iliolumbalia überlastet. Sie lassen sich zwischen den Querfortsätzen von L4 und L5 und dem Beckenkamm in der Tiefe tasten. Zusätzliche Lateralflexion der LWS zur Gegenseite kann die Provokation erhöhen.
- Zwischen den Dornfortsätzen reagieren das Lig. supraspinale und das Lig. interspinale mit Druckschmerz. Mithilfe des *Coin-Tests* wird der Druckschmerz geprüft. Dabei übt die Therapeutin mit einer Geldmünze zwischen den Dornen Druck auf die Bandstrukturen aus. Ausstrahlende Symptome reproduzieren die Bänder erst nach etwa 30 Sekunden.

Spezifische Untersuchungen der Bänder

Untersuchen schmerzhafter Bänder

- *Lokalisation:* An den Insertionsstellen der Sehnen und Bänder tritt ein lokaler Rezeptorenschmerz oft mit Ausstrahlung in die zugehörige Muskulatur auf.
- *Schmerzqualität:* Es handelt sich um einen diffusen, dumpfen, ziehenden, bohrenden Schmerz. Im Bereich der Wirbelsäule geben die Patienten vor allem nach langem Stehen häufig ein „Abbrechgefühl“ an.
- *Auftreten des Schmerzes:* Bei längerem dauerhaften Verharren in einer Position nimmt der Schmerz stetig zu.
- Schmerzprovokation:
  - Werden die Bänder durch Stabilitätstests unter Dehnungsstress gesetzt, reagieren sie nach ca. 30 Sekunden mit vermehrtem Schmerz mit Ausstrahlung in die zugehörige Muskulatur.
  - Bei der Palpation besteht ein lokaler Druckschmerz an der Insertion oder im Bandverlauf.

Bei länger anhaltendem Druck kann der Schmerz ausstrahlen (das ist aber nicht immer der Fall). Daher ist eine Beurteilung der Gelenkstellungsänderungen angeraten, die sich z. B. als eventuelle Achsenabweichungen aus Schädigungen der Bänder ergeben.

Testen der Beweglichkeit

Nach einer signifikanten Schädigung der ligamentären Strukturen ist die Neutralzone eines Gelenks deutlich vergrößert (**Abb. 2.37**). In diesem Fall vermehrt sich die Translation der Gelenkflächen zueinander, das Endgefühl erscheint leer oder wird durch plötzliche Tonuserhöhungen der Muskulatur als Abwehrreaktion begrenzt. Eventuell ist eine sich ändernde Symptomreaktion zu beobachten.

Beispiel: Nach Ruptur des vorderen Kreuzbands im Kniegelenk kann die Tibia weiter nach ventral translatiert werden als am gesunden Kniegelenk. Der Test der vorderen Schublade bei 90° Knieflexion und der Lachmann-Test in 25° Flexion bestätigen die vergrößerte Translation (**Abb. 2.38**, **Abb. 2.39**).

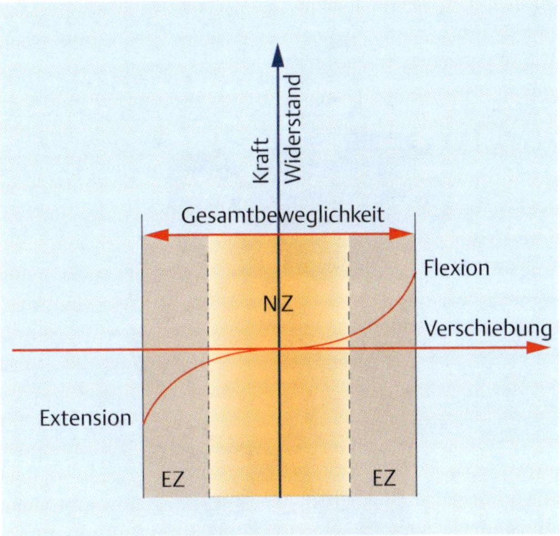

Abb. 2.37 Neutralzone.

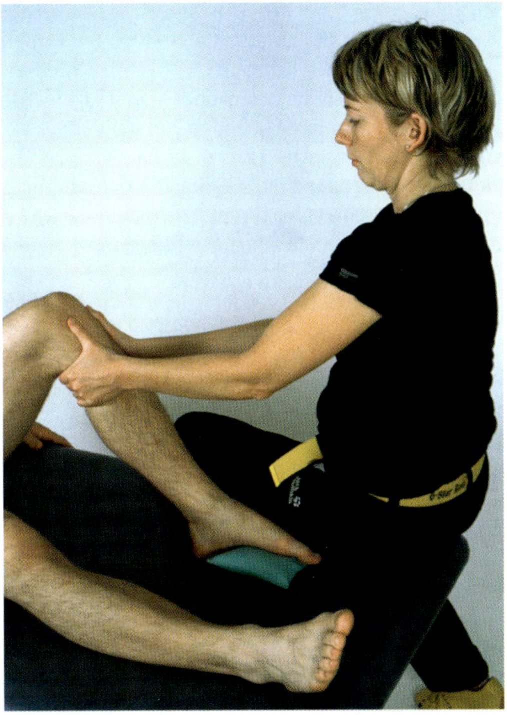

Abb. 2.38 Prüfen der vorderen Schublade.

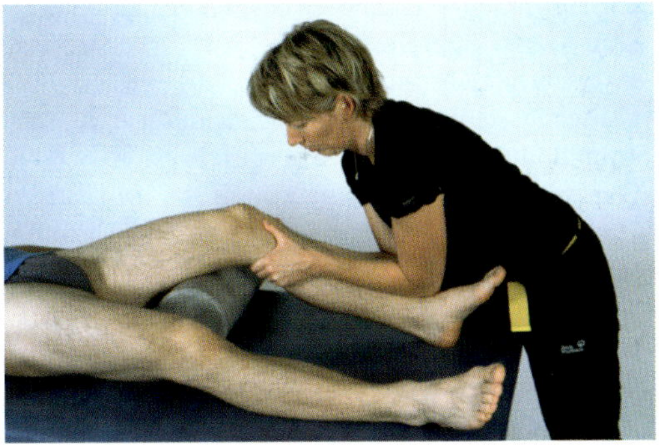

Abb. 2.39 Lachmann-Test.

Die Festigkeit am Ende der passiven Bewegung im Bereich der elastischen Zone erscheint weniger fest. Dies wird häufig als *leeres Endgefühl* bezeichnet.
Beispiel: In einem Kniegelenk mit verletztem vorderen Kreuzband kann eine passive Überstreckbarkeit vorliegen, da die Spannungserhöhung durch die Vertikalisierung des Kreuzbands bei Extension fehlt. Die Endgefühlqualität ist anders als am gesunden Kniegelenk.

Die Interpretation von Endgefühl, spezifischen Instabilitäts- und translatorischen Tests ist mit Vorsicht zu bewerten, da es sich um eine subjektive Wahrnehmung der Therapeutin handelt und die Bewegungen sehr klein sind.

Der Einfluss von Schmerz und Abwehrspannung verfälscht das Ergebnis. Durch Gegenspannung kann die Vergrößerung der Neutralzone verborgen bleiben. Die Interpretation der Untersuchungen benötigt Erfahrung. Bei fachlicher Unsicherheit besteht die Gefahr, dass der Untersucher spürt, was er spüren möchte bzw. was mit der Arbeitshypothese übereinstimmt.

Trotz normal großer neutraler Zone kann eine funktionelle Hypermobilität vorhanden sein. Auch bei Vergrößerung der Neutralzone muss kein Stabilitätsmangel vorliegen. Er besteht erst dann, wenn das aktive System das Defizit des passiven Systems bei der Bewegung nicht kompensieren kann. Aus diesem Grund müssen aktive und passive Bewegung verglichen werden.

In Gelenken mit vermehrter Beweglichkeit werden vor allem in Behandlungsstellung die Prüfung des Endgefühls und die Traktion manchmal als störend empfunden. Ligamente und Kapsel registrieren die Spannungserhöhung und reproduzieren Schmerz oder ein unangenehmes Gefühl. Typischerweise tritt der Schmerz aber erst bei gehaltener Spannung durch Meldung der Golgi-Rezeptoren nach etwa 30 Sekunden auf.

Kompression ruft in hypermobilen Gelenken oft ein angenehmes Gefühl hervor, da die Annäherung der Gelenkflächen den Kapsel-Band-Apparat entlastet.

Stabilitätstests

Das Prinzip der Stabilitätstests besteht im Prüfen translatorischer Bewegungen in Gelenkeinstellungen, bei denen sich die Gelenkkapsel oder Ligamente in maximaler Spannung befinden. Bei stabilem passiven System ist keine Translation vorhanden, und der elastische Widerstand ist fest. Stabilitätstests finden immer im Seitenvergleich statt. Die maximale Spannung des Kapsel-Band-Apparats bringt die Gelenke in die verriegelte Stellung.

In diesen Stellungen kann auch eine gezielte Schmerzprovokation der Ligamente und der Kapsel erfolgen. Dabei wird die Position der maximalen Spannung für etwa 30 Sekunden in der Provokationsstellung gehalten und dabei beobachtet, ob es zur Schmerzreproduktion kommt.

Spezifische Stabilitätstests an exemplarisch ausgewählten Gelenken

Schultergelenk

Am Schultergelenk findet sich häufig eine *ventrale Instabilität*. Durch die sehr häufige Dezentrierung des Humeruskopfes nach ventral kann es dauerhaft zur Laxität der ventralen Kapsel kommen. Mangelnde Bewegungstoleranzen der BWS fordern vor allem bei Überkopfbewegungen eine vermehrte Beweglichkeit im Glenohumeralgelenk. So werden wiederholt die ventralen Schultergelenksstrukturen beansprucht.

Anteriorer Apprehensionstest zur Untersuchung einer ventralen Instabilität (**Abb. 2.40**)

- Ausgangsstellung Patient: Sitz, Schulter in Abduktion und maximaler Außenrotation.
- Ausgangsstellung Therapeutin: dorsal vom Patienten stehend.
- Durchführung:
  - Die Therapeutin führt mit einer Hand den Arm des Patienten in 45°, 90° und 135° Abduktion und Außenrotation.
  - Die andere Hand gibt von dorsal einen Schub am Humeruskopf in die Subluxationsposition nach ventral, um diese zu provozieren.
  - Bei 45° wird die Stabilität der einstrahlenden Fasern des M. subscapularis in die ventrale Kapsel sowie des Lig. glenohumerale medius geprüft.
  - Bei 90° und 135° erfolgt die Prüfung der Stabilität des Lig. glenohumerale inferius und der ventralen Kapsel.
  - Eine positive Schublade durch Translation des Humeruskopfes nach ventral und/oder eine Vermeidungsreaktion des Patienten sind als Zeichen der Instabilität zu werten.

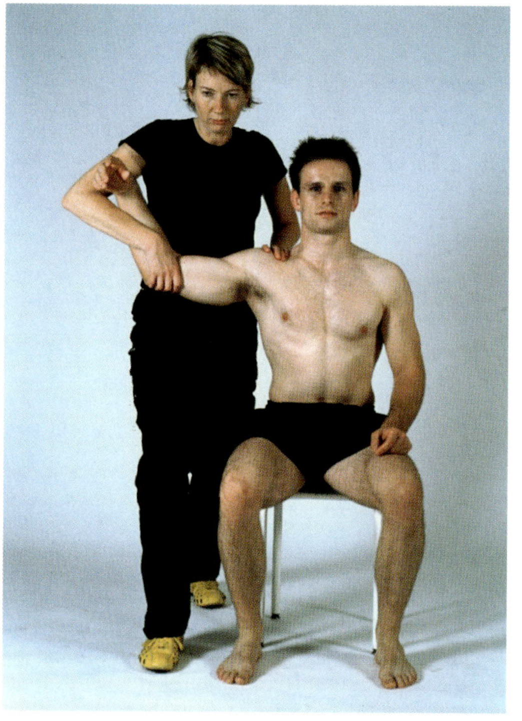

Abb. 2.40 Anteriorer Apprehension-Test.

Normalerweise sollte in der Abduktionsstellung des Schultergelenks mit maximaler Außenrotation keine Translation des Kopfes nach ventral möglich sein, da die ventrale Kapsel maximal gespannt ist.

Kniegelenk

Bei einer Achsenabweichung am Standbein im Sinne eines Genu valgum handelt es sich um einen medialen Kollaps des Bandapparats am Kniegelenk.

Prüfen der Stabilität des medialen Kollateralbands und der dorsomedialen Kapsel durch Ausüben des so genannten *Valgusstress* auf den Bandapparat (**Abb. 2.41**)

- Ausgangsstellung Patient: Rückenlage.
- Ausgangsstellung Therapeutin: Lateral des Beines des Patienten.
- Durchführung:
  - Die Therapeutin klemmt den Unterschenkel zwischen ihren Arm und Körper ein.
  - Die Handwurzel der proximalen Hand liegt am lateralen Kniegelenk und gibt durch ihre Körperdrehung einen Schub nach medial.
  - Eine weiterlaufende Rotation auf das Hüftgelenk lässt sich durch Vorpositionierung des Beines in Innenrotation verhindern.
  - Der Valgusstress erfolgt in voller Knieextension.

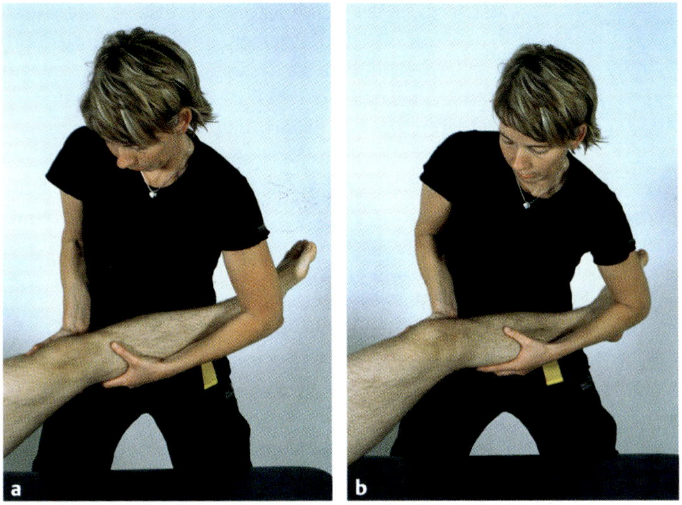

Abb. 2.41 Valgusstress im Kniegelenk bei voller Extension und 15° Flexion.

- Da Kollateralband und Kapsel maximal gespannt sind, sollte keine Aufklappbarkeit vorhanden sein.
- Zur Schmerzprovokation des medialen Kollateralbands wird der Valgusstress bei etwa 15° Knieflexion durchgeführt, wobei die dorsolaterale Kapsel entspannt und damit vor allem das Seitenband anspannt.
- Die Provokationsstellung wird etwa 30 Sekunden lang gehalten und dabei beobachtet, ob sich eine Schmerzreproduktion einstellt.

Untersuchen periartikulärer Strukturen

Zu den periartikulären Strukturen, die auch als Gleitlager bezeichnet werden, gehören Schleimbeutel und Sehnenscheiden. Ihre Schädigung kann folgende Ursachen haben:

- Rheumatische und Stoffwechselerkrankungen, z. B. primär chronische Polyarthritis (PCP) oder Gicht;
- Störungen des Hormon- und Vitaminhaushalts, z. B. in Zeiten massiver Hormonumstellung (Wechseljahre oder bei Vitamin-E-Mangel);
- Einmalige oder wiederholte Mikrotraumen.

Typisch sind Druckschmerz und Schwellung lokal über den Schleimbeuteln und im Bereich der Sehnenscheiden. Der Schmerz tritt oft nach Überlastung oder gleichförmiger Arbeit auf oder wenn z. B. ein Schleimbeutel komprimiert wird. Beim Bewegen entstehen typische ziehende, reißende Schmerzen.

Beispiel: Bei passiver Abduktion des Armes im Schultergelenk mit gleichzeitig fixierter Skapula wird die Bursa bei einer Dezentrierung des Humeruskopfes nach kranial komprimiert und reagiert mit Schmerz.

Spezifische Untersuchung bei Störungen im Bereich der Gleitlager

Untersuchen von Schwellungen

- Im Bereich der Schleimbeutel treten lokale Schwellungen auf.
- Aufgrund der Schwellungen sind die Schleimbeutel bei der Palpation plötzlich tastbar.
- Durch Druck verstärkt sich der Schmerz.
- Im Bereich der Sehnenscheiden kommt es bei Bewegung zu Krepitation.

Untersuchen bei Schmerzen

- Die Bewegung ist schmerzhaft und meistens in bestimmte Richtungen eingeschränkt (z. B. ist bei Bursitis subacromialis die Abduktion der Schulter am stärksten eingeschränkt).
- Unter Entlastung ist der Bewegungsschmerz geringer (z. B. ist bei Bursitis subacromialis die Abduktion unter Zug am Humerus weniger schmerzhaft, da dies den subakromialen Raum entlastet).

Schmerzprovokation

- Die Schleimbeutel werden durch Kompression provoziert.

Beispiel: Die Bursa subacromialis wird durch Kranialisation des Humeruskopfes provoziert. Eine Kompression über den Humerus in Richtung Akromion löst Schmerzen aus.

- Die Sehnenscheiden reagieren auf lokalen Druck durch Palpation ebenso wie auf Zugbelastungen mit Schmerz.

Beispiel: Die Sehnenscheiden der Fingerflexoren provozieren Schmerzen bei passiver dorsaler Fingerextension. Eine weitere Steigerung ist durch Ellenbogenextension möglich.

Untersuchen der Muskulatur

Die Muskelfunktionsprüfung wurde in Kap. 2.1.2, Untersuchen der muskulären Balance wird in Kap. 3 erläutert.

Muskelelastizität

Ein normal langer Muskel lässt endgradige Bewegungsausschläge schmerzfrei und ohne Erhöhung seiner Spannung zu. Bei mehrgelenkigen Muskeln ist allerdings die Stellung des Nachbargelenks mit zu berücksichtigen. Die Bewegung kann nicht gleichzeitig in beiden Gelenken endgradig erfolgen. Das erlaubt die Gesamtlänge des mehrgelenkigen Muskels nicht. Diesen Zustand beschreibt der Begriff *physiologische passive Insuffizienz.*

Bei eingelenkigen Muskeln ist eine passive Insuffizienz immer pathologisch.

Polyartikuläre Bewegungen haben stets auch Elastizitätsverluste der beteiligten Muskeln zur Folge. Am Ende eines polyartikulären Spannungsaufbaus ist es normal, dass der Widerstand durch die Erhöhung der Muskelspannung zunimmt. Er ist Ausdruck des endgradigen Verlängerungsbedarfs des Muskels. Die freie Nutzung der Bewegungskombination im Alltag darf allerdings nicht behindert sein.

Erhöhte Dehnungsempfindlichkeit des Muskels – Muskelverkürzung

Dauerhafte Erhöhung des aktiven Muskeltonus (Laube 2004) und Immobilität machen den Muskel dehnungsempfindlicher. Je länger der Zustand anhält, desto mehr kommt es aufgrund der Plastizität zu Veränderungen innerhalb des Muskels, die zu reduzierter Elastizität führen.

- *Reflektorische Verkürzung:* Im Muskel ist noch keine strukturelle Veränderung vorhanden. Er weist eine erhöhte Dehnungsempfindlichkeit auf (neurophysiologisches Geschehen).
- *Reversible strukturelle Verkürzung:* Reversible Umbauprozesse haben eingesetzt. Befinden sich Muskeln z. B. durch Immobilisation über einen langen Zeitraum in angenäherter Position, bleibt zwar die Anzahl der Muskelfasern konstant, sie verlieren aber motorische Einheiten, sodass sich die Fasern tatsächlich verkürzen. Treffen sehr viele Längenreize auf den Muskel, werden zusätzliche Sarkomere in die Fasern eingebaut, wodurch sich die Fasern verlängern. Hierbei handelt es sich eher um eine Muskelverlängerung als um -dehnung. Nach einer Immobilisation bilden sich in den ersten 4 Wochen des Heilungsprozesses wasserlösliche *Crosslinks* (Bindegewebsbrücken), die durch wiederholte Bewegungen im schmerzfreien Bereich leicht beeinflussbar sind. Werden die kollagenen Gewebe länger als 6 Wochen im angenäherten Zustand immobilisiert, bilden sich wasserunlösliche pathologische Crosslinks.
- *Irreversible strukturelle Verkürzung:* Es besteht eine Kontraktur. Kontraktile haben sich in nichtkontraktile Einheiten umgebaut.

Veränderung des Endgefühls durch Muskelverkürzungen

Das Endgefühl tritt vorzeitig auf, und die Spannung des Muskels nimmt schon vor dem Ende der Bewegungsbahn zu. Bei einer reflektorischen Muskelverkürzung, d. h. wenn noch keine strukturellen Veränderungen im Muskel vorhanden sind, ist das Endgefühl *fest-elastisch.* Die Bewegung kann durch Entspannungstechniken (z. B. postisometrische Relaxation) erweitert werden.

Ein *festes* Endgefühl deutet auf eine strukturelle Verkürzung hin, bei der durch den Einsatz von Entspannungstechniken kein Weggewinn möglich ist. Das Gelenk als Ursache für die Bewegungseinschränkung muss durch translatorische Gelenktests ausgeschlossen werden. Bei den Verkürzungen werden 2 Arten unterschieden:

- Irreversible strukturelle Veränderungen: z. B. Myositis ossificans (Muskelentzündung mit Kalkeinlagerungen im Muskel);
- Reversible Muskelverkürzungen: Sie entstehen durch Einlagerung von Crosslinks (Wasserstoffbrücken oder pathologische wasserunlösliche Crosslinks).

Muskeln als Schmerzursache

Mögliche Ursachen für schmerzhafte Muskeln

- Reflektorische Veränderungen des Muskeltonus zur Schonung eines Krankheitsherdes (z. B. bei degenerierten Gelenken oder Gelenkblockierungen);
- Über- und Fehlbelastung, häufig durch Statik- und Konstitutionsabweichungen;
- Nach Traumen (z. B. Muskelfaserriss).

Schmerzlokalisation

- Lokaler Schmerz im Bereich des Muskels, der bei Kontraktion oder Dehnung zunimmt:
  - Bei Kontraktion zeigt der Muskel oft eine erhöhte Krampfneigung.
  - Die Dehnungsempfindlichkeit ist deutlich erhöht.
- Schmerz im Bereich der gesamten Muskelsynergie, d. h. in allen Muskeln, die eine funktionelle Einheit bilden. Es kommt zu so genannten *Kettenreaktionen.*

Schmerzqualität

- Von Muskeln ausgehende Schmerzen werden als diffus, dumpf oder bohrend empfunden.
- Ein heller scharfer Schmerz tritt im Bereich von Triggerpunkten (lokal umschriebene Muskelverhärtungen) auf:
  - Aktivierte Triggerpunkte zeigen eine ausstrahlende Schmerzsymptomatik in ein für sie typisches Referenzgebiet.
  - Latente Triggerpunkte reagieren auf Druck mit lokalem dumpfen Schmerz.

Auftreten des Schmerzes

- Anlaufschmerz nach längerer Ruhigstellung (z. B. Morgenschmerz) und längerem Verharren in einer Stellung.
- Der Schmerz nimmt bei Kontraktion oder Dehnung zu.
- Ischämischer Schmerz bei statischer Kontraktion.

Spezifische Untersuchungen bei Schmerzen

- Nach länger bestehenden Schmerzen sind Muskelatrophien oder verstärkte Muskelkonturen bei massivem Hartspann vorhanden.
- Beim Prüfen der Bewegung zeigt sich eine veränderte Bewegungsqualität. Der Widerstand kann erhöht sein, oft ist ein Zahnradphänomen spürbar. Eventuell ist die Bewegung eingeschränkt.
- Aktive Bewegung (vor allem unter exzentrischer Muskelarbeit) löst Schmerzen aus.
- Die passive Bewegung ist schmerzfrei. Am Bewegungsende tritt eine Dehnungsempfindlichkeit auf.
- Die betroffenen Muskeln sind druckschmerzhaft. Der Druckschmerz kann bei Kontraktion und Dehnung zunehmen. Lokale Verhärtungen im Muskel reagieren auf Druck mit Schmerzausstrahlung bei aktiven Triggerpunkten.

Schmerzprovokation

- Druckpalpation des Muskelbauchs, des Muskelsehnenübergangs und des tendoperiostalen Übergangs löst Schmerzen aus. Im Bereich des Muskelbauchs finden sich häufig aktivierte Triggerpunkte, die auf Druck mit Schmerzausstrahlung reagieren.
- Statische Kontraktion aus der Mittelstellung und dynamisch konzentrische und exzentrische Kontraktion verursachen Schmerzen. Die Kraft ist reduziert.
- Muskelselektionstest: Häufig haben in einer Muskelgruppe mehrere Muskeln die gleiche Funktion. Durch Testen der einzelnen Muskeln lässt sich der betroffene Muskel herausfinden.

Vorab sind folgende Fragen zu klären:

- Aus welchen Einzelmuskeln besteht die Gruppe?
- Wie unterscheiden sie sich in Verlauf und Funktion? Gibt es Nebenfunktionen anderer Muskeln der Gruppe?
- Welche antagonistischen Funktionen können zur Differenzierung genutzt werden?

Beispiel: Muskelselektion im Bereich der Handextensoren (Abb. 2.42)

Die aktive Handgelenkextension ist gegen Widerstand im gesamten Verlauf der Muskelgruppe schmerzhaft. Druckschmerzhafte Punkte finden sich im Muskelbauch und am Ursprung im Bereich des Epicondylus lateralis. Der M. extensor carpi radialis brevis und der M. extensor digitorum entspringen beide am lateralen Epicondylus und sind bei der Extension des Handgelenks aktiv. Sie können durch die Nebenfunktion des M. extensor digitorum (Fingerextension) voneinander differenziert werden.

Beim Test des M. extensor carpi radialis brevis wird der M. extensor digitorum durch das Festhalten eines Gegenstands gehemmt.

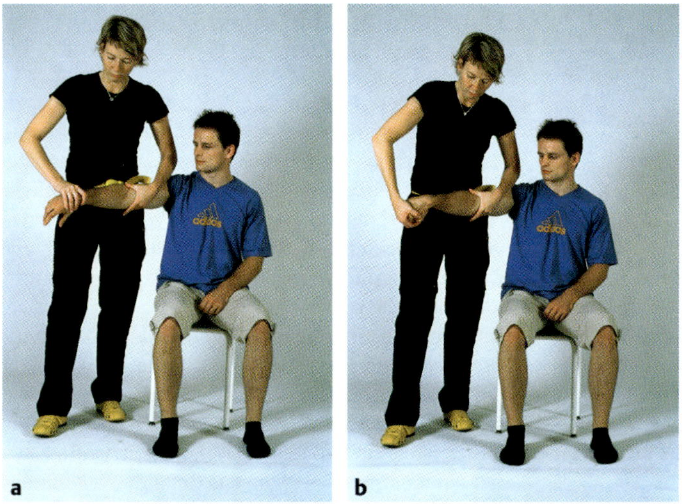

Abb. 2.42 Schmerzprovokation der Handextensoren.

Der Test des M. extensor digitorum prüft die Fingerextension gegen Widerstand, während der Patient die Handfläche auf den Tisch drückt. Dabei wird durch die Aktivität der Antagonisten der M. extensor carpi radialis brevis reziprok gehemmt.

- Statischer Widerstand aus vorgedehnter Position: Bei Anspannung aus der Mittelstellung reagieren leichtere Muskelreizzustände noch nicht. Die Provokation wird durch die Einnahme einer vorgedehnten Position deutlich erhöht. Zuerst erfolgt die Anspannung statisch. Reagiert der Patient dann immer noch nicht, lässt sich die Provokation durch dynamisch exzentrische und konzentrische Kontraktion gegen Widerstand aus vorgedehnter Position maximal steigern.

> *Die Muskelselektion wird hier genauso wie beim Testen aus der Mittelstellung eingesetzt.*

Beispiele:

1. Test des M. extensor carpi radialis brevis

- Ausgangsstellung ist die Palmarflexion bei Ellenbogenextension und Pronation des Unterarms, die Finger bleiben entspannt.
- Aus dieser Stellung aktiviert der Patient seine Hand in Dorsalextension, während die Finger entspannt bleiben.

2. Test des M. extensor digitorum

- Ausgangsstellung ist die Fingerflexion mit Palmarflexion bei gleichzeitiger Ellenbogenextension und -pronation.
- Aus dieser Stellung aktiviert der Patient in die Fingerextension.

Literatur

Hüter-Becker A, Dölken M. Physiotherapie in der Orthopädie. Stuttgart: Thieme; 2009.

Kaltenborn F. Manuelle Therapie der Extremitätengelenke. 6. Auflage. Oslo: Norlis; 1982.

Klein-Vogelbach S, et al. Funktionelle Bewegungslehre. Bewegung lehren und lernen. 5. Aufl. Berlin: Springer; 2000.

Laube W. Leistungsphysiologie. In: Hüter-Becker A, Dölken M (Hrsg.). Biomechanik, Bewegungslehre, Leistungsphysiologie, Trainingslehre. Stuttgart: Thieme; 2004.

Panjabi M. The stabilizing system of the spine. Part II: Neutral zone and stability hypothesis. Journal of Spinal Disorders; 1992;4 : 390–397.

2.1.6 Integration der peripheren Nerven in die Untersuchung des Bewegungssystems

Brigitte Tampin

Einleitung

Die klinische Präsentation peripherer Nervenläsionen und ihre Ursachen sind vielfältig. Oft liegen mechanische Ursachen vor, wie z. B. Druck, Quetschung oder Zerrung des Nervs, die akut und einmalig oder chronisch bzw. wiederholt einwirken. Typische Beispiele sind Kompressionsyndrome wie Karpaltunnel- oder Supinatorlogensyndrom, spinale Radikulopathien aufgrund spinaler Stenosen, traumatische Plexusläsionen, Skalenussyndrom und raumfordernde Prozesse.

Andererseits gewinnt der Einfluss biochemischer und entzündlicher Prozesse immer mehr an Bedeutung (Olmarker et al. 1993, Yabuki et al. 1998, Harrington et al. 2000, Takahashi et al. 2003, Eliav et al. 1999 u. 2001). Die Auswirkung von Stoffwechselerkrankungen oder toxischen Schädigungen muss ebenfalls bedacht werden (z. B. diabetische Neuropathie).

Schmerzzustände im Zusammenhang mit objektiven Anzeichen von Nervenleitungsstörungen (neurologische Ausfallerscheinungen) sind relativ einfach zu diagnostizieren. Schwieriger wird dies jedoch bei diffusen Schmerzsyndromen unbekannter Ursache, die unter Umständen aufgrund geringer Nervenverletzungen entstehen können und bei denen die Nervenfunktion normal ist (Greening u. Lynn 1998). Die Ursache schmerzhafter Bewegungseinschränkungen kann eine Sensibilisierung der Nerven und damit verbundene erhöhte Mechanosensitivität sein.

Durchblutung und Innervation peripherer Nerven

Das periphere Nervensystem muss sich sämtlichen Körperbewegungen anpassen und ist somit ständig mechanischen Kräften ausgesetzt. Dieser Aufgabe entspricht sein anatomischer Aufbau. Die einzelnen Nervenfasern eines peripheren Nervs sind in Bindegewebsschichten eingebettet (Endoneurium, Epineurium, Perineurium), die ein Gleiten der Nervenfasern und auch des gesamten Nervs ermöglichen sowie als Diffusionsbarriere dienen. Die normale Nervenfunktion (axonaler Transport, Impulsleitung) hängt von einer kontinuierlichen Energieversorgung ab, die durch ein weitverzweigtes Blutgefäßsystem gewährleistet wird. Ein äußeres Gefäßsystem anastomosiert mit einem inneren System, das Gefäße in alle Bindegewebsschichten führt. Die endoneuralen Blutgefäße wirken als „Blutnervengrenze" und schützen das Axon vor dem Eindringen chemischer Substanzen.

Zur Erhaltung der intrafaszikulären Zirkulation ist ein gewisser Druckgradient in und um den Nerv notwendig (Sunderland 1976). Der Druck muss in der epineuralen Arteriole am größten und in der Kapillare, im Faszikulus, der epineuralen Vene und im umgebenden Gewebe zunehmend geringer sein. Ein erhöhter Druck im umliegenden Gewebe kann den venösen Rückfluss reduzieren und dadurch die metabolische Aktivität beeinflussen.

Nervenwurzeln sind wesentlich anfälliger für Verletzungen als periphere Nerven, da sie beispielsweise keine starken Gewebsschichten wie Epi- und Perineurium (Sunderland 1991) und kein lymphatisches System besitzen.

Die Innervation der peripheren Nerven erfolgt durch die Nn. nervorum (Hromada 1963), die in den Bindegewebsschichten der Nerven liegen. Sie können als Nozizeptoren fungieren und reagieren auf mechanische, chemische und thermische Reize (Bove u. Light 1997). Die Nervi enthalten Neuropeptide wie Substanz P, die eine Rolle bei neurogenen Gefäßerweiterungen/Entzündungen spielen (Sauer et al. 1999). Es wird vermutet, dass Störungen wie z. B. erhöhter intraneuraler Druck, Veränderungen des Elektrolytgleichgewichtes oder veränderte Nervenmechanik die Nozizeptoren stimulieren und somit Schmerzen verursachen (Murphy 1977, Bove u. Light 1997).

Ursachen neuraler Störungen

Dehnung

Die Verlängerung und Dehnung eines Nerven haben Auswirkungen auf die Blutversorgung. Mit zunehmender Dehnung vermindert sich der Durchmesser der Blutgefäße, und eine Obstruktion des Blutflusses erfolgt. Mikroskopische Untersuchungen zeigten, dass 8 % Verlängerung eines gesunden peripheren Nerven zu einem verlangsamten venösen Fluss im Epineurium und Perineurium führt und 15 % Verlängerung verursachte einen kompletten Stillstand des Blutflusses in allen intraneuralen Gefäßen (Lundborg u. Rydevik 1973, Ogata u. Naito 1986).

Bei Rücknahme der Dehnung regenerierte sich der Blutstrom zwar nach 30 Minuten, die Regeneration des venösen Flusses war jedoch teilweise inkomplett. Innerhalb von 30–90 Minuten nach Eintritt der Ischämie trat eine Verschlechterung der Nervenfunktion ein (Lundborg 1975). Es ist davon auszugehen, dass bei Dehnung eines gesunden Nervs bis zu seiner elastischen Grenze oder über diese hinaus ein Verlust der Nervenleitung eintritt. Die elastische Grenze der peripheren Nerven liegt bei ca. 20 % Dehnung (Sunderland u. Bradley 1961a), die der spinalen Nerven bei 15 % (Sunderland u. Bradley 1961b). Dieses Dehnungslimit ist vermutlich bei Zuständen einer Nervenentzündung wesentlich reduziert (Murphy 1977).

Friktion

Die ständige Friktion eines Nerven gegen eine raue Oberfläche oder zwischen 2 eng aneinander liegenden Oberflächen kann zu wiederholten Traumen führen (z. B. Nerve entrapment syndrome, Pronatorsyndrom, Irritation des N. ulnaris am medialen Kondylus). Sie resultiert oft in einer entzündlichen Reaktion (Triano u. Luttges 1982) und der Entwicklung einer Friktionsfibrose, die zum einen möglicherweise den Nerv am Ort fixiert und zum anderen die Nervenfasern einengt und die Blutzufuhr beeinträchtigt. Als Reaktion auf das Trauma wachsen regenerierende Axontriebe in das Narbengewebe, die extrem mechanosensitiv sind. Demzufolge würde Bewegung dieses Nervs eine verstärkte Impulsaktivität verursachen, die als Schmerz wahrgenommen wird (Sunderland 1981 u. 1991, Asbury u. Fields 1984, Woolf 1987).

Kompression

Grundsätzlich hängt die Auswirkung von Kompression auf periphere Nerven von der Stärke der Kompression und der Dauer der Kompression ab. Mikroskopische Studien zeigten, dass Kompressionen von 30 mmHg den intraneuralen Blutstrom reduzierten und Kompressionen von 50 mmHg bis zu 80 mmHg einen totalen Stillstand der intraneuralen Zirkulation verursachen (Rydevik et al. 1981, Ogata 1986).

Lundborg (1970) zeigte, dass nach 8–10-stündiger Ischämie der Blutstrom nach Wegfall der Kompression innerhalb von 5–20 Minuten wiederhergestellt war. Es entwickelte sich jedoch eine mikrovaskuläre Stauung, sodass 1 Stunde nach Beseitigung der Kompression nur die Hälfte der Arteriolen und Kapillaren noch eine gute Zirkulation aufwiesen. Die Wiederherstellung des venösen Flusses war unvollständig, und es traten Mikrothromben und Emboli auf.

Kompressionstraumen können erhebliche Veränderungen in der vaskulären Permeabilität des Endoneuriums verursachen und somit die Nervenfunktion beeinträchtigen (Lundborg 1970 u. 1975). Schädigung der endoneuralen Blutgefäße führt zu einem Zusammenbruch der Blutnervengrenze und als Konsequenz zur Entwicklung eines endoneuralen Ödems (Rydevik et al. 1984). Derartige Ödeme beeinflussen die Nervenfunktion entweder direkt infolge einer Änderung des ionischen Gleichgewichts oder indirekt durch erhöhten endoneuralen Flüssigkeitsdruck. Die Druckerhöhung beeinträchtigt die Mikrozirkulation, was eine posttraumatische Ischämie zur Folge hat. Lange bestehende intraneurale Ödeme werden von Fibroblasten befallen, was die Bildung von fibrotischem Narbengewebe hervorruft.

Die Kompression eines Nerven kann strukturelle Veränderungen bewirken, wie z. B. segmentale Entmyelinisierung (Fowler et al. 1972) und Verdünnung des Axons mit der Folge einer axonalen Degeneration (Sunderland 1981).

Bei gesunden Personen verminderte ein Kompressionsdruck von 30 mmHg im Karpaltunnel die Nervenleitgeschwindigkeit und verursachte Parästhesien in der Hand (Lundborg et al. 1982). Bei einem Druck von 50–60 mmHg war die motorische und sensorische Leitung total blockiert und die intraneurale Zirkulation gestoppt.

Gelbermann et al. (1981) maßen einen Gewebedruck von ungefähr 30 mmHg im Karpaltunnel bei Patienten mit Anzeichen einer Kompression des N. medianus. Im Vergleich dazu betrug der Druck im Karpaltunnel bei normalen Personen 2,5 mmHg (Gelbermann et al. 1981). Daraus lässt sich schließen, dass unter Kompression Störungen des Blutflusses, der vaskulären Permeabilität, des axonalen Transportes und der Impulsübertragung erfolgen können.

Die Kompression eines gesunden peripheren Nerven verursacht häufig Taubheitsgefühle, löst aber normalerweise keine Schmerzen aus (Lindahl 1966, Sunderland 1981, Rydevik et al. 1984). Sie treten jedoch auf, wenn die Blutzufuhr ernsthaft gestört ist (Hida et al. 2003) oder eine Entzündung vorliegt (Garfin et al. 1991).

Experimentelle Studien wiesen nach, dass entzündete Nervenfasern spontan Aktionspotenziale entluden und überempfindlich auf mechanische Reize oder Deformierung reagierten. Jegliche zusätzliche Reizung des Nerven kann ektopische Entladungen und somit Schmerzen hervorrufen (Porter u. Wharton 1949, Parke 1991). Diese Überempfindlichkeit/Sensibilität entzündeter Nerven gegenüber normalen mechanischen Reizen (erhöhte Mechanosensitivität) fand sich auch bei Patienten mit Nervenwurzelreizerscheinungen (Smyth u. Wright 1958, Kuslich et al. 1991, Owen et al. 1994).

Biochemische Prozesse/Entzündung

Es gibt zunehmend Beweise dafür, dass pathologische Veränderungen an Nerven nicht nur durch mechanische Einwirkungen, sondern auch durch rein biochemische Prozesse hervorgerufen werden können, wenn keine mechanische Behinderung vorliegt. Die Platzierung von autologem Bandscheibenmaterial in der Nähe von lumbalen oder sakralen Nervenwurzeln führte zu Entzündungszeichen im Nervenwurzelbereich und reduziertem Blutstrom (Olmarker et al. 1993, Yabuki et al. 1998).

In einer experimentellen Studie von Eliav et al. (1999) löste die Behandlung des Ischiasnerven mit entzündlichen Lösungen bei Ratten lokale und distale Schmerzen aus und bewirkte Wärme- und mechanische Hyperalgesie, mechanische Allodynie (schmerzhafte Empfindung eines normalen mechanischen Reizes) und Kälte-Hyperalgesie. Zu motorischen Ausfällen kam es nicht. Daraus lässt sich schlussfolgern, dass die Entzündung des Ischiasnerven ohne bestehenden axonalen Schaden Schmerzen in distalen Regionen verursachen kann.

Des Weiteren rief ein entzündlicher Stimulus um den N. saphenus herum bei Ratten eine Spontanaktivität von Aktionspotenzialen und eine erhöhte Mechanosensitivität des Nerven hervor, wobei wiederum die Nervenleitgeschwindigkeit nicht beeinträchtigt wurde (Eliav et al. 2001).

Die Ergebnisse dieser Studien sind von klinischer Bedeutung. Sie unterstützen die Aussage, dass Patienten ohne neurologische Ausfallerscheinungen Nervenschmerzen und schmerzhafte Bewegungseinschränkungen aufgrund erhöhter neuraler Mechanosensitivität aufweisen können. Anders ausgedrückt, blieben in diesem Fall die klinische neurologische Untersuchung ebenso wie elektrodiagnostische Tests ohne Befund (Dyck 1990).

Das Prinzip der nachfolgend erörterten Untersuchung der Mechanosensitivität der peripheren Nerven besteht darin, einen mechanischen Reiz (z. B. Längenzunahme oder Druck) auf diese auszuüben und die Reaktion zu beobachten. Im gesunden Zustand können sich Nerven sämtlichen Körperbewegungen anpassen, die dagegen in pathologischen Zuständen Schmerzen auslösten. Verschiedene anatomische Positionen der peripheren Gelenke beeinflussen die peripheren Nervenstämme in unterschiedlicher Weise. Dieses Wissen kann der Kliniker nutzen, um individuelle Nervenstämme zu testen.

Grundsätzlich bestehen folgende Präsentationen neurogener/neuropathischer Schmerzzustände:

- *Störungen, bei denen überwiegend die Sensibilität/Empfindlichkeit der Nerven und damit verbunden eine erhöhte Mechanosensitivität im Vordergrund steht.*
- *Störungen, bei denen die verminderte Nervenleitung im Vordergrund steht und unter Umständen die Mechanosensitivität nicht beeinträchtigt wird.*
- *Mischformen.*

Untersuchung der peripheren Nerven

Ein Ziel der klinischen Untersuchung ist es, die primäre Schmerzquelle festzustellen, um später gezielte Behandlungen ausführen zu können. Dies bedeutet natürlich, dass die physische Untersuchung nicht nur die Provokationstests der Nerven (S. 80–98), sondern auch andere Untersuchungen des neuromuskuloskeletalen Systems umfasst, mit denen sich weitere Strukturen als mögliche Schmerzauslöser ausschließen lassen. (Diese Tests werden in den Kap. 2.1.5 beschrieben.)

Subjektive Einschätzung

Die subjektive Einschätzung ist ein wichtiger Bestandteil der Untersuchung. In einem *Body chart* (Körperdiagramm) werden die Lokalisation und Intensität der Schmerzen/Symptome sowie deren Qualität und Intensität eingetragen. Diese Angaben können unter Umständen wertvolle Hinweise liefern.

Dysästhetische Schmerzen stammen von Impulsen aus verletzten oder sich regenerierenden nozizeptiven afferenten Fasern (Asbury u. Fields 1984) und werden oft als brennend oder wie ein elektrischer Schock als stechend oder schießend beschrieben. Sie kommen in dem Bereich vor, den der entsprechende Nerv sensorisch versorgt. Im Gegensatz dazu tritt der Nervenstammschmerz entlang des Verlaufs des entsprechenden Nerven auf. Er wird oft als tief, stumpf, ähnlich Zahnschmerzen beschrieben und nimmt mit Bewegung, Nervendehnung und Palpation zu. Der Nervenstammschmerz entsteht vermutlich aufgrund verstärkter Aktivität sensibilisierter Nn. nervorum (Asbury u. Fields 1984). Beide Schmerzarten können gemeinsam vorhanden sein.

Diese subjektiven Angaben sind nicht überzubewerten. Schmerzen und Parästhesien aufgrund spinaler Radikulopathien bestehen nicht immer im entsprechenden Dermatom der Nervenwurzel (Henderson et al. 1983, Dalton u. Jull 1989, Rankine et al. 1998, Gifford 2001).

Die Anamnese gibt Aufschluss über eventuelle Verletzungsmechanismen oder Ursachen der Schmerzentstehung und die Progression des Krankheitsbildes. Des Weiteren können eventuell vorhandene Zusammenhänge zwischen vorherigen Verletzungen/Krankheitsbildern und der jetzigen Präsentation festgestellt werden (z. B. Double-crush-Phänomen; Upton u. McComas 1973).

Angaben des 24-Stunden-Verhaltens der Symptome sind für die Planung der strukturellen Untersuchung wichtig, da sie zum einen Aussagen über die Irritierbarkeit (Maitland 2001) des Schmerzzustands und zum anderen über schmerzhafte und -lindernde Bewegungsrichtungen machen.

Die subjektive Einschätzung schließt mit weiteren Befragungen ab, wie z. B. nach allgemeinem Gesundheitszustand, Einnahme von Medikamenten und Ergebnissen bisheriger medizinischer Untersuchungen (z. B. Röntgen, Computer- und Kernspintomographie; Maitland 2001).

Die in der subjektiven Einschätzung gewonnenen Informationen werden im Zusammenhang mit den Ergebnissen der strukturellen Untersuchung interpretiert und sollten mit diesen übereinstimmen.

Strukturelle Untersuchung der peripheren Nerven

Die strukturelle Untersuchung der Nerven erfolgt nach den gleichen Prinzipien wie die anderer Körperstrukturen. So werden bei der klinischen Präsentation einer Muskelzerrung zahlreiche Tests durchgeführt, die miteinander korrelieren/übereinstimmen müssen, um die korrekte Diagnose zu erstellen. Geprüft werden aktive Bewegungen, isometrische Muskelkontraktionen, Muskeldehnung und Palpation des Muskels. Diese Untersuchungen provozieren den verletzten Muskel mechanisch, d. h. es handelt sich um provozierende Tests.

Offensichtlich genügt keiner dieser Tests alleine für eine genaue Diagnosenstellung. Darüber hinaus müssen die entsprechenden Befunde auch im Zusammenhang mit der subjektiven Einschätzung gesehen werden, d. h. stimmen die subjektiven Angaben mit den objektiven Befunden überein? Die endgültige Diagnose erfolgt mittels eines gründlichen Clinical-Reasoning-Prozesses anhand aller Befunde (subjektive, objektive und falls vorhanden medizinische Untersuchungsergebnisse).

Diese Vorgehensweise ist auf die Untersuchung der Nerven übertragbar. Zur Diagnosenstellung einer lumbalen Radikulopathie genügt die Aussage nicht, der Straight-Leg-Raise-Test (SLR) sei positiv oder negativ. Das Ergebnis steht in Zusammenhang mit denen zahlreicher anderer Tests, die miteinander übereinstimmen müssen, bevor eine Diagnose erstellt werden kann.

Bei Sensibilisierung der Nerven mit Anzeichen erhöhter Mechanosensitivität sollte die körperliche Untersuchung folgende Befunde aufzeigen (Hall u. Elvey 1999):

- Antalgische Haltung;
- Dysfunktion aktiver Bewegungen;
- Dysfunktion passiver Bewegungen, die hinsichtlich des Bewegungsausmaßes mit der Dysfunktion aktiver Bewegungen übereinstimmt;
- Abnorme Reaktion auf einen Provokationstest der Nerven;
- Mechanische Hyperalgesie als Reaktion auf Palpation der peripheren Nervenstämme;
- Nachweis einer lokalen Ursache der neuralen Störung.

Antalgische Haltung

Je nach Schweregrad der Störung ist eine antalgische Haltung sichtbar. Das bedeutet, der Patient nimmt eine Haltung ein, die eine Entspannung der Nerven bewirkt.

Beispiele:

- Rechtsseitige HWS-, Schulter- und Armbeschwerden. Die entsprechende Schonhaltung besteht in Elevation des Schultergürtels, ipsilateraler Lateralflexion der HWS und eventuell sogar Flexion des Ellenbogens (**Abb. 2.43**).
- Linksseitige Schmerzen in der LWS, ausstrahlend in das linke posteriore Bein. Leichte Knieflexion und Plantarflexion reduzieren die mechanische Provokation der sensiblen L5-Nervenwurzel (**Abb. 2.44**).

Dysfunktion aktiver Bewegungen

Aktive Bewegungen, die eine Längenzunahme der entsprechenden Nerven erfordern, sind schmerzhaft eingeschränkt.

> *Bei der Untersuchung ist sowohl auf die Reproduktion der Symptome als auch auf Qualität und Quantität der Bewegung zu achten!*

Bei erhöhter neuraler Mechanosensitivität ist die Ausführung der Schulterabduktion meist schmerzhaft eingeschränkt, da Abduktion nachweislich zu einer Längenzunahme der peripheren Nerven (Kleinrensink et al. 1995) sowie zu erhöhter Spannung im Plexus brachialis (Ginn 1988) und der Nervenwurzeln C5–C7 (Elvey 1988) führt (**Abb. 2.45**). Typische Ausweichbewegungen sind ipsilaterale Lateralfle-

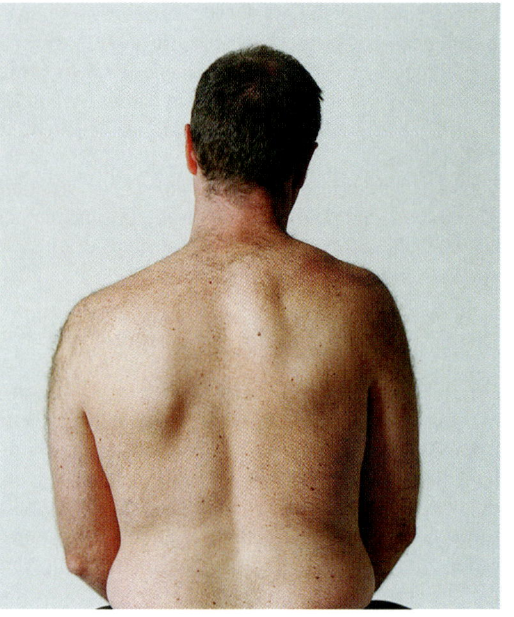

Abb. 2.43 Schonhaltung mit starken rechtsseitigen HWS-, Schulter- und Armbeschwerden.

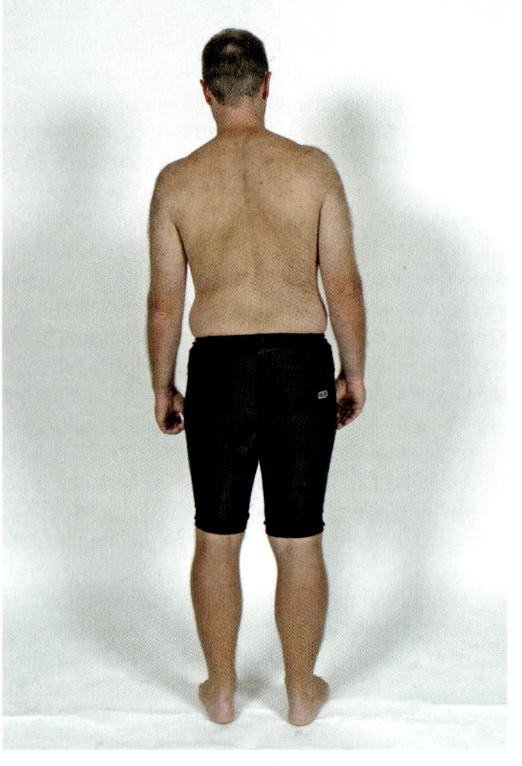

Abb. 2.44 Schonhaltung mit starken linksseitigen LWS-Beschwerden, die in das linke Bein ausstrahlen.

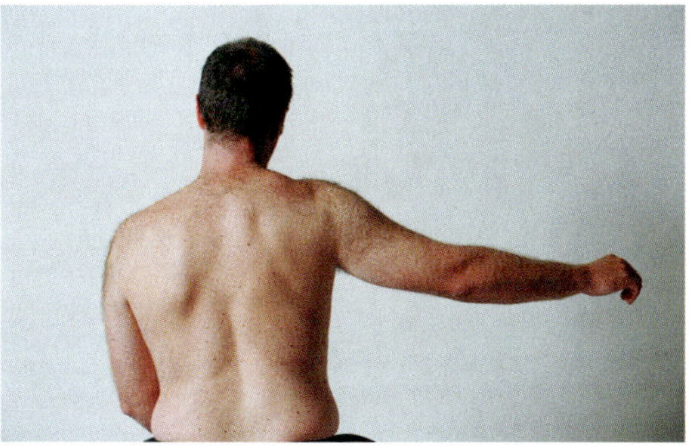

Abb. 2.45 Aktive Schulterabduktion mit Kompensationsbewegungen.

xion der HWS, Schultergürtelelevation und Ellenbogenflexion.

Auch die kontralaterale Lateralflexion der HWS ist schmerzhaft eingeschränkt, da diese Bewegung vermehrte Spannung in den Nervenwurzeln C5–T1 (Selvaratnam et al. 1988 u. 1989) und weiter distal im Plexus brachialis (Reid 1987, Wilson et al. 1994) sowie im N. medianus (McLellan u. Swash 1976) auslöst.

Natürlich kann die Ursache für eine schmerzhaft eingeschränkte Schulterabduktion auch eine lokale Pathologie in der Schulter sein. Zur strukturellen Differenzierung zwischen lokaler Pathologie und erhöhter neuraler Mechanosensitivität werden so genannte *sensibilisierende Bewegungen* ausgeführt, die eine erhöhte Spannung auf die Nerven ausüben, aber keinen Einfluss auf das lokale Gelenk haben. Für die obere Extremität sind dies kontralaterale Lateralflexion der HWS und/oder Dorsalextension der Hand. Die Dorsalextension der Hand bewirkt eine vermehrte Spannung im N. medianus (Kleinrensink et al. 1995, Wright et al. 1996) und im Plexus brachialis (Selvaratnam 1991, Wilson et al. 1994). Ist die Schulterabduktion bei zusätzlicher Dorsalextension der Hand vermehrt eingeschränkt (**Abb. 2.46**), lässt dies vermuten, dass die Ursache eher neutral bedingt ist und nicht in einer Schulterpathologie liegt. Entsprechendes gilt bei zusätzlicher kontralateraler Lateralflexion der HWS (**Abb. 2.47**).

*Bei der Durchführung aller Bewegungen muss die Position des Schultergürtels gleich bleiben. Die Elevation des Schultergürtels würde eine Entspannung der Nerven bewirken. Durch leichte Fixierung der Schulter kann die Therapeutin die Elevation kontrollieren und gleichzeitig Ausweichbewegungen spüren (**Abb. 2.46**, **Abb. 2.47**).*

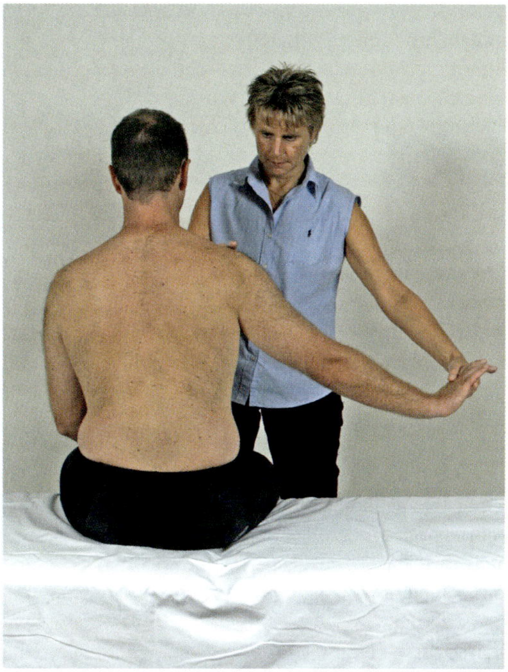

Abb. 2.46 Aktive Schulterabduktion mit Handextension und Schultergürtelfixation.

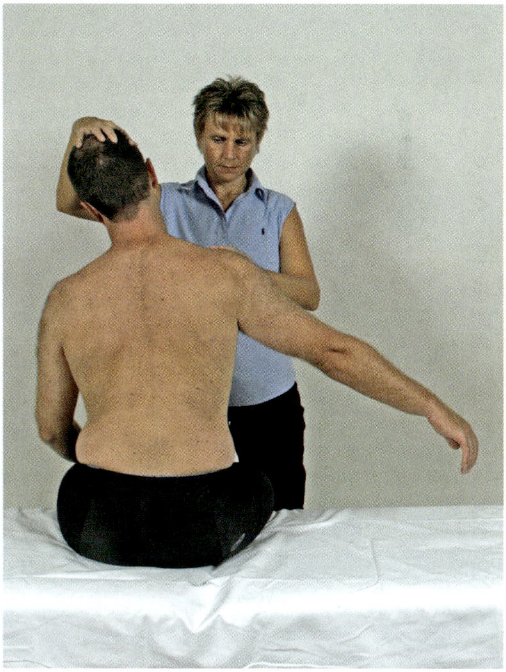

Abb. 2.47 Aktive Schulterabduktion mit kontralateraler Lateralflexion der HWS und Schultergürtelfixation.

Beispiel: Differenzierung zwischen neuraler und nichtneuraler Pathologie
Bei einem Patienten mit Schmerzen im volaren Handbereich besteht der Verdacht auf ein Karpaltunnelsyndrom oder eine lokale nichtneuraler Pathologie (z. B. ligamentäre Verletzung). Die Dorsalextension der Hand löst in beiden Fällen die Symptome aus. Verstärkt sich der Schmerz jedoch bei zusätzlicher Schulterabduktion und kontralateraler Lateralflexion der HWS, ist eher eine neurale Pathologie zu vermuten.

Das Ausmaß der Bewegungseinschränkung hängt vom Schweregrad der erhöhten Mechanosensitivität ab. Bei manchen Patienten bestehen nur geringe Einschränkungen.

Untersuchungen im Bereich des unteren Quadranten erfolgen nach den gleichen Prinzipien wie bereits beschrieben. Lumbale Flexion, Hüftflexion, Knie- und Dorsalextension des Fußes üben vermehrte Spannung auf den Ischiasnerv, seine distalen Verzweigungen und die Nervenwurzeln L4–S3 aus. Bei schmerzhafter Einschränkung der LWS-Flexion kann eine Differenzierung mittels zusätzlicher Dorsalextension des Fußes erfolgen (**Abb. 2.48**). Sind Neuralstrukturen betroffen, ist die Bewegung schmerzhafter und das Bewegungsausmaß verringert.

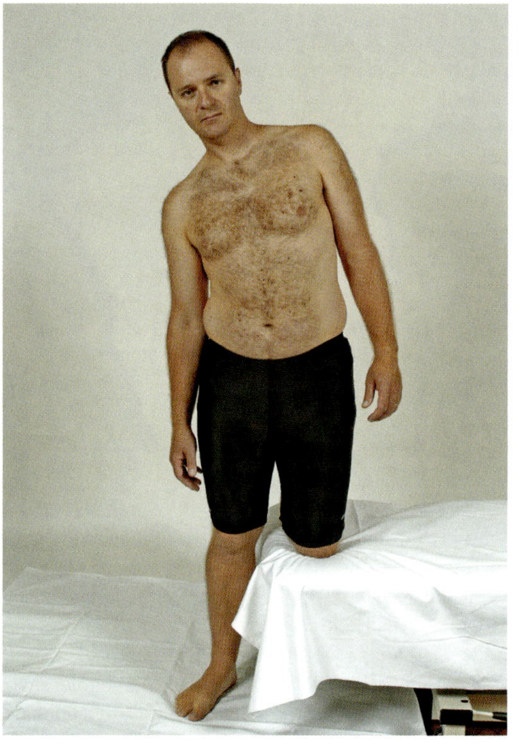

Abb. 2.49 Aktive lumbale Seitenflexion mit Knieflexion.

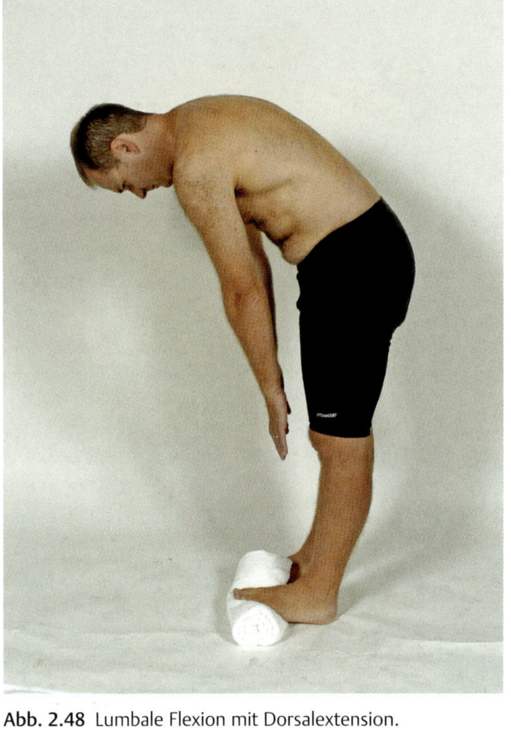

Abb. 2.48 Lumbale Flexion mit Dorsalextension.

Im Gegensatz zum Ischiasnerv verläuft der N. femoralis auf der anterioren Seite des Hüftgelenks. Bei Patienten mit Symptomen in der LWS und im anterioren Bereich des Oberschenkels muss das Untersuchungsverfahren dementsprechend geändert werden (kontralaterale Lateralflexion der LWS, Hüftextension, Knieflexion; **Abb. 2.49**).

Dysfunktion passiver Bewegungen
Offensichtlich haben sowohl aktive als auch passive Bewegungen die gleichen oder zumindest ähnlichen Effekte auf die Nerven. Somit sollte bei erhöhter neuraler Mechanosensitivität das Bewegungsausmaß der passiven Bewegung dem der aktiven entsprechen. Besteht eine Diskrepanz (wenn z. B. aktive Schulterabduktion schmerzhaft eingeschränkt ist, aber passive Abduktion nicht oder nur geringfügig), widerlegt dies die Hypothese einer erhöhten Mechanosensitivität als Ursache der Bewegungseinschränkung.

Abnorme Reaktionen auf Provokationstests der Nerven
Neurale Provokationstests wurden bereits Ende des 19. Jahrhunderts erstmals dokumentiert. Lazarevic beschrieb 1880 den Lasègue-Test (heute: Straight-

Leg-Raise-Test, SLR; Supik u. Broom 1994), und Poore (1887) beschrieb Untersuchungsmethoden für den N. medianus, den N. radialis und den N. ulnaris.

In den letzten 25 Jahren hat die Bedeutung dieser Tests zugenommen. Mittlerweile gehören sie zur Standarduntersuchung von Patienten, ihre Betrachtung oder Interpretation hat sich aber geändert. Die ursprünglichen Bezeichnungen wie *Brachial Plexus Tension Test* (Elvey 1986), *Upper Limb Tension Test* und *Adverse Mechanical Tension* (Butler 1989, Yaxley u. Jull 1993) suggerierten, es handele sich bei den neuralen Störungen um ein mechanisches Problem der abnormen Spannung. Inzwischen hat sich diese Auffassung gewandelt (Butler 1998, Elvey 1998). Die Provokationstests sind keine Spannungstests, sondern dienen der Untersuchung der Mechanosensitivität der Nerven. Dementsprechend wurde auch die Nomenklatur angepasst, und sie werden nun als *Neural Tissue Provocation Test* (NTPT; Hall et al. 1998), *neurodynamische Tests* (Shacklock 1995), *Upper Limb Neurodynamic Test* (ULNT; Butler 2000) oder *Brachial Plexus Provocation Test* (BPPT; Sterling et al. 2002) bezeichnet.

Im Folgenden wird der Einfachheit halber der Begriff neurale Provokationstest (NPT) verwendet.

Neurale Provokationstests

- NPT via N. medianus (**Tab. 2.13**, **Abb. 2.50**, **Abb. 2.51**, **Abb. 2.52**);
- NPT via N. radialis (**Tab. 2.14**, **Abb. 2.53**, **Abb. 2.54**);
- NPT via N. ulnaris (**Tab. 2.15**, **Abb. 2.55**, **Abb. 2.56**);
- NPT der oberen Extremität (**Tab. 2.16**):
  - N. musculocutaneus;
  - N. axillaris;
  - N. suprascapularis.
- SLR-Test (**Tab. 2.17**, **Abb. 2.57**);
- NPT der unteren Extremität (**Tab. 2.18**)
  - N. femoralis (**Abb. 2.58**, **Abb. 2.59**);
  - N. cutaneus femoris lateralis;
  - N. obturatorius (**Abb. 2.60**);
  - N. saphenus.
- Slump-Test (**Tab. 2.19**, **Abb. 2.61**, **Abb. 2.62**).

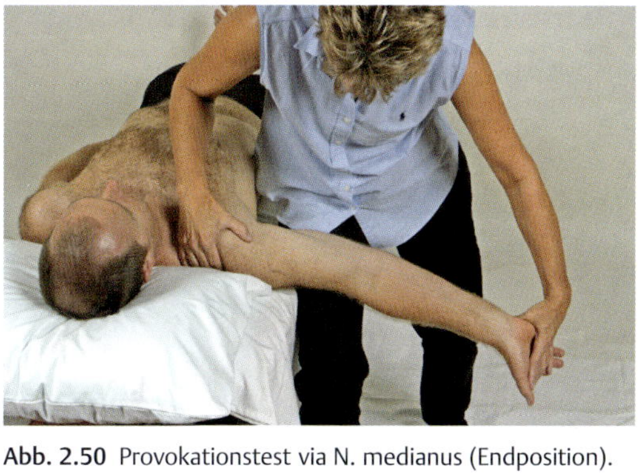

Abb. 2.50 Provokationstest via N. medianus (Endposition).

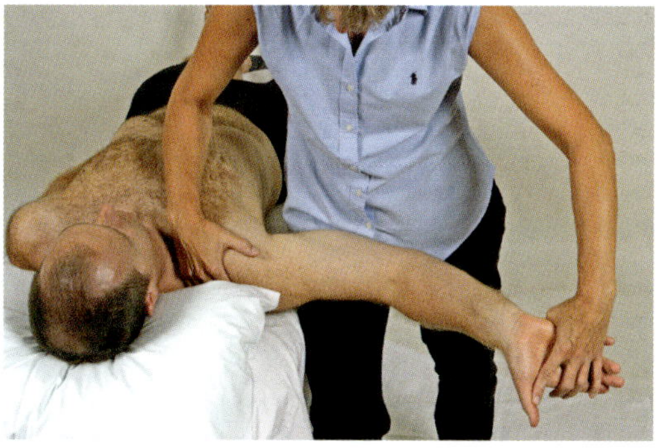

Abb. 2.51 Provokationstest via N. medianus (mittlere Folge).

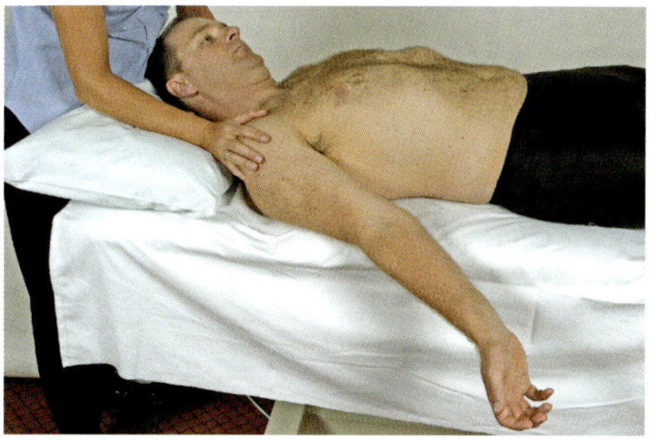

Abb. 2.52 Provokationstest via N. medianus, Armeinstellung, kontralaterale Lateralflexion der HWS.

Bewegungsmuster der Provokationstests

- Die neuralen Provokationstests setzen Sequenzen passiver Gelenkbewegungen ein, die zunehmend Bewegung, Längenzunahme und Spannung oder letztendlich Dehnung eines Nervs bewirken.
- Die einzelnen Bewegungsrichtungen variieren, je nachdem welche Nerven getestet werden soll.
- Die Endstellung eines Tests ist die Stellung, in der eine maximale Spannung des Nervs erreicht wird.

Beispiel: Provokationstest via N. medianus (**Abb. 2.50**), dessen Bewegungskomponenten Abduktion der Schulter, Außenrotation, Fixieren des Schultergürtels, Extension und Supination des Ellenbogens und Extension von Hand und Fingern umfassen.

- Endstellung bedeutet nicht unbedingt, dass in allen Gelenken jeweils das volle Bewegungsausmaß der entsprechenden Bewegungsrichtung erreicht wird.

Beispiel: Mittlere Folge des NPT via N. medianus (**Tab. 2.13**, **Abb. 2.51**).

Tabelle 2.13 Provokationstests via N. medianus (C[5], 6, 7, 8, T1; **Abb. 2.50**, **Abb. 2.51**, **Abb. 2.52**)

	Von proximal nach distal	*Von distal nach proximal*	*Mittlere Folge*	*Armendstellung, kontralaterale Lateralflexion der HWS*
Reihenfolge der einzelnen Bewegungen	▪ Abduktion und Außenrotation der Schulter ▪ Fixierung des Schultergürtels ▪ Supination ▪ Ellenbogenextension ▪ Extension von Hand und Fingern (Betonung auf Extension von Daumen und Zeigefinger)	▪ Fixierung des Schultergürtels ▪ Extension von Fingern und Hand ▪ Supination ▪ Extension des Ellenbogens ▪ Außenrotation der Schulter ▪ Abduktion der Schulter bei Fixierung des Schultergürtels	▪ Abduktion und Außenrotation der Schulter ▪ Fixierung des Schultergürtels ▪ Supination ▪ Extension von Fingern und Hand ▪ Extension des Ellenbogens	▪ Abduktion und Außenrotation der Schulter ▪ Ellenbogenextension, Supination, leichte Extension von Hand und Fingern, Fixierung des Schultergürtels, kontralaterale Lateralflexion der HWS
Sensibilisierende Manöver	▪ Depression des Schultergürtels ▪ kontralaterale Lateralflexion der HWS	▪ Depression des Schultergürtels ▪ kontralaterale Lateralflexion der HWS	▪ Depression des Schultergürtels ▪ kontralaterale Lateralflexion der HWS	
Untersuchung	▪ Schmerzreproduktion ▪ Muskelaktivität (Elevation des Schultergürtels, Flexion des Ellenbogens)	▪ Schmerzreproduktion ▪ Muskelaktivität (Elevation des Schultergürtels, Flexion des Ellenbogens)	▪ Schmerzreproduktion ▪ Muskelaktivität (Elevation des Schultergürtels, Flexion des Ellenbogens) ▪ Schmerzbeginn (P1) ▪ Schmerztoleranz (P2; Coppieters et al. 2002, van der Heide et al. 2000)	▪ Schmerzreproduktion ▪ Muskelaktivität (Elevation, ipsilaterale Lateralflexion der HWS)
Normale Reaktionen	▪ Dehnungsschmerz anteriore Schulter ▪ Schmerzhafte Dehnung im volaren Ellenbogenbereich, ausstrahlend in den Unterarm ▪ Kribbeln in Hand und Unterarm (Kenneally 1985, Rubenach 1985, Bell 1987) ▪ Sensorische Reaktionen verstärken sich mit kontralateraler Lateralflexion der HWS und reduzieren sich mit ipsilateraler Lateralflexion der HWS ▪ Kein Unterschied in sensorischen Reaktionen zwischen den Armen ▪ Volles Bewegungsausmaß bei Extension von Ellenbogen und Hand ▪ Reaktionen unabhängig von Alter und Geschlecht	durchschnittlich 72° ± 21° Abduktion (Lohkamp u. Small) oder 36.7° ± 8.5° (Reisch et al. 2005)	▪ Sensorische Reaktionen wie bei proximal-distal (van der Heide et al. 2000) ▪ Defizit der Ellenbogenextension von 16,5–53,2° und ein Seitenunterschied von bis zu 8° ist normal (Pullos 1986) ▪ Kein signifikanter Unterschied zwischen beiden Armen ▪ Bei Kombination von Handextension und kontralateraler Lateralflexion der HWS: durchschnittlich 40° Defizit bei Ellenbogenextension (Standardabweichung 16,1°; Coppieters et al. 2001a) ▪ Je stärker die Provokation, desto stärkere Elevation des Schultergürtels (Coppieters et al. 2001b)	
Reliabilität		▪ Gute Inter- und Intratherapeutenreliabilität für Bewegungsausmaß Schulterabduktion (Kelley u. Jull 1998; Lohkamp u. Small), Mittelmäßige Intertherapeutenreliabilität (Schmid et al. 2009)	▪ Gute bis exzellente Intra- und Intertherapeutenreliabilität für Schmerzbeginn (P1) und Schmerztoleranz (P2; Coppieters et al. 2002, Lohkamp u. Small, van der Heide et al. 2000, Vanti et al. 2010), Mittelmäßige Intertherapeutenreliabilität (Schmid et al. 2009) ▪ Vergrößertes Bewegungsausmaß von 7,5° ist von Bedeutung nach einer Behandlung	Keine Publikation

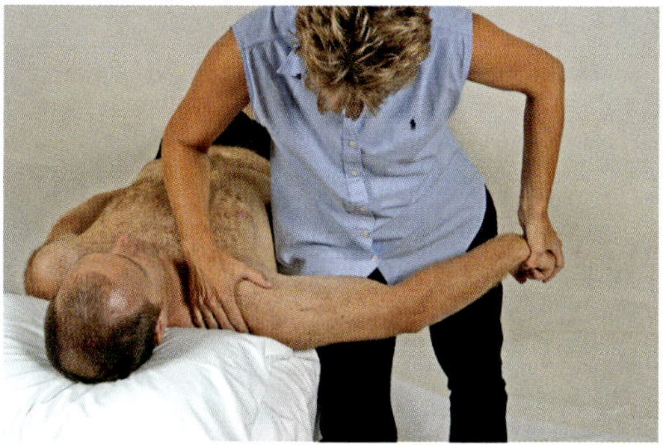

Abb. 2.53 Provokationstest via N. radialis (mittlere Folge).

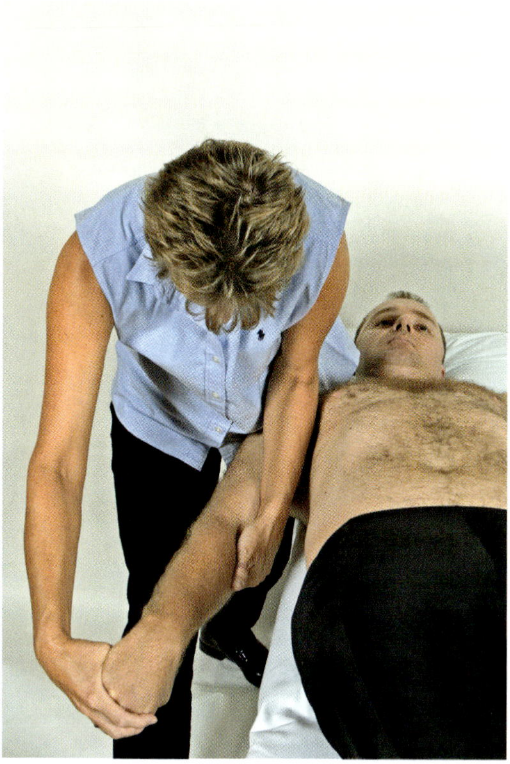

Abb. 2.54 Provokationstest via N. radialis (distale Folge).

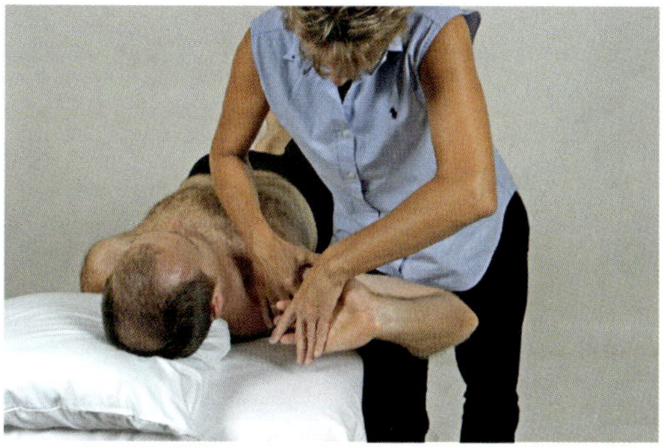

Abb. 2.55 Provokationstest via N. ulnaris (mittlere Folge).

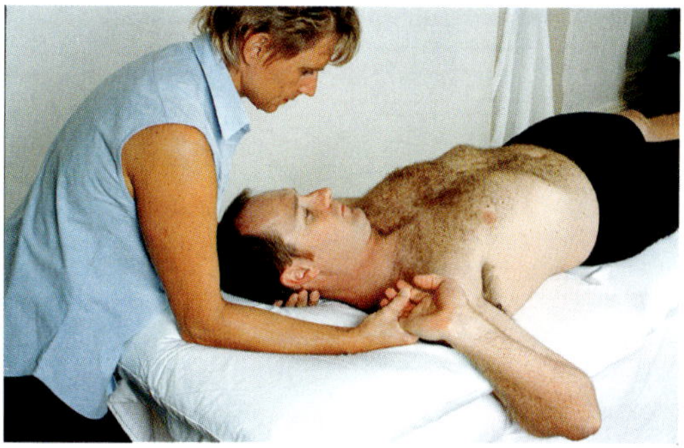

Abb. 2.56 Provokationstest via N. ulnaris, Armeinstellung, kontralaterale Lateralflexion der HWS.

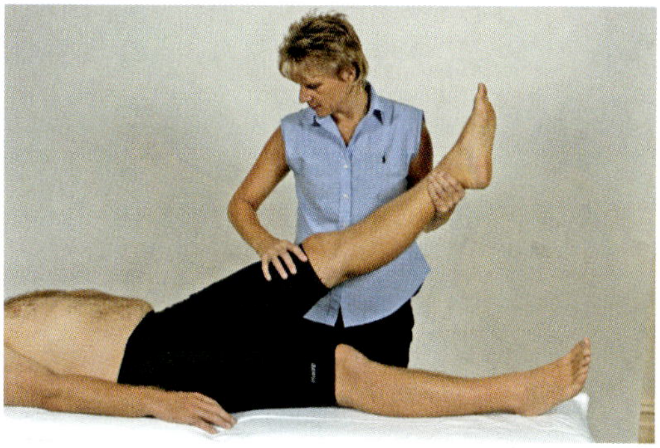

Abb. 2.57 Straight-Leg-Raise-Test.

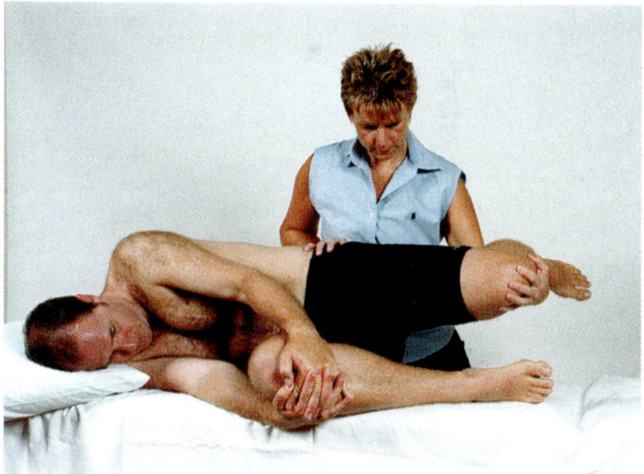

Abb. 2.58 Provokationstest via N. femoralis, HWS in Flexion, Hüftextension.

Tabelle 2.14 Provokationstests via N. radialis (C5, 6, 7, 8 [T1]; **Abb. 2.53**, **Abb. 2.54**)

	Von proximal nach distal	***Von distal nach proximal***	***Mittlere Folge (ULNT 2; Butler 2000)***	***Armendstellung, kontralaterale Lateralflexion der HWS***
Reihenfolge der einzelnen Bewegungen	▪ Depression und Fixierung des Schultergürtels (Elvey u. Hall 1997) ▪ Abduktion der Schulter ▪ Innenrotation ▪ Extension des Ellenbogens ▪ Pronation ▪ Flexion von Hand und Fingern	▪ Finger-Hand-Flexion ▪ Pronation ▪ Extension des Ellenbogens ▪ Innenrotation ▪ Depression und Fixierung des Schultergürtels ▪ Abduktion	▪ Depression und Fixierung des Schultergürtels ▪ Ellenbogenextension ▪ Innenrotation der Schulter ▪ Hand- und Fingerflexion ▪ Abduktion der Schulter	▪ Arm in Abduktion, Innenrotation, Pronation, leichte Ellenbogenextension, Pronation, Hand in leichter Flexion ▪ Bewegung in kontralaterale Lateralflexion der HWS
Sensibilisierende Manöver	▪ Kontralaterale Lateralflexion der HWS ▪ Depression des Schultergürtels	▪ Kontralaterale Lateralflexion der HWS ▪ Depression des Schultergürtels	▪ Kontralaterale Lateralflexion der HWS ▪ Depression des Schultergürtels	Depression des Schultergürtels
Untersuchung	▪ Schmerzreproduktion ▪ Muskelaktivität (Elevation, Ellenbogenflexion)	▪ Schmerzreproduktion ▪ Muskelaktivität (Elevation, Ellenbogenflexion)	▪ Schmerzreproduktion ▪ Muskelaktivität (Elevation, Ellenbogenflexion)	▪ Schmerzreproduktion ▪ Muskelaktivität (Elevation, ipsilaterale Lateralflexion der HWS)
Normale Reaktionen	Keine Publikation	Keine Publikation	▪ Starke schmerzhafte Dehnung im radialen Aspekt des proximalen Unterarms, oft mit Dehnungsschmerz im lateralen Aspekt des Oberarms ▪ Starke Dehnung im M. biceps brachii und gelegentlich im dorsalen Aspekt der Hand ▪ Weitere Symptome: Finger, Daumen, Handrücken, Ellbogenbeuge, Olecranon, Nacken (Petersen et al. 2009) ▪ Kein Seitenunterschied ▪ Symptome verstärken sich unter kontralateraler Lateralflexion der HWS ▪ Abduktion: 41,45° ± 4,06° (Yaxley u. Jull 1991)	Keine Publikation
Reliabilität	Gute Intratherapeutenreliabilität für Messung des Widerstandes (Petersen u. Covill 2010)	Keine Publikation	▪ Gute Inter- und Intratherapeutenreliabilität für Messung der Schulterabduktion mit Hilfe Fixationsgerät (Yaxley u. Jull 1991) ▪ Mittelmäßige Inter-therapeutenreliabilität ohne Fixationsgerät (Schmid et al. 2009)	Keine Publikation

Tabelle 2.15 Provokationstests via N.ulnaris (C7, 8, T1; ULNT 3; Butler 2000; **Abb. 2.55**, **Abb. 2.56**)

	Von proximal nach distal	*Von distal nach proximal*	*Mittlere Folge*	*Armendstellung, kontralaterale Lateralflexion der HWS*
Reihenfolge der einzelnen Bewegungen	▪ Abduktion der Schulter, Depression und Fixierung des Schultergürtels, Außenrotation ▪ Ellenbogenflexion ▪ Pronation ▪ Hand - und Fingerextension (Betonung auf Extension des kleinen Fingers)	▪ Hand- und Fingerextension ▪ Pronation ▪ Ellenbogenflexion ▪ Außenrotation ▪ Depression und Fixierung des Schultergürtels ▪ Schulterabduktion	▪ Abduktion und Außenrotation der Schulter ▪ Depression und Fixierung des Schultergürtels ▪ Pronation ▪ Hand- und Fingerextension ▪ Ellenbogenflexion	▪ Abduktion und Außenrotation der Schulter ▪ Depression des Schultergürtels ▪ Ellenbogenflexion ▪ Pronation ▪ Hand- und Fingerextension, Fixierung des Schultergürtels ▪ Testbewegung: kontralaterale Lateralflexion der HWS
Sensibilisierende Manöver	▪ Depression des Schultergürtels ▪ Kontralaterale Lateralflexion der HWS	▪ Depression des Schultergürtels ▪ Kontralaterale Lateralflexion der HWS	▪ Depression des Schultergürtels ▪ Kontralaterale Lateralflexion der HWS	
Untersuchung	▪ Schmerzreproduktion ▪ Muskelaktivität (Elevation, Ellenbogenextension)	▪ Schmerzreproduktion ▪ Muskelaktivität (Elevation, Ellenbogenextension)	▪ Schmerzreproduktion ▪ Muskelaktivität (Elevation, Ellenbogenextension)	▪ Schmerzreproduktion ▪ Muskelaktivität (Elevation, ipsilaterale Lateralflexion der HWS)
Normale Reaktionen	Keine Publikation	▪ Sensorische Reaktion und Kribbelgefühl im Kleinfingerballen und den beiden medialen Fingern (Flanagan 1993, nicht publiziert)	Keine Publikation	Keine Publikation
Reliabilität	Mittelmäßige Intratherapeutenreliabilität für Messung des Widerstandes (Petersen u. Covill 2010)	Mittelmäßige Intertherapeutenreliabilität (Schmid et al. 2009)	Keine Publikation	Keine Publikation

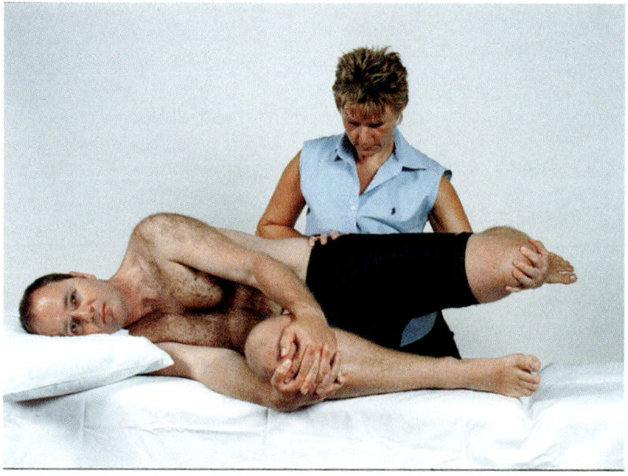

Abb. 2.59 Provokationstest via N. femoralis, HWS in Extension, Hüftextension.

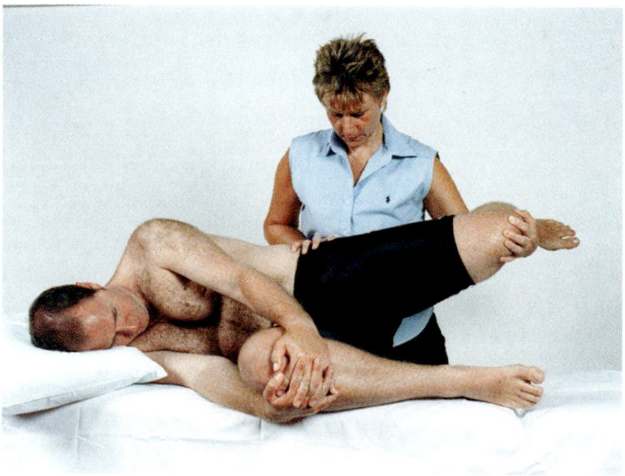

Abb. 2.60 Provokationstest via N. obturatorius.

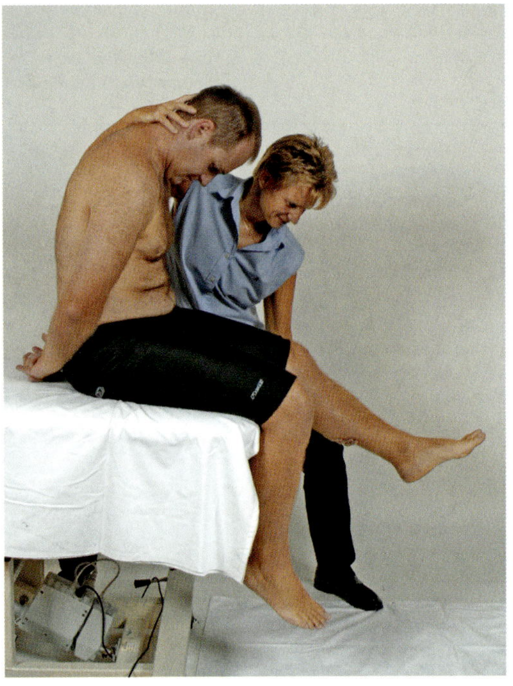

Abb. 2.61 Slump-Test mit HWS-Flexion.

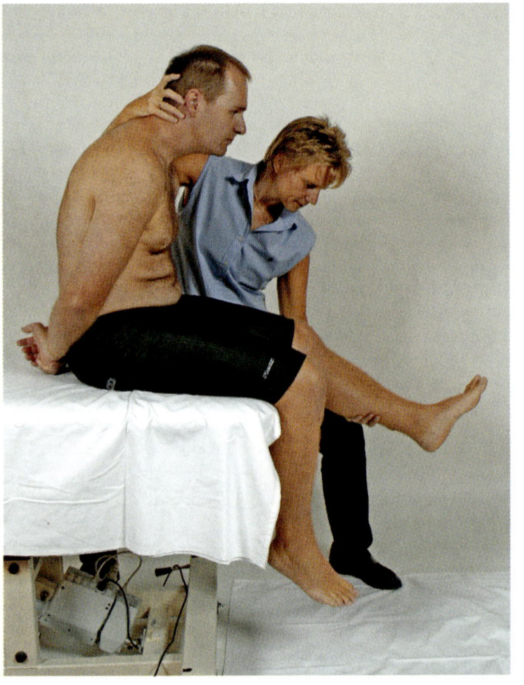

Abb. 2.62 Slump-Test mit HWS-Extension.

Tabelle 2.16 Weitere neurale Provokationstests der oberen Extremität (Butler 2000)

	N. musculocutaneus (C5-C7)	*N. axillaris (C5, C6)*	*N. suprascapularis (C5, C6)*
Reihenfolge der einzelnen Bewegungen	▪ Depression und Fixierung des Schultergürtels ▪ Extension des Ellenbogens ▪ Extension der Schulter ▪ Ulnare Deviation der Hand	▪ Innenrotation der Schulter ▪ Depression des Schultergürtels ▪ Extension des Ellenbogens ▪ Extension der Schulter ▪ Ulnare Deviation der Hand	▪ Therapeutin auf gegenüberliegender Seite ▪ Horizontale Adduktion ▪ kontralaterale Lateralflexion der HWS ▪ Depression des Schultergürtels ▪ Rotation der Skapula
Sensibilisierende Manöver	▪ kontralaterale Lateralflexion der HWS ▪ Abduktion der Schulter ▪ Außenrotation der Schulter	▪ kontralaterale Lateralflexion der HWS	
Untersuchung	Schmerzreproduktion	Schmerzreproduktion	Schmerzreproduktion
Normale Reaktionen	Keine Publikation	Keine Publikation	Keine Publikation
Reliabilität	Keine Publikation	Keine Publikation	Keine Publikation

Tabelle 2.17 SLR (L4–S2; **Abb. 2.57**)

		Differenzierung	*Differenzierung*	*Differenzierung*
Bewegungskomponenten	▪ Knieextension ▪ Hüftflexion			
Sensibilisierende Manöver	▪ Dorsalextension (Boland u. Adams 2000) ▪ Innenrotation der Hüfte ▪ Adduktion der Hüfte (Breig u. Troup 1979) ▪ Klinische Bedeutung der HWS-Flexion ist fraglich (Hall et al. 1998)	▪ N. suralis: Dorsalextension des Fußes mit Inversion	▪ N. tibialis: Dorsalextension des Fußes mit Eversion	▪ N. peronaeus (oberflächliche Hautäste): Plantarflexion des Fußes mit Inversion
Untersuchung	▪ Schmerzreproduktion ▪ Ansatz von Muskelaktivität in ischiokruraler Muskulatur (Hall et al. 1998)	▪ Schmerzreproduktion	▪ Schmerzreproduktion	▪ Schmerzreproduktion
Normale Reaktionen	▪ Bewegungsausmaß bei Flexion der Hüfte von 50–120° ▪ Schmerzen oder Unbehagen im posterioren Bein ▪ Kein Seitenunterschied (Slater et al. 1994, Herrington et al. 2008)	▪ Symptome in Wade und posterior-lateralem Malleolus, Fußaußenseite, Ausstrahlung in Kniekehle und posterioren Oberschenkel (Molesworth 1992, nicht publiziert)		▪ Dehnungsschmerz im anterior-lateralen Unterschenkel und Fuß bei Plantarflexion und Inversion des Fußes (Molesworth 1992, Shacklock 1989, nicht publiziert) ▪ Schmerz verstärkt bei Hüftflexion ▪ Ausstrahlung in posterioren Oberschenkel und Kniekehle ▪ Wadenschmerzen sind möglich
Reliabilität	▪ Intertherapeutenreliabilität sehr gut (Boland u. Adams 2000) ▪ Sehr gute Intratherapeutenreliabilität (Herrington et al. 2008) ▪ Verbesserung des Bewegungsausmaßes beim SLR von mehr als 13° nach einer Behandlung kann als Behandlungseffekt angesehen werden			

Tabelle 2.18 Weitere neurale Provokationstests der unteren Extremität (**Abb. 2.58**, **Abb. 2.59**, **Abb. 2.60**)

	N. femoralis (L2–L4)	*N. cutaneus femoris lateralis (L2, L3)*	*N. obturatorius (L2, L3)*	*N. saphenus*
Bewegungskomponenten	▪ Seitenlage ▪ Wirbelsäule in Flexion ▪ Hüfte des unten liegenden Beins flektiert, des oben liegenden extendiert	▪ Seitenlage ▪ Wirbelsäule in Flexion ▪ Hüfte des unten liegenden Beins flektiert, des oben liegenden extendiert ▪ Adduktion der Hüfte (Butler 2000)	▪ Seitenlage ▪ Wirbelsäule in Flexion, Hüfte des unten liegenden Beins flektiert, des oben liegenden extendiert ▪ Testbewegung: Abduktion der Hüfte (Butler 2000)	▪ Bauchlage ▪ Knieextension ▪ Dorsalextension und Inversion des Fußes ▪ Außenrotation der Hüfte (Butler 2000)
Sensibilisierende Manöver	▪ Flexion der HWS ▪ kontralaterale Flexion der LWS	Flexion der HWS	▪ Flexion der HWS ▪ kontralaterale Flexion der LWS	Flexion der HWS
Untersuchung	▪ Schmerzreproduktion ▪ Bewegungseinschränkung bei Hüftextension	▪ Schmerzreproduktion ▪ Bewegungseinschränkung bei Hüftadduktion	▪ Schmerzreproduktion ▪ Bewegungseinschränkung bei Hüftabduktion	Schmerzreproduktion
Normale Reaktionen	▪ Ziehendes Empfinden im anterioren Oberschenkel ▪ Extension der HWS verringert Symptome, Flexion verstärkt Symptome (Davidson 1987)		Keine Publikation	
Reliabilität	Keine Publikation	Keine Publikation	Keine Publikation	Keine Publikation

Tabelle 2.19 Slump-Test (**Abb. 2.61**, **Abb. 2.62**)

Bewegungskomponenten	**▪ Sitzen, Arme hinter dem Rücken** **▪ Flexion der LWS** **▪ Flexion der HWS** **▪ Knieextension** **▪ Zuletzt Wegnahme der HWS-Flexion**
Sensibilisierende Manöver	▪ Dorsalextension des Fußes ▪ Bilaterale Extension der Knie ▪ Plantarflexion des Fußes mit Inversion
Untersuchung	▪ Schmerzreproduktion ▪ Muskelaktivität (Extension der HWS, Flexion des Knies)
Normale Reaktionen	▪ Schmerzen im mittleren BWS-Bereich und der Kniekehle (Maitland 1986) ▪ Verstärkte Beinschmerzen bei HWS-Flexion ▪ Zunahme des Bewegungsausmaßesder Dorsalextension des Fußes und der Extension des Knies bei zervikaler Extension (Maitland 1986, Fidel et al. 1996)
Reliabilität	▪ Gute Reliabilität für Knieextension und Schmerzveränderungen bei Wechsel der HWS-Position (Lew u. Briggs 1997) ▪ Gute Inter- und Intratherapeutenreliabilität (Yeung et al. 1997) ▪ Sehr gute Intratherapeutenreliabilität (Herrington et al. 2008)

Reaktionen auf neurale Provokationstests

Die mechanische Provokation eines Nervs löst auch bei gesunden Personen Schmerzen aus (**Tab. 2.13**, **Tab. 2.14**, **Tab. 2.15**, **Tab. 2.16**, **Tab. 2.17**, **Tab. 2.18**, **Tab. 2.19**). Manche Personen haben ein empfindlicheres Nervensystem als andere, weshalb die Reaktion sehr variiert. Dabei handelt es sich jedoch um normale physiologische Schmerzreaktionen (ebenso wie bei der Dehnung eines Muskels Dehnungsschmerz auftritt).

Bei Sensibilisierung der Nerven rufen die Testbewegungen einen pathologischen Schmerz hervor, da die Nerven überempfindlich auf den mechanischen Reiz reagieren. Die Qualität und unter Umständen auch die Lokalisation des Schmerzes unterscheiden sich von den normalen Reaktionen; oft werden die exakten Symptome reproduziert. Daher ist bei der Untersuchung ein Seitenvergleich sehr wichtig!
Am besten wird zuerst grundsätzlich die gesunde Seite getestet, um festzustellen, wie eine für die betreffende Person normale Reaktion aussieht.

Wie bereits erwähnt (S. 83), lassen sich wegen auftretender Schmerzen nicht immer alle Bewegungskomponenten eines Tests bis zum vollen Ausmaß durchführen. Je nach der Irritierbarkeit des Schmerzzustands wird bereits vor der Untersuchung festgelegt, wie weit die Schmerzprovokation gehen darf. Gewöhnlich werden die einzelnen Bewegungen bis zum Bewegungsende, bis zu Beginn eines Schmerzes (P1) oder im Falle eines konstanten Schmerzes bis zur Zunahme des Schmerzes ausgeführt. Ausgehend von dieser Gelenkstellung wird die Bewegung etwas zurückgenommen, bevor die nächste Bewegungskomponente hinzukommt. Die letzte Bewegung erfolgt zu P1, zur Schmerztoleranz (P2) oder bis zum möglichen Bewegungsende bei Schmerzfreiheit. Während des Tests soll der Patient angeben, ob die hervorgerufenen Schmerzen den vorher angegebenen Symptomen entsprechen.

Bei Auftreten von Schmerzreaktionen werden zur strukturellen Differenzierung zwischen neuralen- und anderen Strukturen sensibilisierende oder desensibilisierende Manöver ausgeübt.

Beispiel: Der Provokationstest via N. medianus reproduzierte im Endstadium (Dorsalextension der Hand) beim Patienten Schulterschmerzen. Depression des Schultergürtels oder kontralaterale Lateralflexion der HWS sind sensibilisierende Manöver. Wird der Schmerz bei der Ausführung dieser Bewegungen stärker, liegt die Ursache vermutlich in einer neuralen Störung und nicht in der Schulter. Ähnlich sollten Handflexion oder ipsilaterale Lateralflexion der HWS als desensibilisierende Manöver die Schmerzen reduzieren. Bei der Vorgehensweise ist wichtig, dass die Stellung des Schultergelenks nicht verändert wird!

Eine abnorme Reaktion liegt vor, wenn die Schmerzen sich von den normalen sensorischen Reaktionen auf der gesunden Seite unterscheiden oder sogar die exakten Symptome reproduziert werden und wenn sich eine stärkere Bewegungseinschränkung zeigt als auf der symptomfreien Seite.
*Für die korrekte Interpretation der Befunde ist von Bedeutung, dass ein gewisser Unterschied im Bewegungsausmaß zwischen den Seiten normal sein kann (**Tab. 2.13**).*

Mehrere Autoren geben an, dass die Bewegungstests muskuläre Reaktionen hervorrufen, die als eine Art Schutzmechanismus oder reflektorische Bewegung anzusehen sind (Bragard 1929, Elvey 1979, Quintner 1989, Hall et al. 1998). Derartige Reaktionen kommen in den antagonistischen Muskeln der entsprechenden Bewegungsrichtung vor (z. B. in der ischiokruralen Muskulatur bei Hüftflexion während des SLR). Bei Patienten mit erhöhter Mechanoensitivität treten sie stärker und während der Bewegung früher auf als bei gesunden Personen. Dies konnte im Bereich der unteren Extremität bei Patienten mit nachgewiesener lumbaler Radikulopathie (Hall 1996, Hall et al. 1998) und lumbalen Rückenschmerzen gezeigt werden (Göeken u. Hof 1993 u. 1994).

Für den Bereich der oberen Extremität gibt es Hinweise darauf, dass der M. trapezius eine wichtige Rolle spielt (Balster u. Jull 1997, van der Heide et al. 2000 und 2001a). Bei Patienten mit zervikaler Radikulopathie setzte die Muskelaktivität früher ein als bei gesunden Personen (van der Heide et al. 2002).

Coppieters et al. (1999 u. 2001b) zeigten, dass bei gesunden Personen während des neuralen Provokationstests via N. medianus die Kraft der Elevation des Schultergürtels mit Zunahme der neuralen Provokation anstieg. Im Falle von zervikobrachialen Schmerzen trat diese Zunahme der Elevation verstärkt auf und verringerte sich nach spezifischer Behandlung (Coppieters et al. 2003a). Es wäre möglich, dass diese Elevation vom M. trapezius und anderen Elevatoren des Schultergürtels (M. levator scapulae) ausgeführt wird.

Obwohl es zu den meisten neuralen Provokationstests derzeit noch nicht genügend wissenschaftlich fundierte Beweise gibt, dass Muskelreaktionen zum Schutz der Nerven auftreten, geben viele Kliniker an, einen gewissen Widerstand während der Bewegungsausführung zu spüren (Bragard 1929, Kenneally et al. 1988, Butler 1989, Butler u. Gifford 1989, Quintner 1990, Vanti et al. 2010, Yaxley u. Jull 1993,Selvaratnam et al. 1994). Dieser Widerstand tritt während der Bewegung ein, und zwar meist zum Zeitpunkt des Schmerzbeginns (oder der

Schmerzzunahme, falls konstante Schmerzen vorliegen) auf. Die Autorin hat die gleichen Erfahrungen gemacht (**Tab. 2.13**, **Tab. 2.14**, **Tab. 2.15**, **Tab. 2.16**, **Tab. 2.17**, **Tab. 2.18**, **Tab. 2.19**).

Die Reihenfolge der einzelnen Gelenkbewegungen eines Tests kann beliebig gewählt werden: von distal nach proximal, von proximal nach distal, mittlere Folge oder Einstellung des Armes in eine provozierende Position und anschließende kontralaterale Lateralflexion der HWS (**Abb. 2.50**, **Abb. 2.51**, **Abb. 2.52**, **Abb. 2.53**, **Abb. 2.54**, **Abb. 2.55**, **Abb. 2.56**). Sie richtet sich unter Umständen nach der Lokalisation der Schmerzen.

Die distal-proximale Folge des Provokationstests via N. radialis (**Abb. 2.54**) eignet sich z. B. für die Differenzierung zwischen De-Quervain-Syndrom und neuraler Pathologie, wobei die Hand in Flexion mit ulnarer Abduktion gehalten wird (siehe physiolehrbuch *Behandeln in der Physiotherapie*, Kap. 2.3, Fallbeispiel C). Bei proximalen Beschwerden wird mit proximalen Bewegungen begonnen. Anschließend kommen zur Differenzierung distale Bewegungen zum Einsatz.

Liegt eine erhöhte neurale Mechanosensitivität vor, sollte dies unabhängig von der Reihenfolge der durchgeführten Bewegungen bei allen Tests sichtbar werden. Die Autorin bevorzugt oft die mittlere Folge, da sie sich am leichtesten durchführen und dokumentieren lässt.

Prinzipiell sind Bewegungsausmaß der einzelnen Bewegungskomponenten ebenso wie die Schmerzreaktion zu dokumentieren.

Beispiel: Provokationstest via N. medianus (mittlere Folge) bei einem Patienten mit linksseitigen Schulterschmerzen (pS)

Ein Beispiel für die Dokumentation der Durchführung des NPT via N. medianus (mittlere Folge) bei einem Patienten mit linksseitigen Schulterschmerzen (pS) ist unten angegeben.

Da die genannten Untersuchungsprinzipien für alle neuralen Provokationstests gelten, wird im Folgenden nicht auf alle einzelnen Tests eingegangen. (Die jeweiligen Bewegungskomponenten der Tests, sensibilisierende Manöver, normale Reaktionen und Angaben über die Reliabilität sind den **Tab. 2.13**, **Tab. 2.14**, **Tab. 2.15**, **Tab. 2.16**, **Tab. 2.17**, **Tab. 2.18** u. **Tab. 2.19** zu entnehmen.)

Abgesehen vom SLR-Test ist die Validität der meisten Provokationstests bisher nicht dokumentiert (Shiquing et al. 1987, Thelander et al. 1992, Vucetic u. Svensson 1996). Die Anwendung des Slump-Tests zur Diagnose von Diskushernien war im Vergleich zu anderen körperlichen Tests nicht überzeugend (Stankovic et al. 1999).

Kleinrensink et al. (2000) zeigten, dass der Provokationstest via N. medianus spezifisch für den N. medianus ist, d. h. die Bewegungskomponenten des Tests verursachten tatsächlich die meiste Spannung im N. medianus und nicht in anderen peripheren Nerven. Dagegen waren die Provokationstests via N. radialis und N. ulnaris nicht spezifisch für den jeweiligen Nerv.

In einer Fallstudie ließen jedoch die Ergebnisse des Provokationstests via N. ulnaris den Verdacht auf eine Pathologie des N. ulnaris aufkommen, der sich später

Checkliste: Provokationstest via N. medianus (mittlere Folge)

(R) FROM, Norm	**= rechts Full Range of Motion normal = volles Bewegungsausmaß**
(L) Schulterabduktion √	= links volles Bewegungsausmaß, schmerzfrei
Außenrotation √	= volles Bewegungsausmaß, schmerzfrei
Extension von Hand/Fingern √	= volles Bewegungsausmaß, schmerzfrei
Ellenbogen: 60° Extensionsdefizit P1 pS, 50° P2	= P1 pS beginnender Schulterschmerz = P2 Schmerztoleranz
Handflexion: ↓ pS	= verminderter Schulterschmerz
Schultergürteldepression: ↑ pS	= gesteigerter Schulterschmerz
Kontralaterale Lateralflexion der HWS: ↑ pS	= gesteigerter Schulterschmerz
Ipsilaterale Lateralflexion der HWS: ↓ pS	= verminderter Schulterschmerz

während einer Operation bestätigte (Shacklock 1996).

Coveney (1997) gab für den Provokationstest via N. medianus zur Diagnose des Karpaltunnelsyndroms eine Sensitivität von 82 % und eine Spezifizität von 75 % an. Wainnner et al (2003) gaben eine Sensitivität von 97 % und Spezifizität von 22 % zur Diagnose von zervikalen Radikulopathien und Karpaltunnelsyndromen an, jedoch sind deren Kriterien für einen „ positiven" Test diskutierbar Die Sensitivität und die klinische Validität des Tests werden von 2 weiteren Fallstudien untermauert (van der Heide et al. 2002). Bei Patienten mit einer C6- bzw. C7-Radikulopathie reproduzierte der Test die exakten Symptome. Dies lässt vermuten, dass er einen mechanischen Reiz auf diese Nervenwurzeln ausübt.

Mechanische Hyperalgesie als Reaktion auf Palpation der peripheren Nervenstämme

Spezifische Nervenpalpationen sind (ähnlich wie andere Weichteilpalpationen) Bestandteil der Routineuntersuchung (**Abb. 2.63**, **Abb. 2.64**). Die ersten Berichte über Palpation von Nervenstämmen stammen bereits aus dem Jahr 1887 (Poore 1887). Wie bereits erörtert, reagieren gesunde Nerven unempfindlich auf unschädliche mechanische Reize (Kuslich et al. 1991, Hall u. Quintner 1996). Dagegen sind entzündete Nervenwurzeln extrem mechanosensitiv und können über ihre gesamte Länge empfindlich sein (Hall u. Quintner 1996). Die Ausbreitung der Empfindlichkeit entlang eines Nervs erfolgt vermutlich aufgrund sich regenerierender Axonäste (Devor u. Rappaport 1990) oder möglicherweise durch Sensibilisierung der Nn. nervorum infolge einer neurogenen Entzündung (Quintner 1998).

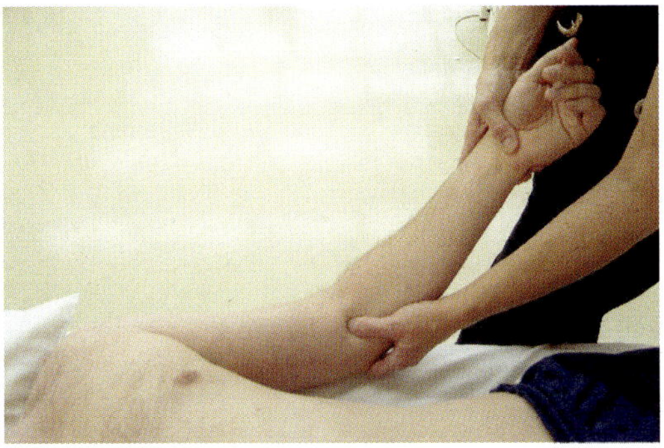

Abb. 2.63 Palpation des N. medianus in der Ellenbogenbeuge.

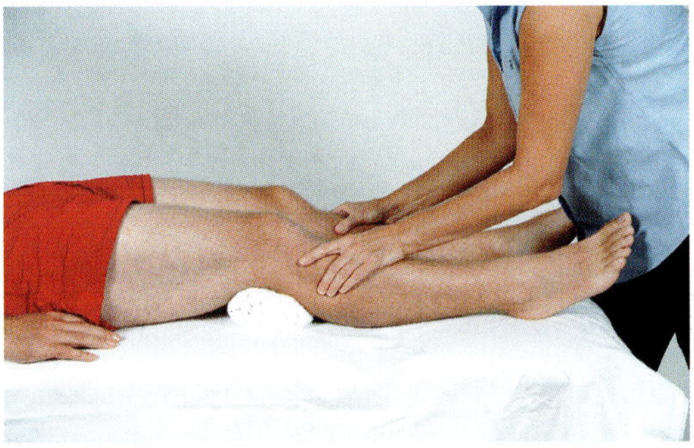

Abb. 2.64 Palpation des N. peronaeus.

Grundsätzlich sollten die Nerven der gesunden Seite zuerst untersucht werden!

Normalerweise besteht bei den Reaktionen auf die Palpation kein Seitenunterschied (Sterling et al. 2000). Sie sind auch unabhängig vom Alter der Personen. Die Intertherapeutenreliabilität für die Palpation peripherer Nervenstämme in der oberen (Schmid et al 2009) als auch unteren Extremität (Walsh u. Hall 2009) wurde bereits ermittelt.

Die Palpation mechanosensitiver Nerven löst entweder eine Schmerzreaktion aus, wenn die Palpation auf der symptomfreien Seite schmerzfrei ist oder sie bewirkt eine hyperalgetische Reaktion, wenn die Palpation auf der gesunden Seite eine normale Schmerzreaktion auslöst.

Manchmal ist ein Nerv als klarer Strang tastbar (z. B. N. ulnaris am Ellenbogen), in anderen Fällen wird er durch darüber liegendes Muskel- und Weichteilgewebe hindurch palpiert. In diesem Fall lässt er sich nicht als klare Struktur spüren.

Palpation peripherer Nerven

Die Untersuchungsmethoden der Palpation sind in **Tab. 2.20** und **Tab. 2.21** dargestellt.

Nachweis einer lokalen Ursache der neuralen Störung

Die zuvor geschilderten Befunde können bei verschiedenen neuralen Schmerzzuständen auftreten. Das bedeutet aber nicht unbedingt, dass sich diese Schmerzzustände mit manuellen Techniken (siehe physiolehrbuch Behandeln in der Physiotherapie, Kap. 2.3) behandeln lassen. Auch Krankheitsbilder, wie z. B. eine diabetische Neuropathie oder eine schmerzhafte Neuropathie aufgrund eines einwachsenden Tumors können die Merkmale der erhöhten neuralen Mechanosensitivität und die damit verbundenen Bewegungseinschränkungen aufweisen.

Bevor die Therapeutin eine Entscheidung über die Wahl der Therapie bzw. über Indikation und Kontraindikation treffen kann, müssen Ursache und Lokalisation der Schmerzen ermittelt werden.

Tabelle 2.20 Nervenpalpation im Bereich der oberen Extremität

Stämme des Plexus brachialis	*neurovaskuläre Bündel*	*N. medianus*	*N. radialis*	*N. ulnaris*	*N. axillaris*	*N. suprascapularis*	*N. dorsalis scapulae*
Posteriores Dreieck zwischen Mm. scaleni anterior und medius	▪ Unterhalb des Proc. coracoideus ▪ In der Achselhöhle	In der Achselhöhle superior der A. brachialis	Im intermuskulären Septum (Sulcus nervi radialis)	▪ In der Achselhöhle ▪ Inferior der A. brachialis	Durch posterioren Anteil des M. deltoideus	▪ Incisura scapulae ▪ Fossa infraspinata	Zwischen BWS und medialem Rand des Schulterblatts
▪ Oberer Stamm C5 und C6 ▪ Mittlerer Stamm C7		In der Ellenbeuge medial der Sehne des M. biceps brachii und der A. brachialis	Am Unterarm, zwischen Mm. extensores carpi radiales longus und brevis	Am Olekranon	Lateraler Rand des Schulterblattes		
▪ Unterer Stamm C8 und T1		Im Karpaltunnel	In der Tabatière	Zwischen Os pisiforme und Hamulus ossis hamati			

Tabelle 2.21 Nervenpalpation im Bereich der unteren Extremität (BL = Bauchlage, RL = Rückenlage)

N. ischiadicus	*N. peronaeus communis*	*N. tibialis posterior*	*N. peronaeus (tief)*	*N. tibialis*	*N. suralis (Forts. des N. tibialis)*	*N. femoralis*	*N. cutaneus femoris lateralis*
BL: zwischen Trochanter major und Tuber ischiadicum	RL: Fibulahals kurz unter dem Fibulakopf	RL: posterior des Malleolus medialis und arteriellem Puls	RL: zwischen den Ossa metatarsalia 1 und 2	▪ Lateral zur A. poplitea ▪ 3 cm proximal der Kniefalte	RL: ▪ posterior des Malleolus lateralis ▪ laterale Seite des Fußrückens	RL: lateral der A. femoralis	RL: etwas medial und 2 cm inferior der Spina iliaca anterior superior
Kurz vor der Verzweigung in N. tibialis und N. peronaeus							

Beispiel: Radikuläre Schmerzen aufgrund einer spinalen Pathologie
Hier umfasst die Untersuchung der Wirbelsäule die Palpation der einzelnen Segmente und passive segmentale Bewegungstests (**Abb. 2.65**, **Abb. 2.66**). Eine abnorme Mobilität und Schmerzreproduktion wären pathologische Befunde.

Bei einer C6-Radikulopathie wäre eine Dysfunktion im Bewegungssegment C5/6 oder C6/7 zu erwarten. Ist dies der Fall, liegt wahrscheinlich dort die Ursache für die radikulären Schmerzen.

Zur Diagnosenstellung bei zervikobrachialen Schmerzsyndromen hat sich die von Hall und Elvey (1999) beschriebene Untersuchungsweise bewährt (Hall et al. 1997, van der Heide et al. 2001b, Allison et al. 2002, Cowell u. Phillips 2002, Coppieters et al. 2003a u. b).

Ein weiterer wichtiger Aspekt neuraler Schmerzzustände ist die Untersuchung der Nervenfunktion. Die neurologische Untersuchung ist das einzige klinische Mittel zur Feststellung abnormer Nervenleitung!

Periphere neurologische Untersuchung

Die klinische Untersuchung umfasst die Analyse der Nervenleitung der afferenten und efferenten Nervenstämme und der sensorischen und motorischen Nervenwurzeln. Zum Routine-Screening gehört die Untersuchung folgender Aspekte:

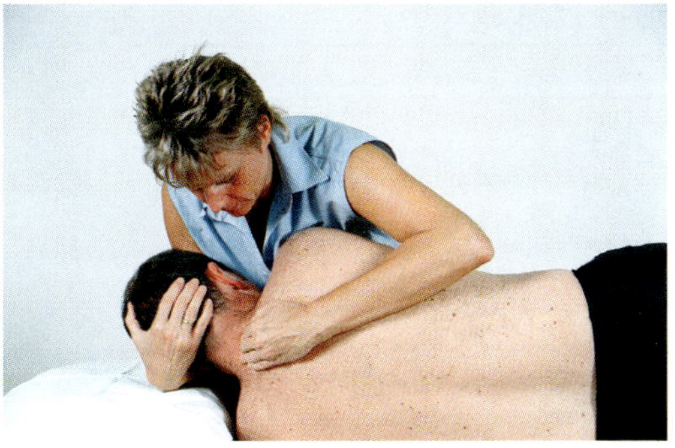

Abb. 2.65 Segmentaler Bewegungstest der HWS.

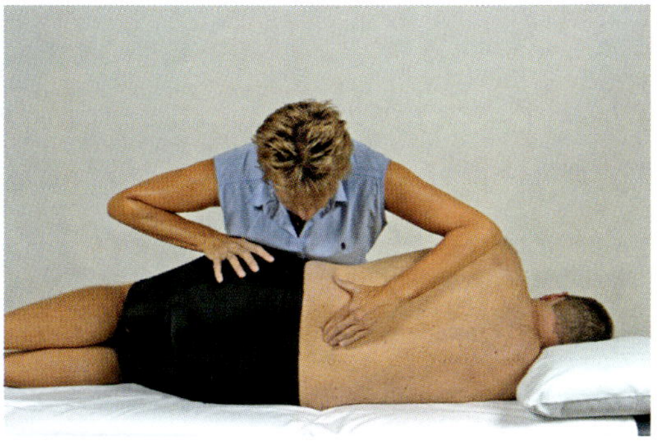

Abb. 2.66 Segmentaler Bewegungstest der LWS.

- Oberflächensensibilität:
  - Taktile Sensibilität (Berührungsempfinden, spitz/stumpf);
- Myotatische Dehnungsreflexe;
- Muskuläre Kraft.

Detailliertere Untersuchungen schließen außerdem die Prüfung des Temperatur- und Vibrationsempfindens, der Zweipunktediskriminierung und der Propriozeption ein, die hier jedoch nicht behandelt werden.

Sensorische und motorische Ausfallerscheinungen können einerseits aufgrund von Störungen der sensorischen/motorischen Nervenwurzel im Bereich der spinalen Nervenwurzel und andererseits aufgrund peripherer Störungen auftreten. Demzufolge ist die Kenntnis der Dermatome/Myotome der Nervenwurzeln und der peripheren Nerven für die Differenzierung zwischen Ausfallerscheinungen aufgrund von Nervenwurzelpathologien oder peripheren Nervenläsionen wichtig.

> *Stets die gesunde Seite zuerst untersuchen, damit bei der Untersuchung der symptomatischen Seite sofort klar ist, ob die Ergebnisse normal sind oder nicht.*

Oberflächensensibilität

Berührungsempfinden

Zur Untersuchung der Aβ Fasern wird der zu untersuchende Körperteil kreisförmig mit einem Wattetupfer bestrichen, ohne dass der Patient dies beobachten kann. Die Untersuchung beginnt proximal mit jeweils 2 Kreisen um den Oberarm bzw. Oberschenkel und anschließend den Unterarm bzw. Unterschenkel und 1 Kreis um die Hand bzw. Fuß. Die Finger und Fingerspitzen sollten sowohl dorsal als auch ventral einzeln geprüft werden. Der Patient gibt an, ob er die Berührung wahrnimmt und die Wahrnehmung in allen Gebieten gleich ist. Das gleiche Verfahren wird mit einem spitzen Gegenstand (z. B. Zahnstocher, Ende einer Büroklammer) zur Untersuchung der Aδ Fasern durchgeführt.

> *Veränderungen der taktilen Sensibilität zeigen sich als verstärkte, verminderte oder völlig fehlende Wahrnehmung.*

Der Bereich der Wahrnehmungsstörung wird genau erfasst und auf einem Körperdiagramm dokumentiert. Die Begrenzung der Sensibilitätsstörung lässt sich von beiden Richtungen aus – vom gestörten und vom gesunden Bereich her – feststellen:

- Bei reduzierter Sensibilität: Das Testmittel wird vom Gebiet der verminderten Sensibilität weiter nach außen in Richtung der normalen Sensibilität geführt.
- Bei verstärkter Empfindung: Die Prüfung erfolgt vom Gebiet der normalen Empfindung aus in Richtung der verstärkten Empfindung.

Abnormale Wahrnehmungen

- Analgesie: Taubheit oder Wahrnehmungsmangel;
- Hypoalgesie/Hypoästhesie: verminderte Wahrnehmung;
- Hyperalgesie: verstärkte Wahrnehmung;
- Dysästhesie: unangenehme Wahrnehmung;
- Allodynie: schmerzhafte Wahrnehmung.

Reflexe

Der Schlag mit einem Reflexhammer bewirkt eine schnelle Dehnung der entsprechenden Muskeln oder Sehnen. Dabei sollte sich der zu untersuchende Muskel in Dehnstellung befinden und der Kontaktpunkt des Hammers im rechten Winkel zur Sehne oder Muskelfaser liegen.

In der oberen Extremität werden die Reflexe von M. deltoideus (C5), M. biceps brachii (C5, C6), M. brachioradialis (C6), M. triceps brachii (C7, C8) und der Pronatorenreflex (C6,7) untersucht, in der unteren Extremität die Reflexe von Mm. adductores brevis, longus und magnus (L2, L3), M. rectus femoris (L3,

Tabelle 2.22 Untersuchung der Kennmuskeln des oberen Quadranten (Maitland 2001)

Muskel	*Nervenwurzel*	*Methode*
		Sitzen oder Stehen
M. rectus capitis anterior	C1	Flexion des Kopfes
M. rectus capitis posterior major und minor mit M. obliquus capitis superior	C2	Extension des Kopfes
Mm. scaleni	C3	Lateralflexion der HWS
▪ M. trapezius ▪ M. levator scapulae	C4	Elevation des Schultergürtels
		Rückenlage
M. deltoideus	C5	▪ Arm um 45° abduziert ▪ Widerstand gegen Abduktion am Ellenbogen
M. biceps brachii	C6	▪ Ellenbogen um 90° flektiert ▪ Widerstand gegen Flexion am Unterarm
M. triceps	C7	▪ Ellenbogen um 90° flektiert ▪ Widerstand gegen Extension am Unterarm
M. extensor pollicis longus	C8	▪ Ellenbogen um 90° flektiert ▪ Daumen extendiert ▪ Widerstand gegen Extension am Daumennagel
M. flexor digitorum profundus	C8	▪ Ellenbogen um 90° flektiert ▪ Therapeutin legt ihre Finger auf die volare Seite der Finger des Patienten ▪ Patient schließt die Faust ▪ Widerstand gegen Fingerflexion
M. lumbricales	T1	▪ Lumbrikaler Griff ▪ Therapeutin versucht, die Finger des Patienten auseinander zu ziehen

L4), M. semimembranosus und M. semitendinosus (L5), M. biceps femoris (L5, S1) und der Achillessehnenreflex (S1).

Klassifikation der Reflexreaktionen (Petty u. Moore 2001)

- 0 = abwesend;
- 1 = vermindert;
- 2 = normal;
- 3 = verstärkt;
- 4 = Klonus.

Immer einen Seitenvergleich durchführen!
Fehlende oder verminderte Reflexe müssen nicht unbedingt pathologisch sein! Ist der Reflex eines Muskels immer abwesend oder vermindert, während alle anderen Muskeln normale Reflexe zeigen, ist davon auszugehen, dass eine Abnormalität vorliegt.

Muskelkraft

Bei den isometrischen Kontraktionen der entsprechenden Kennmuskeln (**Tab. 2.22**, **Tab. 2.23**) wird der zu untersuchende Muskel in einer Mittelstellung getestet. Der Aufbau des Widerstands erfolgt langsam und seine Stärke sollte der spezifischen Muskelgruppe und dem Patienten entsprechen.

Bei Verdacht auf eine periphere Nervenläsion muss die Kraft der einzelnen von diesem Nerv versorgten Muskeln untersucht werden!

Beispiele der Untersuchung der peripheren Nerven finden sich in verschiedenen Publikationen (Elvey u. Hall 1997, Hall u. Elvey 1999, Elvey 1997, Shacklock 1995 u. 1996).

Fallbeispiel 1: Subjektive Einschätzung

Ein 16-jähriges Mädchen kam mit einem konstanten tiefen, dumpfen Schmerz im Bereich des rechten M. supraspinatus, den sie als Schulterschmerz bezeichnete, in die Klinik. Die Schmerzintensität war sehr hoch (8/10). Angaben über Taubheitsgefühle oder Parästhesien machte sie nicht.

Die Schmerzen waren ungefähr 1 Monat zuvor eingetreten. Die Patientin war sich keines Auslösers der Symptome bewusst, meinte aber, der Schmerz sei ursprünglich eventuell während eines Tennisspiels auf-

Tabelle 2.23 Untersuchung der Kennmuskeln des unteren Quadranten (Maitland 2001)

Muskel	*Nervenwurzel*	*Methode*
		Stand
M. gastrocnemius	S1	Patient steht auf einem Bein und geht in den Zehenspitzenstand
		Rückenlage
M. iliopsoas	L2	▪ Knie und Hüfte um 90° flektiert ▪ Widerstand gegen Hüftflexion oberhalb des Knies
M. quadriceps	L3	▪ Therapeutin führt ihren Arm unterhalb des Oberschenkels durch und legt ihre Hand auf den gegenüberliegenden Oberschenkel ▪ Patient extendiert das Knie ▪ Widerstand gegen Extension
M. tibialis anterior	L4	▪ Fuß in Dorsalextension und Inversion ▪ Widerstand am Fußinnenrand gegen Extension
M. hallucis longus	L5	▪ Fuß und 1. Zehe in Extension ▪ Widerstand gegen Extension
M. extensor digitorum longus	▪ L5 ▪ (S1)	▪ Fuß und Zehen in Extension ▪ Widerstand gegen Extension
Mm. peronaei longus und brevis	S1	▪ Fuß in Extension und Eversion ▪ Widerstand am Außenrand des Fußes
Zehenflexion		▪ Patient flektiert die Zehen ▪ Widerstand gegen Flexion
		Bauchlage
▪ M. biceps femoris ▪ M. semitendinosus ▪ M. semimembranosus	▪ L5 ▪ S1	▪ Knie um 90° flektiert ▪ Widerstand gegen Flexion
M. glutaeus maximus	▪ L4 ▪ L5 ▪ (S1) ▪ (S2)	▪ Hüfte extendiert und Knie flektiert ▪ Widerstand gegen Hüftextension

getreten. Seit dieser Zeit wurde er zunehmend stärker, sodass die Patientin in den letzten 2 Tagen den Arm in einer Schlinge tragen musste.

2 Wochen zuvor war ein Computertomogramm der Schulter gemacht worden, das aber keinen Befund ergab. Seit Beginn des Schmerzes bestand die Behandlung in der Einnahme entzündungshemmender Medikamente, die wohl die Schmerzen zeitweise linderten, aber letztlich keine Verbesserung des Gesamtzustands erreichten.

Der Schmerz war bewegungs- und positionsabhängig. Aktivitäten wie z. B. das Heben eines Gegenstands oder Ausstrecken oder Hängenlassen des Armes verstärkten ihn sofort und blieb anschließend für längere Zeit stärker. Ruhigstellung des Armes war die einzige Schmerz erleichternde Maßnahme.

Weitere Angaben über z. B. den allgemeinen Gesundheitszustand ergaben keinen Befund.

Die Aussagen bei der subjektiven Einschätzung ließen eine muskuläre Verletzung (M. supraspinatus) vermuten. Dagegen sprach jedoch, dass die Schmerzen zunehmend schlimmer wurden. Innerhalb von 4 Wochen wäre ein Heilungsprozess zu erwarten. Andererseits konnten einige Angaben auf eine neurale Störung hinweisen. Die Lokalisation des Schmerzes lag im Bereich des N. subscapularis. Die Schmerzqualität schien der eines Nervenstammschmerzes zu entsprechen. Die Schmerz auslösenden Bewegungen oder Positionen übten allesamt einen mechanischen Reiz auf die Neuralstrukturen aus.

Körperliche Untersuchung

1. Antalgische Haltung: Die Patientin saß auf der Behandlungsbank mit Unterstützung des rechten Armes, die Schulter in Flexion.
2. Dysfunktion aktiver Bewegungen:
   1. Aktive Bewegungen der HWS schienen anfänglich normal zu sein, bei genauerer Unter-

suchung (Fixierung des Schultergürtels) war die kontralaterale Lateralflexion der HWS jedoch schmerzhaft eingeschränkt.
   2. Aktive Schulterflexion war bei ca. 120° schmerzhaft eingeschränkt und der Schulterschmerz verstärkt. Interessanterweise führte die Patientin die Schulterflexion mit gleichzeitiger Ellenbogenflexion aus. Bei der Aufforderung, den Ellenbogen gestreckt zu halten, war die Schulterflexion bereits bei 90° eingeschränkt.
   3. Aktive Schulterabduktion war ebenfalls schmerzhaft eingeschränkt, Kompensationsbewegungen wie Elevation des Schultergürtels traten recht früh während der Bewegung auf, und das Bewegungsausmaß war wesentlich reduziert, wenn der Schultergürtel fixiert wurde. Selbst Ellenbogenextension allein (bei Neutralstellung der Schulter) erhöhte den Schulterschmerz.
   4. Die aktiven Bewegungen auf der symptomfreien Seite waren normal.
3. Dysfunktion passiver Bewegungen: Ähnlich wie bei der Untersuchung auf eine Dysfunktion aktiver Bewegungen waren die passive Schulterflexion und -abduktion auf der symptomatischen Seite schmerzhaft eingeschränkt, die Abduktion bereits bei 60–70°. Auf der gesunden Seite waren die Bewegungen ohne Befund.
4. Abnorme Reaktion auf einen neuralen Provokationstest:
   1. Wie bereits erwähnt, verstärkte bereits eine Abduktion von 60–70° den Schulterschmerz. Unter exakter Beibehaltung dieser Schulterposition wurde dann eine Ellenbogenextension ausgeführt, was wiederum zu einer Verstärkung des Schmerzes führte. Ebenso verhielt es sich mit einer Dorsalextension der Hand.
   2. Hätte es sich um eine rein muskuläre Verletzung gehandelt, wäre eine derartige Reaktion nicht zu erwarten, da Hand- und Ellenbogenbewegungen keinen direkten Einfluss auf den M. supraspinatus haben. Die Zunahme der kontralateralen Lateralflexion der HWS bestätigte weiter den Befund.
   3. An dieser Patientin wird deutlich, dass die neuralen Provokationstests aufgrund von schmerzhaften Bewegungseinschränkungen und Irritierbarkeit nicht immer in ihrem gesamten Umfang ausgeführt werden können.
5. Mechanische Hyperalgesie als Reaktion auf Palpation der peripheren Nervenstämme: Die Palpation des N. subscapularis, des N. dorsalis scapulae sowie des neurovaskulären Bündels waren auf der symptomatischen Seite schmerzhaft.
6. Nachweis einer lokalen Ursache der neuralen Störung: Die Untersuchung der HWS ergab Bewegungsdysfunktionen in den Segmenten C4/5 und C5/6 mit lokaler Schmerzauslösung.

Neurologische Untersuchung

Die neurologische Untersuchung war ohne Befund.

Clinical Reasoning

Anhand von Schmerzlokalisation, Schmerzqualität, Schmerzverhalten, antalgischer Haltung und Übereinstimmung von passiven und aktiven Bewegungseinschränkungen bezogen auf Bewegungen, die einen mechanischen Reiz auf die Nerven ausüben, sowie der abnormen Reaktionen auf den neuralen Provokationstest und die Nervenpalpation wurde die Hypothese einer neuralen Störung aufgestellt. Somit wären sensibilisierte Neuralstrukturen als Schmerzursache anzusehen und müssten dementsprechend behandelt werden.

Für die Pathogenese gäbe es verschiedene Erklärungen. Man könnte spekulieren, dass eventuell aufgrund einer speziellen Bewegung beim Tennisspiel eine muskuläre Verletzung erfolgte, deren Entzündungsprozess eine Irritation des N. subscapularis hervorrief. Es könnte sich aber auch um eine direkte lokale Irritation des N. subscapularis handeln, wie sie im Zusammenhang mit Abduktion und Außenrotation der Schulter z. B. bei Baseballwerfern (Ringel et al. 1990) oder bei Volleyballspielern (Witvrouw et al. 2000) nachgewiesen wurde. Schließlich könnte auch eine Irritation der Spinalnerven C5 oder C6 stattgefunden haben.

Fallbeispiel 2: Subjektive Einschätzung

Eine 69-jährige Patientin gab an, intermittierende, zeitweise sehr starke Schmerzen im rechten Gesäß zu spüren, die in den rechten posterioren Oberschenkel ausstrahlten. Gleichzeitig spürte sie oft ein Kribbelgefühl im gleichen Bereich.

Die Schmerzen waren 1 Monat zuvor aufgetreten, ohne erkennbaren auslösenden Faktor. Die Beschwerden nahmen allmählich zu (vermutlich bedingt durch Reisen: Flug von Europa nach Asien und Umherreisen) und waren zeitweise so intensiv, dass die Patientin kaum noch laufen konnte. Die Schmerzen traten sofort beim Stehen und Gehen auf und konnten durch Sitzen (mit Gewichtsverlagerung auf die linke Seite) und Liegen (Rückenlage mit Unterlagerung der Knie) innerhalb kurzer Zeit gelindert werden.

In der Vergangenheit hatte die Patientin öfter Rückenschmerzen, die aber nie einer Behandlung bedurften. Außerdem erkrankte sie 5 Jahre zuvor an Blasenkrebs, der aber vollständig abgeklungen war.

Ansonsten zeigte die Patientin einen guten Allgemeinzustand.

Körperlicher Befund

7. Antalgische Haltung:
   1. Die Patientin stand mit leicht gekipptem Becken und relativ steil gestellter LWS. Leichte Atrophien der Wadenmuskeln und ischiokruralen Muskulatur waren auf der rechten Seite erkennbar. Das Gewicht lag überwiegend auf dem linken Bein.
   2. Eine Gewichtsverlagerung auf das rechte Bein löste sofort die Beinschmerzen aus, die sich durch eine verstärkte Aufrichtung des Beckens etwas mildern ließen.
8. Dysfunktion aktiver Bewegungen:
   1. Extension der LWS und Lateralflexion nach rechts verstärkten sofort die Symptome und waren somit stark eingeschränkt.
   2. Flexion der LWS und Lateralflexion nach links waren symptomfrei.
9. Dysfunktion passiver Bewegungen:
   1. Passive Extension der LWS und Lateralflexion nach rechts lösten die gleichen Schmerzen aus wie die aktiven Bewegungen.
   2. Passive Flexion der LWS und Lateralflexion nach links verminderten die Beschwerden.
10. Abnorme Reaktion auf einen neuralen Provokationstest:
    1. Slump- und SLR-Test waren ohne Befund.
    2. Auf beiden Seiten war das Bewegungsausmaß normal, und die sensibilisierenden Manöver lösten keine pathologischen Schmerzen aus.
11. Mechanische Hyperalgesie als Reaktion auf Palpation der peripheren Nervenstämme: Die Palpation der peripheren Nervenstämme war ohne Befund.
12. Nachweis einer lokalen Ursache der neuralen Störung:
    1. Intervertebrale Bewegungen der LWS waren quasi in alle Richtungen und in allen Segmenten sehr beschränkt.
    2. Palpation über dem rechten Facettengelenk L5/S1 löste sofort die Beinschmerzen aus.

Neurologische Untersuchung

Die Untersuchung ergab muskuläre Schwächen der Kennmuskeln für L5/S1 (M. extensor hallucis longus, M. gastrocnemius). Der Achillessehnenreflex ließ sich rechts nicht auslösen. Auf dem lateralen Fußrand waren ganz leichte Sensibilitätsstörungen feststellbar.

Clinical Reasoning

Die Hypothese einer neuralen Störung im Sinne einer rechtsseitigen Kompressionsradikulopathie S1 mit Anzeichen gestörter Nervenfunktion, aber normaler neuraler Mechanosensitivität wurde aufgestellt. Dazu führten die Befunde der Schmerzlokalisation (Dermatombereich S1), des Schmerzverhaltens (Schmerzauslösung bei Kompression, Schmerzlinderung bei Entlastung), der antalgischen Haltung, der übereinstimmenden Dysfunktion bei passiven und aktiven Bewegungen sowie der Übereinstimmung der subjektiven Angaben mit den objektiven Befunden, der Abwesenheit abnormer Reaktionen auf neurale Provokationstests (Palpation sowie Bewegung), der Lokalisation einer lokalen Bewegungsstörung (mit Reproduktion der exakten Symptome bei Palpation von L5/S1) sowie der neurologischen Defizite bezogen auf die Nervenwurzel S1. Die provisorische Diagnose wurde später durch CT-Aufnahmen untermauert. Sie zeigten im Segment L5/S1 eine asymmetrische Diskusvorwölbung, die auf der rechten Seite mehr vorstand. Diese wurde von einer fokalen rechtsseitigen posterior-lateralen Diskushernie überlagert, die sich bis zu 7 mm hinter die posteriore Kontur der Bandscheibe erstreckte und die rechte Nervenwurzel S1 verschob.

Literatur

Allison GT, Nagy BM, Hall TA. Randomised clinical trial of manual therapy for cervico-brachial pain syndrome – a pilot study. Manual Therapy. 2002;7 : 95–102.

Asbury AK, Fields HL. Pain due to peripheral nerve damage: An hypothesis. Neurology. 1984;34 : 1587–1590.

Balster SM, Jull GA. Upper trapezius muscle activity during the brachial plexus tension test in asymptomatic subjects. Manual Therapy. 1997;2 : 144–149.

Bell A. The upper limb tension test – bilateral straight leg raising – a validating manoeuvre for the upper limb tension test. In: Dalziel BA, Snowsill JC, eds. Proceedings of the Fifth Biennial Conference of the Manipulative Therapists Association of Australia. Melbourne: Manipulative Therapists Association of Australia; 1987.

Boland RA, Adams RD. Effects of ankle dorsiflexion on range and reliability of straight leg raising. Australian Journal of Physiotherapy. 2000;46 : 191–200.

Bove GM, Light AR. The nervi nervorum – Missing link for neuropathic pain? Pain Forum. 1997;6 : 181–190.

Bragard K. Die Nervendehnung als diagnostisches Prinzip ergibt eine Reihe neuer Nervenphänomene. Münchener Medizinische Wochenschrift. 1929;76 : 1999–2003.

Breig A, Troup J. Biomechanical considerations in the straight-leg-raising test. Spine. 1979;4 : 242–250.

Butler DS. Adverse mechanical tension in the nervous system: A model for assessment and treatment. Australian Journal of Physiotherapy. 1989;35 : 227–238.

Butler DS, Gifford L. The concept of adverse mechanical tension in the nervous system. Physiotherapy. 1989;75 : 622–636.

Butler DS. "Adverse neural tension" reconsidered. Australian Journal of Physiotherapy. 1998;3 : 33–36.

Butler DS. The Sensitive Nervous System. Melbourne: Noigroup Publications; 2000.

Coppieters MWJ, Stappaerts KH, Everaert DGM, Staes FFGM. A qualitative assessment of shoulder girdle elevation during the upper limb tension test 1. Manual Therapy. 1999;4 : 33–38.

Coppieters MW, Stappaerts KH, Everaert DG, Staes FF. Addition of test components during neurodynamic testing: Effect on range of motion and sensory responses. Journal of Orthopaedic and Sports Physical Therapy. 2001a; 31 : 226–237.

Coppieters MW, Stappaerts KH, Staes FF, Everaert DG. Shoulder girdle elevation during neurodynamic testing: an assessable sign? Manual Therapy. 2001b;6 : 88–96.

Coppieters M, Stappaerts K, Janssens K. Reliability of detecting "onset of pain" and "submaximal pain" during neural provocation testing of the upper quadrant. Physiotherapy Research International. 2002;7 : 146–156.

Coppieters MW, Stappaerts KH, Wouters LL, Janssens K. Aberrant protective force generation during neural provocation testing and the effect of treatment in patients with neurogenic cervicobrachial pain. Journal of Manipulative and Physiological Therapeutics. 2003a;26 : 99–106.

Coppieters MW, Stappaerts KH, Wouters LL, Janssens K. The immediate effects of a cervical lateral glide treatment technique in patients with neurogenic cervicobrachial pain. Journal of Orthopaedic and Sports Physical Therapy. 2003b;33 : 369–378.

Coveney B. The upper limb tension test response in subjects with a clinical presentation of carpal tunnel syndrome. Proceedings of the 10th Biennial Conference of the Manipulative Physiotherapists Association of Australia. Melbourne: Manipulative Physiotherapists Association of Australia; 1997.

Cowell IM, Phillips DR. Effectiveness of manipulative physiotherapy for the treatment of a neurogenic cervicobrachial pain syndrome: a single case study – experimental design. Manual Therapy. 2002;7 : 31–38.

Dalton PA, Jull GA. The distribution and characteristics of neck-arm pain in patients with and without a neurological deficit. Australian Journal of Physiotherapy. 1989;35 : 3–8.

Davidson S. Prone knee bend: an investigation into the effect of cervical flexion and extension. 5th Biennial Conference. Melbourne: Manipulative Therapists Association of Australia; 1987.

Devor M, Rappaport HZ. Pain and pathophysiology of damaged nerve. In: Fields HL, ed. Pain Syndromes in Neurology. Oxford: Butterworth Heinemann; 1990.

Dyck PJ. Invited review: Limitations in predicting pathologic abnormality of nerves from the EMG examination. Muscle and Nerve. 1990;13 : 371–375.

Eliav E, Herzberg U, Ruda MA, Bennett GJ. Neuropathic pain from an experimental neuritis of the rat sciatic nerve. Pain. 1999;83 : 169–182.

Eliav E, Benoliel R, Tal M. Inflammation with no axonal damage of the rat saphenous nerve trunk induces ectopic discharge and mechanosensitivity in myelinated axons. Neuroscience Letters. 2001;311 : 49–52.

Elvey RL. Painful restriction of shoulder movement – a clinical observation study. Proceedings of Disorders of the Knee, Ankle and Shoulder. Brisbane: Manipulative Therapists Association of Australia; 1979.

Elvey RL. Treatment of arm pain associated with abnormal brachial plexus tension. Australian Journal of Physiotherapy. 1986;32 : 225–230.

Elvey RL. The clinical relevance of signs of adverse brachial plexus tension. Proceedings of the International Federation of Orthopaedic Manipulative Therapists. Cambridge: International Federation of Orthopaedic Manipulative Therapists; 1988.

Elvey RL, Hall T. Neural Tissue Evaluation and Treatment. Chapter 5. In: Donatelli RA, ed. Physical Therapy of the Shoulder. New York: Churchill Livingstone; 1997.

Elvey RL. "Adverse neural tension" reconsidered. Australian Journal of Physiotherapy. 1998;3 : 13–18.

Elvey RL. Physical evaluation of the pripheral nervous system in disorders of pain and dysfunction. Journal of Hand Therapy, 1997;10 : 122–129.

Fidel C, Martin E, Dankaerts W, Allison G, Hall T. Cervical spine sensitising maneuvers during the slump test. The Journal of Manual and Manipulative Therapy. 1996;4 : 16–21.

Flanagan M. Normative responses to the ulnar nerve bias tension test [unpublished thesis]. Adelaide: University of South Australia; 1993.

Fowler RJ, Danta G, Gilliat RW. Recovery of nerve conduction after a pneumatic tourniquet: Observations on the hindlimb of the baboon. Journal of Neurology, Neurosurgery and Psychiatry. 1972;35 : 638–647.

Garfin SR, Rydevik BL, Brown RA. Compressive neuropathy of spinal nerve roots: A mechanical or biological problem? Spine. 1991;16 : 162–166.

Gelberman RH, Hergenroeder PT, Hargens AR, Lundborg GN, Akeson WH. The carpal tunnel syndrome – A study of carpal canal pressures. Journal of Bone and Joint Surgery. 1981;63A:380–383.

Gifford L. Acute low cervical nerve root conditions: symptom presentations and pathobiological reasoning. Manual Therapy. 2001;6 : 106–115.

Ginn K. An investigation of tension development in upper limb soft tissues during the upper limb tension test. Proceedings of the International Federation of Orthopaedic Manipulative Therapists. Cambridge: International Federation of Orthopaedic Manipulative Therapists; 1988.

Göeken LN, Hof L. Instrumental straight-leg raising: Results in healthy subjects. Archives of Physical Medicine and Rehabilitation. 1993;74 : 194–203.

Göeken LN, Hof L. Instrumental straight-leg raising: Results in patients. Archives of Physical Medicine and Rehabilitation. 1994;75 : 470–477.

Greening J, Lynn B. Minor peripheral nerve injuries: an underestimated source of pain. Manual Therapy. 1998;3 : 187–194.

Hall T. Neuromeningeal involvement in the straight leg raise test identified by electromyography [unpublished thesis]. Perth: Curtin University of Technology; 1996.

Hall T, Quintner J. Responses to mechanical stimulation of the upper limb in painful cervical radiculopathy. Australian Journal of Physiotherapy. 1996;42 : 277–285.

Hall T, Elvey RL, Davies N, Dutton L, Moog M. Efficacy of manipulative physiotherapy for the treatment of cervicobrachial pain. Proceedings of the 10th Biennial Conference of the Manipulative Physiotherapists Association of Australia. Melbourne: Manipulative Physiotherapists Association of Australia; 1997.

Hall T, Zusman M, Elvey RL. Adverse mechanical tension in the nervous system? Analysis of straight leg raise. Manual Therapy. 1998;3 : 140–146.

Hall T, Elvey RL. Nerve trunk pain: physical diagnosis and treatment. Manual Therapy. 1999;4 : 63–73.

Harrington F, Messier AA, Bereiter D, Barnes B, Epstein MH. Herniated lumbar disc material as a source of free gluatamate available to affect pain signals through the dorsal root ganglion. Spine. 2000;25 : 929–936.

van der Heide B, Allison GT, Zusman M. Physiologische Reaktionen auf einen Provokationstest der Neuralstrukturen in der oberen Extremität. Krankengymnastik. 2000;52 : 816–828.

van der Heide B, Allison GT, Zusman M. Pain and muscular response to a neural tissue provocation test in the upper limb. Manual Therapy 2001a;6(3):154–162.

van der Heide B, Elvey R, Bourgoin C, Eils G, Garnevall B. Pain and muscular responses to a neural tissue provocation test in patients with cervicobrachial pain. Inaugural International Physiotherapy Congress of the World Confederation for Physical Therapy, Asia Pacific Region, Singapore; 2001b.

van der Heide B, Allison GT, Zusman M. Physiologische Reaktionen auf einen Provokationstest der Neuralstrukturen bei Patienten mit klinischer Diagnose einer zervikalen Radikulopathie – 3 Fallstudien. Manuelle Therapie. 2002;6 : 131–138.

Henderson CM, Hennessy R, Shuey H. Posterior lateral foraminotomy for an exclusive operative technique for cervical radiculopathy: a review of 846 consecutively operated cases. Journal of Neurosurgery. 1983; 13 : 504–512.

Herrington L, Bendix K, Cornwell C, Fielden N, Hankey K. What is the normal response to structural differentiation within the slump and straight leg raise tests?. Manual Therapy. 2008; 13 : 289-294.

Hida S, Naito M, Kubo M. Intraoperative measurements of nerve root blood flow during diskectomy for lumbar disc herniation. Spine. 2003;28 : 85–90.

Hromada J. On the nerve supply of the connective tissue of some peripheral nervous system components. Acta Anatomica. 1963;55 : 343–351.

Kenneally M. The Upper Limb Tension Test. Proceedings of the 4th Biennial Conference of the Manipulative Therapists Association of Australia. Brisbane: Manipulative Therapists Association of Australia; 1985.

Kenneally M, Rubenach H, Elvey R. The upper limb tension test: The straight leg raise test of the arm. In: Grant R, ed. Physical therapy of the cervical and thoracic spine. New York: Churchill Livingstone; 1988.

Kleinrensink GJ, Stoeckart R, Vleeming A, Snijders CJ, Mulder PGH. Mechanical tension in the median nerve. The effects of joint positions. Clinical Biomechanics. 1995;10 : 240–244.

Kleinrensink GJ, Stoeckart R, Mulder PGH, et al. Upper limb tension tests as tools in the diagnosis of nerve and plexus lesions. Anatomical and biomechanical aspects. Clinical Biomechanics. 2000;15 : 9–14.

Kuslich SD, Ulstrom CL, Cami JM. The tissue origin of low back pain and sciatica: A report of pain responses to tissue stimulation during operations on the lumbar spine using local anaesthesia. Orthopaedic Clinics of North America. 1991;22 : 181–187.

Lew PC, Briggs CA. Relationship between the cervical component of the slump test and change in hamstring muscle tension. Manual Therapy. 1997;2 : 98–105.

Lindahl O. Hyperalgesia of the lumbar nerve roots in sciatica. Acta Orthopaedica Scandinavia. 1966;37 : 367–374.

Lohkamp M, Small K. Normal response to Upper Limb Neurodynamic Test 1 and 2A. Manual Therapy; In Press.

Lundborg G. Ischemic nerve injury. Experimental studies on intraneural microvascular pathophysiology and nerve function in a limb subjected to temporary circulatory arrest. Scandinavian Journal of Plastic and Reconstructive Surgery. 1970;6 : 1–113.

Lundborg G, Rydevik B. Effects of stretching the tibial nerve of the rabbit. A preliminary study of the intraneural circulation and the barrier function of the perineurium. Journal of Bone and Joint Surgery. 1973; 55B:390–401.

Lundborg G. Structure and function of the intraneural microvessels as related to trauma, oedema formation and nerve function. Journal of Bone and Joint Surgery. 1975;57A;938–948.

Lundborg G, Gelberman RH, Minteer-Convery M, et al. Median nerve compression in the carpal tunnel – functional response to experimentally induced controlled pressure. Journal of Hand Surgery. 1982;7 : 252–259.

Maitland GD. Vertebral Manipulation. 5th ed. London: Butterworth-Heinemann; 1986.

Maitland GD. Vertebral Manipulation. 6th ed. London: Butterworth-Heinemann; 2001.

McLellan DL, Swash M. Longitudinal sliding of the median nerve during movements of the upper limb. Journal of Neurology, Neurosurgery, and Psychiatry. 1976; 39 : 566–570.

Molesworth J. The effect of chronic inversion ankle sprains on the dorsiflexion-inversion straight leg raise test and the plantarflexion-inversion straight leg raise test [unpublished thesis]. Adelaide: University of South Australia; 1992.

Murphy RW. Nerve roots and spinal nerves in degenerative disc disease. Clinical Orthopaedics and Related Research. 1977;129 : 37–39.

Ogata K, Naito M. Blood Flow of peripheral nerve effects of dissection, stretching and compression. Journal of Hand Surgery. 1986;11B:10–14.

Olmarker K, Rydevik B, Nordborg C. Autologous nucleus pulposus induces neurophysiological and histologic changes in porcin cauda equina nerve roots. Spine. 1993;11 : 1425–1432.

Owen JH, Kostui JP, Gornet M, et al. The use of mechanically elicited electromyograms to protect nerve roots during surgery for spinal degeneration. Spine. 1994;19 : 1704–1710.

Parke WW. The significance of venous return impairment in ischemic radiculopathy and myelopathy. Orthopaedic Clinics of North America. 1991;22 : 213–221.

Petersen, CM, Zimmermann CL, Hall KD, et al. Upper Limb Neurodynamic Test of the radial nerve: A study of responses in symptomatic and asymptomatic subjects

Petty NJ, Moore A. Neuromusculoskeletal Examination and Assessment. 2nd ed. London: Churchill Livingstone; 2001.

Poore GV. Clinical lecture on certain conditions of the hand and arm which interfere with the performance of professional acts, especially piano-playing. British Medical Journal. February 26, 1887 : 441–444.

Porter EL, Wharton PS. Irritability of mammalian nerve following ischemia. Journal of Neurophysiology. 1949;12 : 109–116.

Pullos J. The upper limb tension test. Australian Journal of Physiotherapy. 1986;32 : 258–259.

Quintner JL. A study of upper limb pain and paraesthesiae following neck injury in motor vehicle accidents: Assessment of the brachial plexus tension test of Elvey. British Journal of Rheumatology. 1989;28 : 528–533.

Quintner JL. Stretch-induced cervicobrachial pain syndrome. Australian Journal of Physiotherapy. 1990; 36 : 99–103.

Quintner JL. Peripheral neuropathic pain: a rediscovered clinical entity. In: Annual general meting of the Australian Pain Society. Hobart: Australian Pain Society; 1998.

Rankine J, Fortune D, Hutchinson C, Hughes D, Main C. Pain drawings in the assessment of nerve root compression: a comparative study with lumbar spine magnetic resonance imaging. Spine. 1998;23 : 1668–1676.

Reid SA. The measurement of tension changes in the brachial plexus. In: Dalziel BA, Snowsill JC, eds. Proceedings of the 5th Biennial Conference of the Manipulative Therapists Association of Australia. Melbourne: Manipulative Therapists Association of Australia; 1987.

Reisch R, Williams K, Nee RJ, Rutt RA. ULNT2 – Medan nerve bias: examiner reliability and sensory responses in asymptomatic subjects. The Journal of Manual & Manipulative Therapy. 2005; 13 : 44-55.

Ringel SP, Treihaft M, Carrz, et al. Suprascapular neuropathy in pitchers. American Journal of Sports Medicine. 1990;18 : 80–86.

Rubenach H. The upper limb tension test – the effect of the position and movement of the contralateral arm. Proceedings of the 4th Biennial Conference of the Manipulative Therapists Association of Australia. Brisbane: Manipulative Therapists Association of Australia; 1985.

Rydevik B, Lundborg G, Bagge U. Effects of graded compression on intraneural blood flow. An in vivo study on rabbit tibial nerve. Journal of Hand Surgery. 1981;6 : 3–12.

Rydevik B, Brown MD, Lundborg G. Pathoanatomy and pathophysiology of nerve root compression. Spine. 1984;9 : 7–15.

Sauer SK, Bove GM, Averbeck B, Reeh PW. Rat peripheral nerve components release calcitonin gene-related peptide and prostaglandine E2 in response to noxious stimuli: evidence that nervi nervorum are nociceptors. Neuroscience. 1999;92 : 319–325.

Schmid AB, Brunner F, Luomajoki H, Held U, Bachmann LM, Kunzer S, Coppieters MW. Reliability of clinical tests to evaluate nerve function and mechanosensitivity of the upper limb peripheral nervous system. BMC Musculoskeletal Disorders. 2009, 10: 11.

Selvaratnam PJ, Glasgow EF, Matyas T. The strain at the nerve roots of the brachial plexus (abstr.). Journal of Anatomy. 1988;161 : 260.

Selvaratnam PJ, Glasgow EF, Matyas T. Differential strain produced by the brachial plexus tension test on C5 to T1 nerve roots. In: Jones HM, Jones MA, Milde M, eds. Proceedings of the 6th Biennial Conference of the Manipulative Therapists Association of Australia. Adelaide: Manipulative Therapists Association of Australia; 1989.

Selvaratnam PJ. The brachial plexus tension test in patients and cadavers [unpublished doctoral dissertation]. Melbourne: Monash University; 1991.

Selvaratnam PJ, Matyas TA, Glasgow EF. Noninvasive discrimination of brachial plexus involvement in upper limb pain. Spine. 1994;19 : 26–33.

Shacklock M. The plantarflexion/inversion straight leg raise test. An investigation into the effect of cervical flexion and order of component movements on the symptom response [unpublished thesis]. Adelaide: University of South Australia; 1989.

Shacklock M. Neurodynamics. Physiotherapy. 1995; 81 : 9–16.

Shacklock M. Positive upper limb tension test in a case of surgically proven neuropathy: Analysis and validity. Manual Therapy. 1996;1 : 154–161.

Shiquing MD, et al. Significance of the straight-leg-raising test in the diagnosis and clinical evaluation of lower lumbar intervertebral disc protrusion. Journal of Bone and Joint Surgery. 1987;69-A:517–523.

Slater H, Butler DS, Shacklock MO. The dynamic nervous system: examination and assessment using tension tests. In: Boyling JD, Palastanga N, eds. Grieve's Modern Manual Therapy. 2nd ed. Edinburgh: Churchill Livingstone; 1994.

Smyth MJ, Wright V. Sciatica and the intervertebral disc: An experimental study. Journal of Bone and Joint Surgery. 1958;40A:1401–1418.

Stankovic R, Johnell Ol, Maly P, Willner S. Use of lumbar extension, slump test, physical and neurological examination in the evaluation of patients with suspected herniated nucleus pulposus. A prospectice clinical study. Manual Therapy. 1999;4 : 25–32.

Sterling M, Treleaven J, Edwards S, Jull G. Pressure pain thresholds of upper limb peripheral nerve trunks in asymptomatic subjects. Physiotherapy Research International. 2000;5 : 220–229.

Sterling M, Treleaven J, Jull G. Responses to a clinical test of mechanical provocation of nerve tissue in whiplash associated disorder. Manual Therapy. 2002;7 : 89–94.

Sunderland S, Bradley KC. Stress-strain phenomena in human peripheral nerve trunks. Brain. 1961a; 84 : 102–119.

Sunderland S, Bradley KE. Stress-strain phenomena in human spinal nerve roots. Brain. 1961b;84 : 120–124.

Sunderland S. The nerve lesion in carpal tunnel syndrome. Journal of Neurology, Neurosurgery and Psychiatry. 1976;39 : 615–626.
Sunderland S. Stretch-compression neuropathy. Clinical and Experimental Neurology. 1981;18 : 1–13.
Sunderland S. Nerve injuries and their repair. London: Churchill Livingstone; 1991.
Supik LR, Broom MJ. Sciatic tension signs and lumbar disc herniation. Spine. 1994;19 : 1066–1069.
Takahashi N, Yabuki SI, Yoshihito A, Kikuchi S. Pathomechanism of nerve root injury caused by disc herniation. Spine. 2003;28 : 435–441.
Thelander U, Fagerlullnd J, Friberg SI, Larsson S. Straight leg raising test versus radiologic size, shape, and position of lumbar disc hernias. Spine. 1992;17 : 395–398.
Triano JJ, Luttges MW. Nerve irritation: A possible model of sciatic neuritis. Spine. 1982;7 : 129–136.
Upton A, McComas A. The double crush in nerve entrapment syndromes. Lancet. 1973;2 : 359–362.
Vanti C, Conteddu L, Guccione A, Morsillo F, Parazza S, Viti C, Pillstrini P. The Upper Limb Neurodynamic Test 1: Intra- and intertester reliability and the effect of several repetitions on pain and resistance. Journal of Manipulative and Physiological Therapeutics 2010; 33 : 292-299.
Vuceti N, Svensson O. Physical signs in lumbar disc hernia. Clinical Orthopaedics and Related Research. 1996; 333 : 192-201.
Wainner RS, Fritz JM, Irrgang JJ, Boninger ML, Delitto A, Allison S. Reliability and diagnostic accuracy of the clinical examination and patient self-report measures for cervical radiculopathy. Spine. 2003; 28 : 52-62.
Walsh J, Hall T. Reliability, validity and diagnostic accuracy of palpation of the sciatic, tibial and common peroneal nerves in the examination of low back related leg pain. Manual Therapy. 2009; 14 : 623-629.
Wilson S, Selvaratnam P, Briggs C. Strain at the subclavian artery during the upper limb tension test. Australian Journal of Physiotherapy. 1994;40 : 243–248.
Witrouw E, Cools A, Iysens R, et al. Suprascapular neuropathy in volleyball players. British Journal of Sports Medicine. 2000;34 : 174–180.
Woolf CJ. Physiological, inflammatory and neuropathic pain. Advances and Technical Standards in Neurosurgery. 1987;15 : 39–62.
Wright TW, Glowczewskie F, Wheeler D, Miller G, Cowin D. Excursion and strain of the median nerve. Journal of Bone and Joint Surgery. 1996;78A:1879–1903.
Yabuki S, Kikuchi S, Olmarker K, Myers RR. Acute effects of nucleus pulposus on blood flow and endoneurial fluid pressure in rat dorsal root ganglia. Spine. 1998; 23 : 2517–2523.
Yaxley GA, Jull GA. A modified upper limb tension test: An investigation of responses in normal subjects. Australian Journal of Physiotherapy. 1991;37 : 143–152.
Yaxley GA, Jull GA. Adverse tension in the neural system. A preliminary study of tennis elbow. Australian Journal of Physiotherapy. 1993;39 : 15–22.
Yeung E, Jones M, Hall B. The response to the slump test in a group of female whiplash patients. Australian Journal of Physiotherapy. 1997;43 : 245–252.

2.2 Prüfen von Funktionen

Jan Cabri

2.2.1 Amundsens ordinale Skala für ADL-Fertigkeiten

Mit der ordinalen Skala von Amundsen (1990) kann die Therapeutin die Fähigkeiten eines Patienten zur Alltagsbewältigung differenziert einschätzen.

Aktivitäten, wie z. B. Transfer aus der Rückenlage in den Sitz, aus dem Sitz zum Stand, Treppen hinauf- und hinuntersteigen, werden 1–4 Punkte zugewiesen (**Tab. 2.24**).

Tabelle 2.24 Amundsens ordinale Skala für ADL-Fertigkeiten

Punkte	*Fertigkeiten*
1	Patient kann die Funktion mit maximaler Hilfe bewältigen.
2	Patient kann die Funktion mit mäßiger Hilfe bewältigen.
3	Patient kann die Funktion mit minimaler Hilfe bewältigen.
4	Patient kann die Funktion ohne Hilfe bewältigen.

2.2.2 Functional Status Index (FSI)

Beim FSI handelt es sich um einen von Alan Jette (1987) entwickelten ordinalen Fragebogen, den die Patienten selbst ausfüllen. Der Fragebogen erfasst 18 Aspekte aus folgenden Bereichen: Mobilität, Tätigkeiten mit der Hand, Sorge für sich selbst, Haushalt und soziale Aktivitäten. Zum Ausfüllen hat der Patient etwa 30 Minuten Zeit.

(http://www.measurementexperts.org/instrument/instrument_reviews.asp?detail=13)

Mithilfe des FSI stufen die Patienten ihre Leistung sowie den Grad von Schmerz und das Maß der Schwierigkeiten bei der Bewältigung verschiedener Aufgaben ein.

2.2.3 Roland-Fragebogen

Der Roland-Fragebogen (**Abb. 2.67**) wird insbesondere bei Patienten mit Kreuzschmerzen verwendet (Roland 1983, Waddel 1998). Er erfasst vor allem aktuelle Behinderungen und bietet 24 Aussagen über Aktivitäten an, die wegen Kreuzschmerzen nicht ausgeführt werden können. Der Patient muss diejenigen Aussagen ankreuzen, die für seine gegenwärtige Situation am ehesten zutreffen.

Für klinische Forschungszwecke bei Patienten mit Kreuzschmerzen gilt der Roland-Fragebogen als einer der besten Fragebögen.

2.2.4 Barthel-Index (Mahoney 1965)

Der Barthel-Index beurteilt die Fähigkeiten eines Patienten auf dem Gebiet der Selbstversorgung.

Roland-Morris-Fragebogen (Roland und Morris, 1983)

Wenn Ihnen der Rücken wehtut, finden Sie vielleicht manches von dem, was Sie normalerweise tun, schwierig.

Die nachfolgende Liste enthält eine Reihe von Aussagen, mit denen Menschen sich selbst bei Rückenschmerzen beschrieben haben. Wenn Sie diese Sätze lesen, finden Sie vielleicht, dass manche genau beschreiben, wie Sie sich **heute** fühlen. Denken Sie, während Sie die Liste lesen, an sich **heute** finden Sie einen Satz, der auf Sie heute zutrifft, dann kreuzen Sie ihn in dem Kästchen auf der linken Seite an. Trifft ein Satz nicht auf Sie zu, kreuzen Sie ihn nicht an, und gehen Sie zum nächsten über. Beachten Sie, nur jene Sätze anzukreuzen, von denen Sie sicher sind, dass sie für Sie **heute** zutreffen.

1. Ich bleibe wegen meines Rückens die meiste Zeit zu Hause.
2. Ich ändere oft meine Stellung, damit es für meinen Rücken angenehmer wird.
3. Ich gehe wegen meines Rückens langsamer als gewöhnlich.
4. Wegen meines Rückens tue ich nichts von dem, was ich in Haus und Garten normalerweise tue.
5. Wegen meines Rückens halte ich mich beim Treppensteigen am Geländer fest.
6. Wegen meines Rückens lege ich mich öfter zum Ausruhen hin.
7. Wegen meines Rückens muss ich mich beim Aufstehen aus einem Sessel irgendwo festhalten.
8. Wegen meines Rückens versuche ich, andere Leute Dinge für mich erledigen zu lassen.
9. Beim Anziehen bin ich wegen meines Rückens langsamer als sonst.
10. Ich stehe wegen meines Rückens nur für kurze Zeiten auf.
11. Wegen meines Rückens versuche ich, mich nicht zu bücken oder niederzuknien.
12. Ich finde es wegen meines Rückens schwierig, von einem Stuhl aufzustehen.
13. Mein Rücken tut fast ununterbrochen weh.
14. Umdrehen im Bett fällt mir wegen meines Rückens schwer.
15. Ich habe wegen meiner Rückenschmerzen keinen rechten Appetit.
16. Wegen der Schmerzen im Rücken kann ich nur mit Mühe meine Socken (oder Strümpfe) anziehen.
17. Wegen meiner Rückenschmerzen gehe ich nur kurze Strecken.
18. Ich schlafe wegen meines Rückens schlechter.
19. Wegen meiner Rückenschmerzen brauche ich beim Anziehen Hilfe.
20. Ich setze mich wegen meines Rückens die meiste Zeit des Tages hin.
21. Ich vermeide wegen meines Rückens anstrengende Tätigkeiten in Haus und Garten.
22. Wegen meiner Rückenschmerzen bin ich reizbarer und schlechtgelaunter gegenüber andern als sonst.
23. Wegen meines Rückens gehe ich langsamer die Treppe hinauf als sonst.
24. Ich bleibe wegen meines Rückens die meiste Zeit im Bett.

Abb. 2.67 Roland-Fragebogen (aus: Beyerlein 2002).

Dem Index liegt eine operationale Definition zugrunde, die auf Behinderung beruht. Der Barthel-Index ist kein Diagnoseinstrument.

Ein professioneller Untersucher führt den Test durch, der 10 Aktivitäten umfasst, die anhand einer 2- oder 3-wertigen ordinalen Skala eingestuft werden. Die erzielten Punktzahlen werden gewichtet, sodass sich der Gesamtindex zwischen 0 (abhängige Leistung) und 15 (unabhängige Leistung) bewegt. Die Durchführung des Test dauert etwa 1 Stunde.

Barthel-Index

Datum ....

Patient ....

Prüfer ....

	Punkte
Essen	
• unabhängig, isst selbstständig, benutzt Geschirr und Besteck	**10**
• braucht etwas Hilfe, z. B. Fleisch oder Brot schneiden	**5**
• nicht selbstständig, auch wenn o. g. Hilfe gewährt wird	**0**
Bett/(Roll-)Stuhltransfer	
• unabhängig in allen Phasen der Tätigkeit	**15**
• geringe Hilfen oder Beaufsichtigung erforderlich	**10**
• erhebliche Hilfe beim Transfer, Lagewechsel, Liegen/Sitz selbstständig	**5**
• nicht selbstständig, auch wenn o. g. Hilfe gewährt wird	**0**
Waschen	
• unabhängig beim Waschen von Gesicht, Händen; Kämmen, Zähneputzen	**5**
• nicht selbstständig bei o. g. Tätigkeit	**0**
Toilettenbenutzung	
• unabhängig in allen Phasen der Tätigkeit (inkl. Reinigung)	**10**
• benötigt Hilfe, z. B. wegen unzureichenden Gleichgewichts oder Kleidung/Reinigung	**5**
• nicht selbstständig, auch wenn o. g. Hilfe gewährt wird	**0**
Baden	
• unabhängig bei Voll- und Duschbad in allen Phasen der Tätigkeit	**5**
• nicht selbstständig bei o. g. Tätigkeit	**0**
Gehen auf Flurebene bzw. Rollstuhlfahren	
• unabhängig beim Gehen über 50 m, Hilfsmittel erlaubt, nicht aber Gehwagen	**15**
• geringe Hilfen oder Überwachung erforderlich, kann mit Hilfsmitteln 50 m gehen	**10**
• nicht selbstständig beim Gehen, kann aber Rollstuhl selbstständig bedienen, auch um Ecken herum und an einen Tisch heranfahren; Strecke mindestens 50 m	**5**
• nicht selbstständig beim Gehen oder Rollstuhlfahren	**0**
Treppensteigen	
• unabhängig bei der Bewältigung einer Treppe (mehrere Stufen)	**10**
• benötigt Hilfe oder Überwachung beim Treppensteigen	**5**
• nicht selbstständig, kann auch mit Hilfe nicht Treppensteigen	**0**
An- und Auskleiden	
• unabhängig beim An- und Auskleiden (ggf. auch Korsett oder Bruchband)	**10**
• benötigt Hilfe, kann aber 50 % der Tätigkeit selbstständig durchführen	**5**
• nicht selbstständig, auch wenn o. g. Hilfe gewährt wird	**0**
Stuhlkontrolle	
• ständig kontinent	**10**
• gelegentlich inkontinent, maximal 1 ×/Woche	**5**
• häufig/ständig inkontinent	**0**
Urinkontrolle	
• ständig kontinent, ggf. unabhängig bei Versorgung mit DK/Cystofix	**10**
• gelegentlich inkontinent, maximal 1 ×/Tag, Hilfe bei ext. Harnableitung	**5**
• häufiger/ständig inkontinent	**0**
Summe:	

Abb. 2.68 Barthel-Index (aus: Wulf 2004).

2.2.5 Functional Performance Evaluation (FPE)

Die FPE misst die allgemeinen Fähigkeiten und Einschränkungen des Patienten.

Mithilfe eines standardisierten Ablaufs beobachtet ein geschulter Untersucher bestimmte physische Aktivitäten des Patienten. Der FPE-Ablauf ist leicht umzusetzen, erfordert wenig technischen Aufwand und liefert zuverlässige Ergebnisse.

Beispiel: Patient mit chronischen Rückenschmerzen

- 5 Minuten lang gehen:
  - Strecke, die der Patient während 5 Minuten zwischen 2 Markierungen im Abstand von 20 m ohne Gehhilfen hin- und hergehen kann
  - Wände sind als Stütze zugelassen, Geländer jedoch nicht.
  - Der Boden sollte nicht glatt sein.
  - Ein Stuhl hat bereit zu stehen, falls sich der Patient ausruhen will.
  - Am Ende jedes Wegstücks oder jede Minute wird der Patient informiert, ob er langsamer wird.
  - Mittelwert: 185 m.
- 1 Minute Treppensteigen:
  - Anzahl der Stufen hinauf und herunter pro Minute.
  - Die Treppe sollte normal und gerade sein (keine Kurven), mit dem Geländer auf der einen und der Wand auf der anderen Seite in Reichweite
  - Ein Stuhl hat bereit zu stehen, falls sich der Patient ausruhen will.
  - Mittelwert: 48 Stufen.
- 1 Minute lang aus dem Sitzen aufstehen:
  - Wie oft kann der Patient während 1 Minute von einem Stuhl aufstehen?
  - Der Stuhl muss gerade, mit gepolsterter Sitzfläche, aber ohne Armlehnen und 45 cm hoch sein.
  - Der Patient darf sich nicht abstützen können.
  - Mittelwert: 11-mal aufstehen.

2.2.6 Hand-Held Devices (HHD)

Mit Messinstrumenten, die der Patient in der Hand hält, lässt sich seine Kraft direkt messen. Die HHD-Tests scheinen für große und starke Muskelgruppen, jedoch weniger für dynamisch durchgeführte Tests geeignet zu sein. Das Griffstärke-Dynamometer ist ein Beispiel für ein HHD, das die Kraft eines Griffs (kg) mit einem Spannungsmesser misst (**Abb. 2.69**).

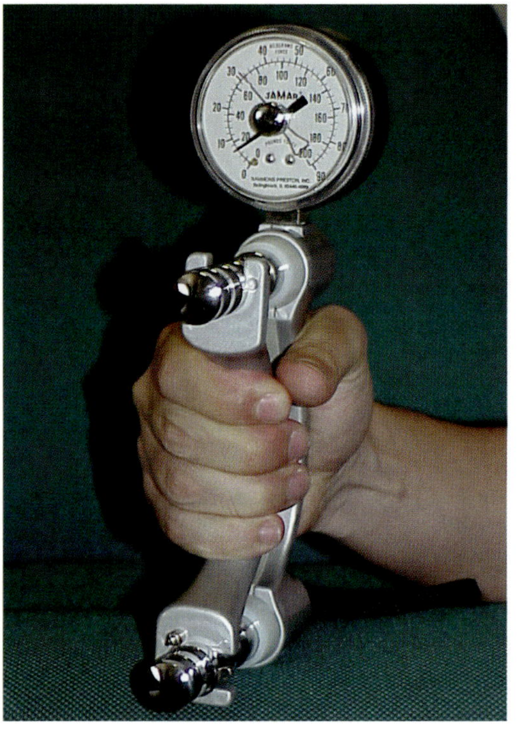

Abb. 2.69 Griffstärke-Dynamometer.

2.2.7 Isokinetische Dynamometrie

Das isokinetische Dynamometer stellt mithilfe elektronischer Datenverarbeitung dynamische Muskelkontraktionen als Daten/Zahlen dar (**Abb. 2.70**). An diesem Messinstrument lässt sich die Muskelkraft als Wert ablesen, was Vergleiche mit der kontralateralen Seite oder die Beurteilung von Trainings-/Therapiefortschritten ermöglicht. Das Gerät kontrolliert anhand der Reaktionskraft die Winkelgeschwindigkeit über den vollen Bereich der Gelenkbewegung.

Ein Vorteil besteht darin, dass es maximale (willentliche) auf einen Hebelarm wirkende Drehmomente bei (relativ) konstanten Gelenkwinkelgeschwindigkeiten messen kann, da der Widerstand, den es der Bewegung entgegensetzt, den augenblicklichen und spezifischen muskulären Fähigkeiten der Person angepasst ist.

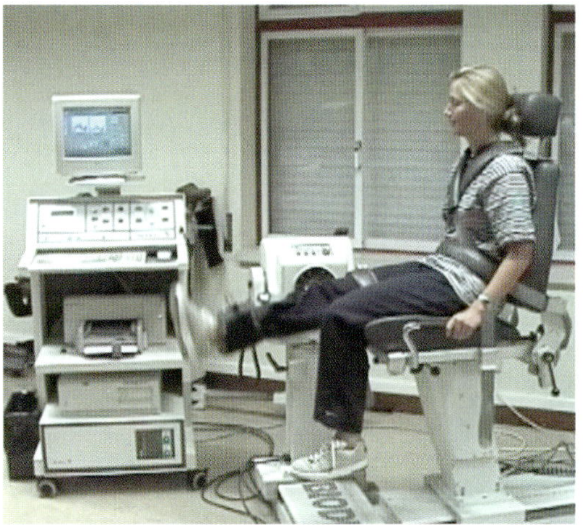

Abb. 2.70 Biodex-System 3.

Literatur

Amundsen L. Muscle strength testing – Instrumented and non-instrumented systems. New York: Churchill Livingstone; 1990.

Beyerlein C. Klinische Behandlung nicht-spezifischer chronischer Kreuzschmerzen: ein strukturierter Ansatz zur Einschätzung psychosozialer Risikofaktoren. manuelletherapie. 2002; 6 : 151-163.

Jette A. The Functional Status Index: Reliability and validity of the self-reported functional disablitiy measure. Journal of Rheumatology. 1987; 14 : 15–19.

Mahoney S, Barthel D. Functional evaluation: The Barthel Index. Maryland State Medical Journal. 1965; 14 : 61-65.

Roland M, Morris R. A study of the natural history of back pain. Art I: Development of a reliable and sensitive measure of disablity in low back pain. Spine. 1983; 8 : 141-144.

Waddell G. The back pain revolution. Edinburgh: Churchill-Livingstone: 1998.

Wulf D. Physiotherapeutische Untersuchung, Behandlungsprinzipien und Planung. In: Hüter-Becker A, Dölken M (Hrsg.). Physiotherapie in der Neurologie. Stuttgart: Thieme; 2004.

Idealerweise wird bei der Untersuchung die typische Arbeitssituation des Patienten simuliert

3 Untersuchung der Haltung und Muskelbalance

Die Lage des Lotes im Verhältnis zum Gelenk ist klinisch relevant für die Analyse der Haltung

*Bei der Analyse der Komponenten **Haltung** und **Muskulatur** erleichtern wiederkehrende Beobachtungsparameter und ein systematisches Herangehen das Erkennen der Abweichung*

Die idealisierte Haltung ist der Zustand der skeletalen und muskulären Balance. Sie schützt Strukturen des Körpers in Ruhe und Bewegung gegen Verletzung und Überlastung

3 Untersuchung der Haltung und Muskelbalance

Salah Bacha

Muskuloskeletale Probleme sind meist komplexer Natur. Klinisch tätige Physiotherapeuten benötigen somit ein umfassendes Repertoire an Fähigkeiten, das es ihnen ermöglicht, Patienten zu untersuchen und zu behandeln, deren Probleme aus einer Dysfunktion verschiedener Gewebe resultieren.

Dieses Kapitel behandelt primär das muskuloskeletale System, insbesondere die Analyse von Haltung und Muskulatur sowie deren Beitrag zur Entstehung und Erhaltung von Dysfunktionen im Bewegungssystem. Mithilfe einer für die Untersuchung entwickelten Systematik lassen sich Abweichungen der Haltung und der Muskelfunktion von der definierten „Norm" erkennen. Erkenntnisse auf dieser Basis sind klinisch interpretierbar, um eine selektive therapeutische Intervention zu planen und durchzuführen.

3.1 Haltung

Die Haltung wird häufig als eine statische Stellung betrachtet. Die Praxis zeigt jedoch, dass sie sowohl statischer als auch dynamische Natur sein kann. In der statischen Haltung bleiben die Körpersegmente über- bzw. zueinander angeordnet und werden in dieser Stellung gehalten und stabilisiert (z. B. aufrechter Stand, Sitz und Liegen). Die dynamische Haltung zeigt Stellungen, in denen sich die Körpersegmente bewegen, ihre Lage zueinander und im Raum verändern (z. B. Gehen).

Der aufrechte Stand wird üblicherweise als die klassische Haltung angesehen und daher auch am häufigsten analysiert. Im Kontext der Dynamik ist die Haltung jedoch auch als eine vorbereitende Stellung für die nächste Bewegung (dynamische Haltung) zu sehen. Eine dafür typische Haltung ist beispielsweise der Einbeinstand.

3.1.1 Statische Haltung

Eine umfassende Definition der Haltung liefert das *Posture Committee of the American Academy of the Orthopedic Surgeons*. Sinngemäß wiedergegeben, ist die idealisierte Haltung der Zustand der skeletalen und muskulären Balance, die die tragenden Strukturen des Körpers stellungsunabhängig (Stand, Sitz, Liegen) in Ruhe und Bewegung gegen Verletzung und zunehmende Belastung schützt. Auf diese Weise ermöglicht sie die beste muskuläre Effizienz und bietet einen optimalen Raum für die Brustkorb- und Bauchorgane.

> *Wichtige Erkenntnis dieser Definition ist einerseits die Relevanz der Interaktion zwischen Haltung und neuromuskuloskeletalen Störungen, andererseits die Verknüpfung mit der Funktion der inneren Organe. Damit wird deutlich, dass die optimale Haltung als strukturelle Stütze die Voraussetzung für eine gut funktionierende Atmung darstellt.*
> *Beispiel einer Dysfunktion ist das reduzierte Atemvolumen bei einer BWS-Kyphose.*

3.1.2 Haltung und Schwerkraft

Haltung in Bezug auf die Schwerkraft ist die Anordnung der Körpersegmente über deren Unterstützungsfläche (USF), die alle stützenden Flächen mit einbezieht, und zwar sowohl die Körperstrukturen als auch die Umwelt von den Füßen bis zur Schädelbasis. Jedes Segment balanciert auf dem nächsten kaudal liegenden Körperteil oder der Umweltfläche. Im Stand balancieren die Füße auf dem Boden und zuletzt der Schädel auf dem Atlaswirbel.

Im aufrechten Stand besitzt der Körper eine kleine Unterstützungsfläche. Klein-Vogelbach et al. (2000) definieren sie als „die kleinste Fläche, die die Kontaktstellen der Körperabschnitte mit der Unterlage einrahmt". In diesem Fall bilden die Füße-Boden-Kontakte die Unterstützungsfläche. Der Schwerpunkt liegt bei neutraler Stellung des Körpers approximativ auf der Höhe des 2. Sakralwirbels und ist relativ weit von der Unterstützungsfläche entfernt. Der Körper befindet sich damit in einem labilen Gleichgewicht. Diese Lage bietet den Vorteil einer hohen Mobilität, dafür aber einer ständigen Gefährdung seiner Stabilität. Im Gegensatz dazu hat der Vierfüßler durch die niedrigere Lage des Schwerpunkts und die größere Unterstützungsfläche eine vermehrte Stabilität.

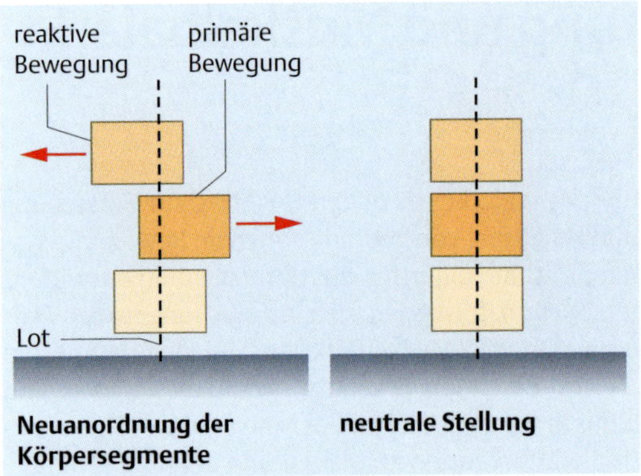

Abb. 3.1 Gleichgewichtsreaktion.

Parameter der Haltungseffizienz in Bezug auf die Schwerkraft sind ein niedriger Schwerpunkt, eine breite Unterstützungsfläche und das Schwerpunktlot in der Mitte der Unterstützungsfläche.

Jede Bewegung verändert die Anordnung der Körpersegmente zueinander sowie im Raum und damit die Gewichtsverteilung innerhalb des Körpers und über der Unterstützungsfläche. Im Bestreben, das Gleichgewicht zu halten, werden pro- und reaktiv Muskeln aktiviert, um eine Neuanordnung der Körpersegmente zu bewirken und gleichzeitig in Bezug auf die Schwerkraft Fall verhindernd (Klein-Vogelbach 2000) zu stabilisieren (**Abb. 3.1**).

Praktische Relevanz: *Im Bewegungsverhalten ist eine Vergrößerung der Unterstützungsfläche in die Bewegungsrichtung immer sinnvoll, weil sie eine geringere Readjustierung der Körpersegmente notwendig macht und damit mehr Stabilität für die Haltung gewährt.*

3.1.3 Haltung und sensorisches System

Eine Gleichgewichtsgefährdung kann entweder durch intrinsische (angeleitete Bewegungen durch Muskelkraft und Atmung) oder extrinsische Impulse (äußere Parameter, z. B. labile Unterstützungsfläche, Schwerkraft) verursacht werden. Stehend in Ruhe und auf festem Boden zwingen die Atmung und die ständig einwirkende Schwerkraft den Körper immer wieder, mittels alternierender Oszillationen seine Segmente zu ordnen. Diese kleinen Bewegungen bleiben für das Auge unsichtbar und benötigen keine willkürliche aktive Kontrolle. Die Schwankungen betragen ca. 12° in posterior-anteriorer und ca. 16° in lateral-medialer Richtung (Nashner 1989). Afferenzen aus den Rezeptoren des Innenohrs, der Augen

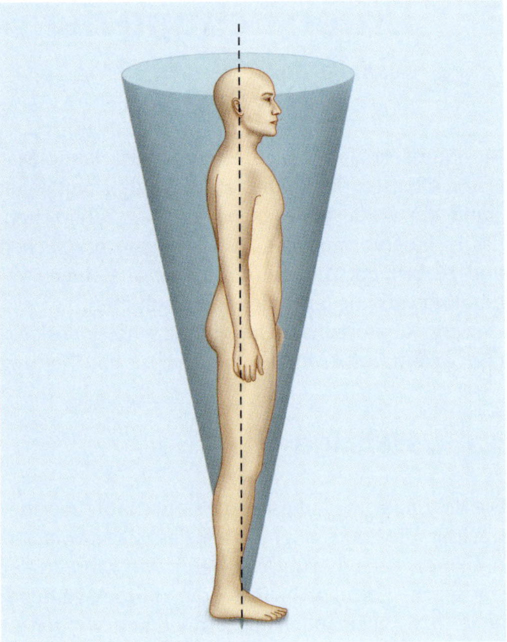

Abb. 3.2 Pendelbewegungen als Trichter, innerhalb dessen der Körper schwankt.

und der verschiedenen somatosensorischen Strukturen (Haut, Muskulatur, Gelenkkapsel) regulieren diese Bewegungen.

Die erwähnten Pendelbewegungen werden pro- und reaktiv im Sinne stabilisierender Fallverhinderung durch alternierende Muskelaktivität gesteuert. Zusätzlich zur Haltungskontrolle verhindert die reaktive alternierende Anspannung scheinbar vor allem eine Ermüdung der Beinmuskulatur und begünstigt die Blutzirkulation. Die geometrische Darstellung der Bewegungen mittels einer linearen Projektion von unten nach oben ergibt die Form eines Trichters, der so genannte *Sway envelope* oder *Bewegungsumschlag* (**Abb. 3.2**).

Für das Auge sichtbare Pendelbewegungen sind ein Merkmal mangelhafter Balance bzw. Stabilität. Sie tritt häufig bei älteren Menschen oder nach Verletzungen tragender Gelenke (z. B. oberes Sprunggelenk) auf.

Haltung ist eine minimierte Bewegung!

3.1.4 Haltung und Knochenbelastung

Von der Statik und der Muskulatur ausgehende Kräfte können zu Formveränderungen des Knochens und dessen Gelenkflächen führen. Aus einer veränderten

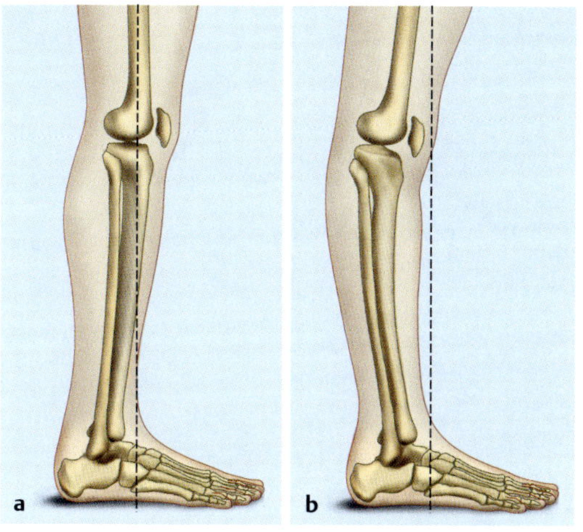

Abb. 3.3 a,b
a Normales Kniegelenk. **b** Genu recurvatum: Biegung der Tibia in der Sagittalebene nach dorsal und Neigung der tibialen Gelenkfläche nach ventral-kaudal.

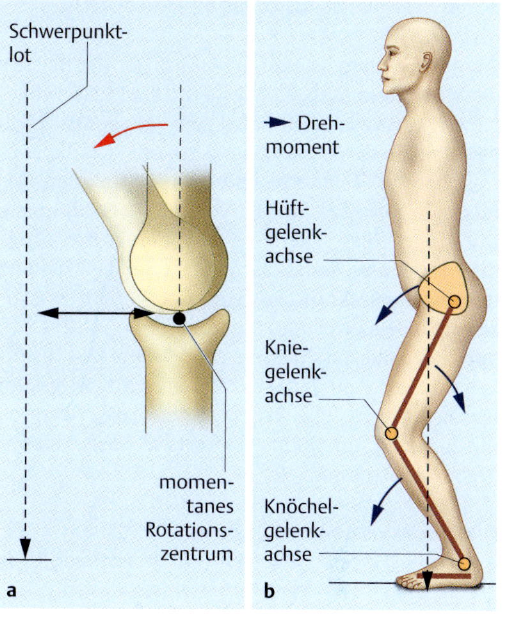

Abb. 3.4 a,b
a Interaktion zwischen Lot und Drehmoment. Normale Position ohne Drehmoment. **b** Neigung des Hebels mit Drehmoment

Statik der Wirbelsäule (Skoliose) resultierende Kräfte modellieren die Form der Gelenkflächen. Diese Veränderungen können in Form von Abnutzung bzw. Exostosis auftreten. Derartige Deformitäten finden sich z. B. bei Genu recurvatum.

Im Vergleich von Röntgenbildern des normalen Kniegelenks (**Abb. 3.3a**) und Genu recurvatum zeigt die Deformität folgende Veränderungen:

- Biegung der Tibia in der Sagittalebene nach dorsal (Crus recurvatum; **Abb. 3.3b**);
- Statt der normalen horizontalen Stellung des Tibiaplateaus ist eine Neigung der Gelenkfläche nach ventral-kaudal sichtbar.

Diese strukturelle Veränderung weist auf eine wahrscheinlich lange bestehende Varus-Deformität hin. Nach dem *Gesetz der Transformation der Knochen* (Wolff 1892) spiegeln die Form und Konsistenz eines Knochens z. B. die Qualität und Quantität der ihn formenden Kräfte wider.

3.1.5 Haltung und Drehmoment der Gelenke

Die Interaktion zwischen den Körpersegmenten und der Schwerkraft (dargestellt durch das Schwerpunktlot, SPL) ist entscheidend für die Kinematik (Beschreibung von Bewegung) und Kinetik (Beschreibung der eine Bewegung verursachenden Kräfte; **Abb. 3.4a–b**). Ob eine Bewegung im Gelenk stattfindet oder nicht, hängt beispielsweise vom Abstand des Gelenkzentrums (Rotationszentrum) zum Lot der Schwerkraft ab. Fällt das Lot durch das Rotationszentrum, sind die Gelenkpartner im Gleichgewicht (Drehmoment = 0). In dieser zentrierten Stellung ist der intraartikuläre Druck gleichmäßig auf die Gelenkflächen verteilt und die Muskelaktivität wegen der fehlenden Falltendenz auf das Minimum reduziert. Somit wird weniger Muskelaktivität benötigt, um die Hebel gegen die Schwerkraft zu stabilisieren.

Fällt das Lot entfernt vom Rotationszentrum, entsteht ein Drehmoment im Gelenk. Der dazugehörige kraniale Hebel hat die Tendenz, in Richtung Lot zu fallen. Die Neigung verursacht intraartikulär eine ungleichmäßige Druckverteilung.

> *Die Lage des Lotes im Verhältnis zum Gelenk ist klinisch relevant für die Analyse der Haltung. Je näher sich das Gelenkzentrum zum Lot befindet, desto weniger Drehmoment herrscht im Gelenk.* ***Klinische Relevanz:*** *Die Interpretation der Haltung in Bezug auf vorhandene Drehmomente (Falltendenz) verdeutlicht, welche Muskeln dauerhaft gegen die Schwerkraft aktiviert sind. Diese können mit der Lokalisation der Beschwerden im Stand korrelieren.*

3.1.6 Haltung und Muskeladaption

Ein Abweichung der Haltung verschiebt die Balance der Muskulatur (**Abb. 3.5a–b**). Wird ein Muskel angenähert, verlängert sich dafür sein Antagonist. Nach dem Prinzip der Funktionalität passen sich die kontraktilen (Muskelfasern) und nichtkontraktilen Elemente des Muskels an die veränderte Stellung an. Die kontraktilen Elemente adaptieren die Länge ihrer Sarkomere, sodass sie in der jeweiligen Stellung ihre maximale Kraft erzeugen. Das Verhältnis zwischen Bindegewebe und Muskelfaser verschiebt sich bei angenäherten Muskeln zugunsten des nichtkontraktilen Anteils. Der Muskel wird fester, im Bewegungsverhalten äußert sich diese Adaption durch einen erhöhten Widerstand des Muskels gegen Verlängerung.

Klinische Relevanz

Innerhalb einer kinematischen Kette wird ein Bewegungsimpuls nach dem Prinzip des geringsten Widerstandes weitergeleitet. Die veränderte Muskelfestigkeit führt dazu, dass sich manche Gelenke weniger und andere umso mehr bewegen.

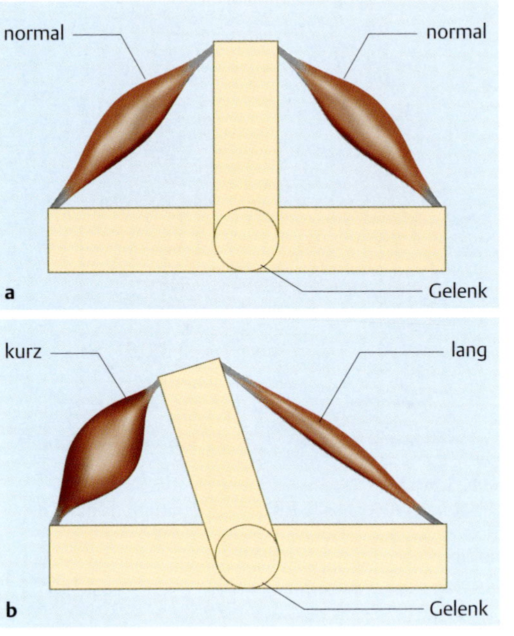

Abb. 3.5 Muskeladaptation.
a Muskelbalance. **b** Muskeldysbalance.

3.2 Diagnostik

Eine Annäherung zum Verständnis menschlicher Bewegung beginnt mit der Analyse der Haltung. Sie ist grundlegendes Handwerkszeug sowohl in der Prävention und Ursachenerkennung einer Dysfunktion als auch bei der Planung einer therapeutischen Intervention.

Beeinträchtigungen der Haltung sind häufig der Ausgangspunkt für neuromuskuloskeletale Syndrome, deren Lokalisation myofaszial, periartikulär und/oder neural sein kann. Traumatisch bedingte und/oder durch Systemerkrankungen verursachte Störungen gehören nicht zu dieser Kategorie. Hingegen können Haltungsdefizite derartige Beschwerden jedoch verstärken bzw. begünstigen.

Häufig sind neuromuskuloskeletale Syndrome das Ergebnis einer Kumulation von Mikrotraumen. Die Stresstheorie bezeichnet ein Mikrotrauma als einen *repetitiven submaximalen Stress*, der die Adaptations- und Regenerationsfähigkeit des betroffenen Gewebes übersteigt. Voraussetzung für gut funktionierende Elemente des Bewegungssystems wie die Biomechanik, die Funktion der inneren Organe und der Atmung ist eine idealisierte Haltung und Muskelbalance.

Hinsichtlich des Zusammenhangs zwischen Schmerz und Haltung stellt sich die Frage, warum Menschen mit einer „schlechten" Haltung nicht konsequenterweise Schmerzen und andererseits Menschen mit einer „guten" Haltung Probleme haben können. Eine mögliche Erklärung liegt in der mangelhaften Bewegungsvariabilität bzw. einer Fixierung der Haltung: Diese Parameter führen zu Überlastung. Eine andere Möglichkeit könnte die erwähnte Stresstheorie des Gewebes sein.

Beispiel: Ein Leistungssportler, der in Ruhe im aufrechten Stand gemessen an der „Norm" eine durchaus „schlechte" Haltung aufweist und dennoch keine Schmerzen hat. Durch sportliche Aktivität ist einerseits sein Bewegungsrepertoire variabel, andererseits erhöht sich durch Adaptation die Belastbarkeit des Gewebes an die Belastung. Trotzdem könnte eine durch die Einseitigkeit der Sportdisziplin bedingte Dysfunktion vorliegen.

3.2.1 Idealisierte Haltung als Referenz

Die Haltungsevaluation setzt eine Referenz voraus, die auf der Hypothese basiert, dass es für jede Haltung eine „idealisierte Variante" gibt. Deren Gesetzmäßigkeit ist durch die Parameter Ökonomie (Effizienz), Gleichgewichtskontrolle (Stabilisation im Schwerefeld) und Schmerzfreiheit charakterisiert (**Abb. 3.6**). Ihre Interaktion zu verstehen, bedeutet, die Grundlage zum Verständnis der Funktion des Bewegungssystems und damit zur Erhöhung der Objektivität

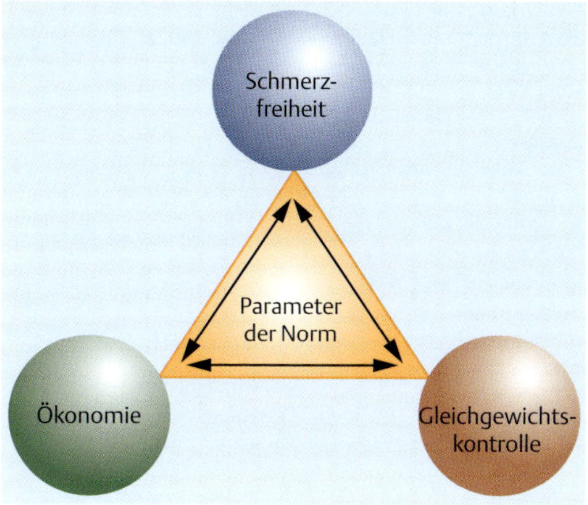

Abb. 3.6 Triade der Bewegungskontrolle: regulierende, interaktive Parameter der idealisierten Variante zwischen Haltung und Bewegung.

bei der Evaluation der Haltung und Muskelfunktion zu erkennen.

Die idealisierte Haltung ist nicht die Norm, sondern eine Referenz, die eine vergleichbare Evaluation möglich macht. In Folge dessen gibt es keine abnormale Haltung, sondern nur eine Abweichung von den definierten Parametern, die die „idealisierte Haltung" charakterisieren.

Es gibt keine Norm, sondern nur eine idealisierte Variante der Haltung!

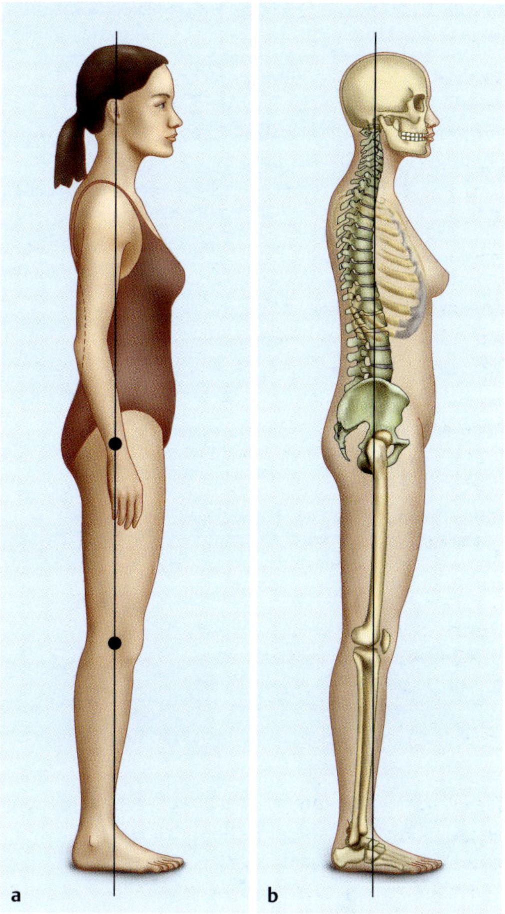

Abb. 3.7 Idealisierte Variante der Haltung.

Haltungsreferenz oder die idealisierte Variante

Die idealisierte aufrechte Haltung wird in der Auseinandersetzung des Körpers mit der Schwerkraft als eine Stellung definiert, in der die Körpersegmente optimal gegen die Schwerkraft und übereinander ausgerichtet sind. Sie ist durch Ökonomie, minimalen Energieverbrauch und maximale Effizienz charakterisiert. Sind diese Parameter erfüllt, erfordert die idealisierte Variante wenig Kraft und ist schmerzfrei und nicht ermüdend (**Abb. 3.7**, **Tab. 3.1**).

Beobachtungsparameter zur Beurteilung der Haltung

Die Untersuchung mit den Augen und mithilfe der Palpation erfordert ein hohes Maß an klinischer Erfahrung. Umso wichtiger ist es, Beobachtungsparameter zu benutzen, die die Objektivierung der Beobachtung und die Intertherapeutenreliabilität (Übereinstimmung der Beobachtungsergebnisse unterschiedlicher Therapeuten) erhöht. Außerdem ermöglicht eine gewisse Systematik in den verschieden Etappen der Untersuchung eine vergleichbare Aussage der Befunde.

Beispiele: Beobachtungsparameter

- Willkürlich ausgewählte Körperpunkte und Linien, die die visuelle Orientierung der Therapeutin wesentlich erleichtern (**Abb. 3.8a–b**).
- Flexibles Lineal zur Beurteilung der Wirbelsäulenstatik (**Abb. 3.9**).
- Inklino- bzw. Plurimeter, die relativ genaue Bewegungsamplituden und Torsionen anzeigen (**Abb. 3.10**).

Tabelle 3.1 Interaktion zwischen Lot und Drehmoment und deren Wirkung auf passive Strukturen (KV = Kraftvektoren; aus: Nordian CC, Levangie PK. Joint structure and function. Philadelphia: Davies; 1992)

Gelenklot	*Drehmoment*	*Aktive KV*	*Passive KV*
C0–C1	ventral –flexorisch	Extensoren	Lig. nuchae
HWS	dorsal – extensorisch	–	Lig. longitudinale anterius
BWS	ventral – flexorisch	Extensoren	▪ Lig. longitudinale posterius ▪ Lig. flavum ▪ Lig. supraspinale
LWS	dorsal – extensorisch	–	Lig. longitudinale anterius
ISG	ventral – flexorisch	–	▪ Lig sacrotuberale ▪ Lig. sacrospinale ▪ Lig. iliosacrale
Hüftgelenk	dorsal – extensorisch	M. iliopsoas	Lig. iliofemorale
Kniegelenk	ventral – extensorisch	–	dorsale Kapsel
Oberes Sprunggelenk	ventral-dorsal – extensorisch	M. soleus	–

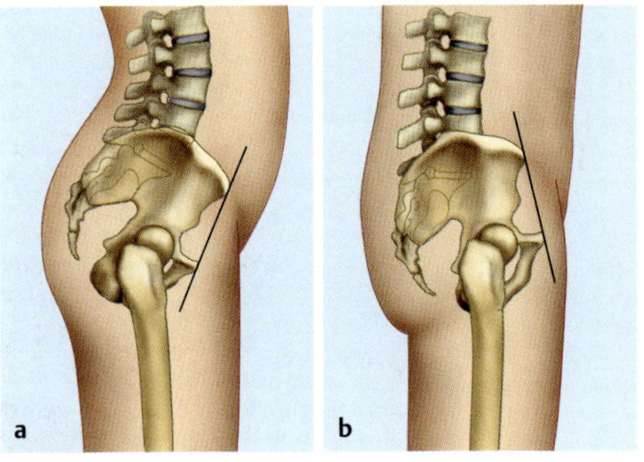

Abb. 3.8 Hilfsparameter zur Beobachtung der Haltung, hier die Verbindungslinie von SIAS zu Symphyse.

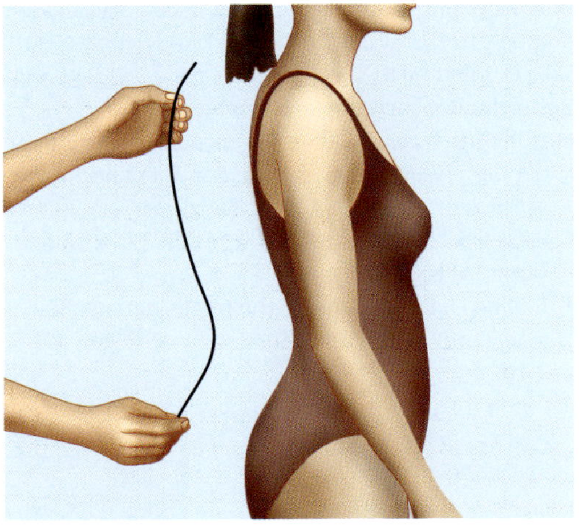

Abb. 3.9 Beurteilung der Wirbelsäule mit dem flexiblen Lineal.

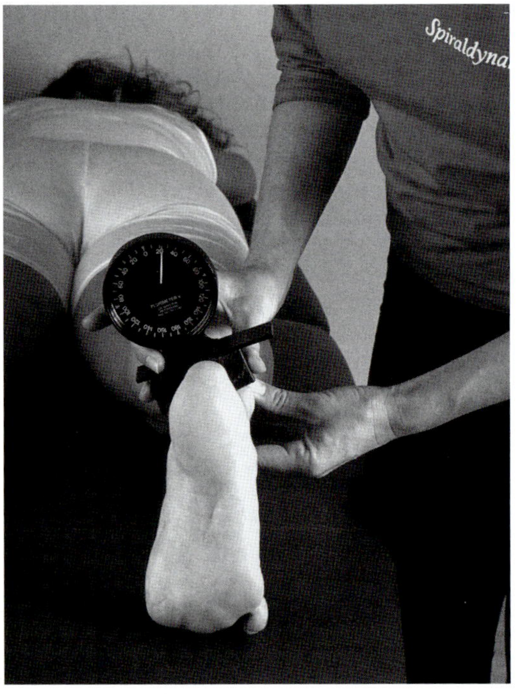

Abb. 3.10 Messung der Tibiatorsion mit dem Inklinometer (aus: Larsen C. Füße in guten Händen. Stuttgart: Thieme; 2003).

3.2.2 Untersuchung der Haltung

Folgende Faktoren werden beurteilt:

- Stellung der *Gelenke* und strukturelle Abweichungen der *Knochen.*
- *Muskelaktivität,* bei potenziell vorhandenen Drehmomenten mit der Fragestellung „Was wird von wem gehalten?" (Klein-Vogelbach et al. 2000). Zur Bestimmung der Drehmomente in den Gelenken beziehen sich die Beurteilungsparameter auf die Lage des Schwerpunktslots in Bezug auf die tragenden Gelenke.
- *Muskellänge:* „Befindet sich der Muskel in einer verlängerten bzw. angenäherten Stellung?" (Kendall et al. 1993).
- *Muskelarchitektur:* „Wie wirkt der Muskel auf das relevante Gelenk?"

Im Anschluss daran folgt die klinische Interpretation nach folgenden Kriterien:

Kinematik (Beschreibung der weiterlaufenden Bewegung)

Eine Abweichung der Statik von der idealisierten Variante verändert die räumliche Lage der Bewegungsachsen. Infolgedessen ändern sich die Gelenkbewegungen innerhalb der kinematischen Kette (**Abb. 3.11a–b**).

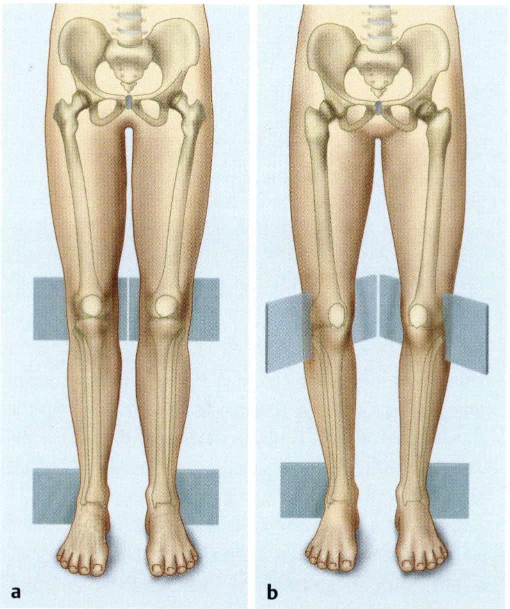

Abb. 3.11 Interaktion zwischen einer Fehlstellung der Gelenke und deren Wirkung auf die Bewegung.
a Neutrale Stellung der Bewegungsachsen.
b Die Bewegungsachsen stehen diagonal zur Frontalebene und bewirken ein Genu recurvatum (Kendall 1993).

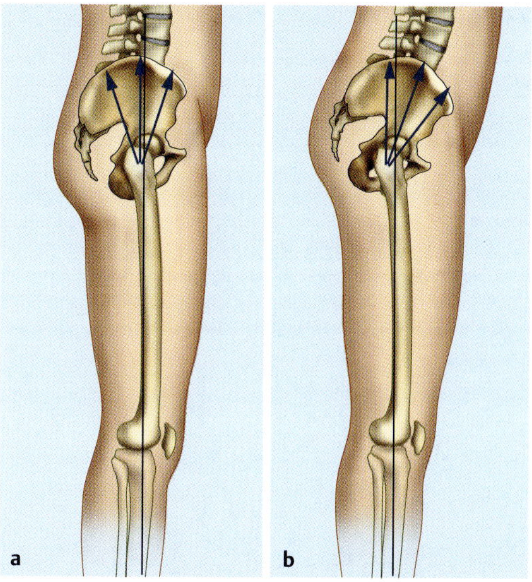

Abb. 3.12 Interaktion zwischen veränderter Haltung und Kraftrichtung eines Muskels, hier am Beispiel des M. glutaeus medius bei Flexionsstellung des Beckens im Hüftgelenk.

Beispiel: Genu varum als Folge einer medialen Rotation des Femurs im Hüftgelenk und Eversion im unteren Sprunggelenk

Die Bewegungsachse für Flexion/Extension Knie steht diagonal zur Frontalebene. Die Extension findet zwangsläufig in einer posterior-lateralen Richtung statt und führt zu einem Genu varum.

Kinetik (Beschreibung der Kräfte, die eine Bewegung initiieren und weiterleiten)

Abweichungen von der idealisierten Variante der Statik verändern die Lagebeziehung der Muskelfasern zum Gelenk und dementsprechend die Wirkung des resultierenden Kraftvektors auf das Gelenk (**Abb. 3.12**).

Beispiel: Muskelfasern, die lateral des Rotationszentrums des Hüftgelenks liegen, erzeugen ein abduktorisches Drehmoment. Eine Anteversion des Beckens verlagert einige Muskelfasern der Abduktoren ventral des Hüftgelenks und reduziert die Anzahl der Fasern mit einer abduktorischen Komponente. Die Abduktoren bekommen eine flexorische Komponente.

Standardabweichungen

Die nachfolgenden 4 Checklisten beschreiben typische Abweichungen des muskuloskeletalen Systems:

- Sway-back-Typ (**Abb. 3.13**);
- Flachrücken (**Abb. 3.14**);
- Hohlrundrücken (**Abb. 3.15**);
- Beckenhochstand (**Abb. 3.16**).

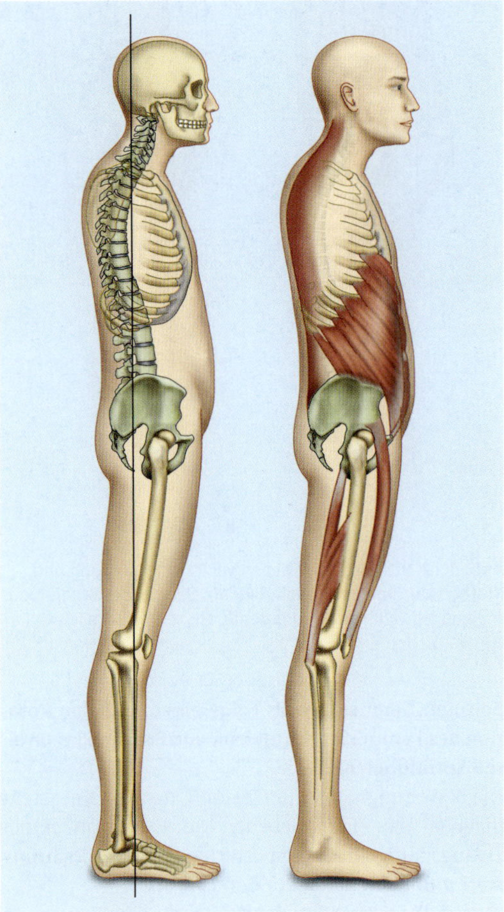

Abb. 3.13 Sway-back-Typ und veränderte Muskellänge (siehe auch folgende Checkliste).

Checkliste: Sway-back-Typ (bequeme Haltung; Abb. 3.13)

Obere Sprunggelenke	**meist in idealer Position**
Kniegelenke:	Extension vom Oberschenkel aus
Hüftgelenke:	Extension von beiden Hebeln aus (der Oberschenkel ist nach vorne, das Becken nach hinten geneigt)
Becken	nach ventral translatiert (verursacht eine vermehrte Extension im Hüftgelenk
LWS	▪ abgeflacht (- untere LWS) ▪ die Retroversion des Beckens wirkt weiterlaufend flexorisch auf die untere LWS
BWS	▪ verstärkte Kyphose (+ BWS) ▪ der Brustkorb ist reaktiv auf die ventrale Translation des Beckens nach dorsal translatiert
HWS	meist ist die mittlere/obere HWS extendiert bzw. lordosiert (+ mittlere, obere HWS)
Kopf	reaktiv auf den Brustkorb meist nach ventral translatiert
Relevante Drehmomente	▪ Hüfte extensorisch ▪ BWS flexorisch ▪ HWS extensorisch
Verlängerte Muskeln	▪ Hüftgelenkflexoren (monoartikulär) ▪ M. obliquus externus abdominis ▪ obere Extensoren der BWS ▪ HWS-Flexoren
Angenäherte Muskeln	▪ Ischiokruralmuskulatur ▪ M. glutaeus maximus ▪ obere Fasern des M. obliquus internus abdominis ▪ suboccipital

Klinische Interpretation

- Die Kernabweichung ist das Becken.
- Die Retroversion verursacht weiterlaufend die Flexion der unteren LWS (vermehrte dorsale Belastung der Bandscheibe).
- Die Retroversion und die ventrale Translation des Beckens potenzieren die Dezentrierung des Hüftkopfes nach ventral. Die Folge ist eine Reduktion der Belastungsfläche auf dem Femurkopf.
- Zur Erhaltung der Gleichgewichtslage mobilisiert der Körper reaktiv den Brustkorb nach hinten und den Kopf ausgleichend nach vorne.
- Die inaktive Glutäalmuskulatur führt auf Dauer zur Atrophie und zu verringerter Festigkeit (sichtbar an der Abflachung der Konturen des Pos, die Mm. glutaei fühlen sich bei Palpation weich an).
- Die angenäherte Stellung der Ischiokruralmuskulatur führt langfristig zu ihrer adaptiven Verkürzung mit Konsequenzen für das Bewegungsverhalten. Dies hat z.B. beim Bücken Relevanz. Dabei wird die Aktivität der Ischiokruralmuskulatur im exzentrischem Modus benötigt, um die neutrale Stellung der Wirbelsäule halten zu können.

Überlegungen für die weitere Untersuchung

Die Mm. glutaei sollten auf ihre selektive Anspannung und die Ischiokruralmuskulatur auf ihre Verkürzungsfähigkeit getestet werden. Da beide Muskeln extensorisch auf das Hüftgelenk wirken, ist es besonders wichtig, die synergistische Koordination zu untersuchen Durch ihre oberflächliche Lage er-

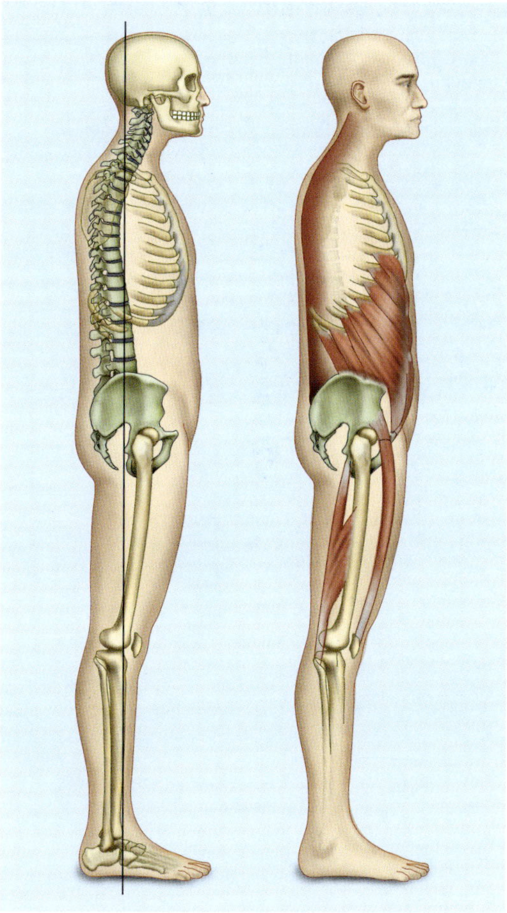

Abb. 3.14 Flachrücken und veränderte Muskellänge (siehe auch folgende Checkliste).

zeugt die Ischiokruralmuskulatur im Vergleich zu den Mm. glutaei ein höheres extensorisches Drehmoment. Als *globale* (im Gegensatz zu tiefer liegenden lokalen) Mobilisatoren klassifiziert, neigen sie eher zu Verkürzung und besonders zu Überaktivität. Trifft diese Dominanz zu, führt sie bei jeder Aktivierung zur einer ventralen Translation des Hüftkopfes.

Klinische Interpretation

- Dominante Abweichung ist die Fehlstellung des Beckens.
- Die Retroversion verursacht weiterlaufend die Flexion der unteren LWS (dorsale Distraktion der Bandscheibe).
- Die Ischiokruralmuskulatur und der M. rectus abdominis potenzieren sich und verstärken die Abweichung des Beckens mit den gleichen Konsequenzen für das Bücken wie beim *Sway-back-Typ*.

Checkliste: Flachrücken (Abb. 3.14)

Obere Sprunggelenke	**+ Plantarflexion bis neutrale Stellung**
Kniegelenke	+ Extension bis neutrale Stellung
Hüftgelenke	+ Extension (vom Becken aus)
Becken	Retroversion (Extensionsstellung im Hüftgelenk)
LWS	abgeflacht (- LWS)
BWS	▪ untere: abgeflacht (- untere) ▪ obere: kyphotisch (+ obere)
HWS	+ Extension
Kopf	leichte Translation
Relevante Drehmomente	▪ OSG plantarflexorisch ▪ Kniegelenk flexorisch ▪ Hüftgelenk extensorisch ▪ HWS extensorisch
Verlängerte Muskeln	M. psoas major
Angenäherte Muskeln	▪ Ischiokruralmuskulatur ▪ M. rectus abdominis

Der Unterschied liegt hier in der nicht so ausgeprägten Extension des Hüftgelenks.

- Die verlängerte Stellung des M. psoas führt zu einer „Stellungsschwäche" des Muskels (spezifische Insuffizienz in der Annäherung).
- *Kinematik:* Eine von distal eingeleitete Flexion im Hüftgelenk wirkt weiterlaufend flexorisch auf die LWS.
- *Kinetik:* Die Stellungsschwäche des M. psoas und die Dominanz des M. rectus abdominis führen zu einem Verlust der selektiven Flexion im Hüftgelenk und einer verfrühten Bewegung der LWS. Diese Bewegungsvariante kann eine flexorische Hypermobilität der LWS verursachen.

Überlegungen für die weitere Untersuchung

Eine für die aktive Intervention wichtige Information ist die Stellungsschwäche der verlängerten Muskeln. Zur Bestätigung einer eventuellen Adaption werden die betroffenen Muskeln in der maximalen Annäherung gestestet (z. B. Untersuchung für M. psoas und M. serratus, S. 139).

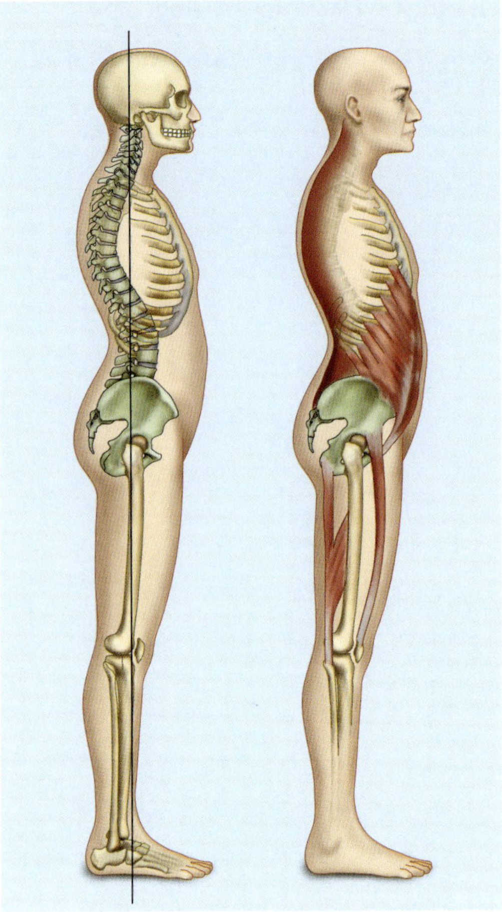

Abb. 3.15 Hohlrundrücken und veränderte Muskellänge (siehe auch folgende Checkliste).

Checkliste: Hohlrundrücken (Abb. 3.15)

Obere Sprunggelenke	**+ Plantarflexion**
Kniegelenke	+ Extension bis zur neutralen Stellung
Hüftgelenke	+ Flexion (vom Becken aus)
Becken	Anteversion
LWS	vermehrte Lordose (+ LWS)
BWS	vermehrte Kyphose (+ BWS)
Schulterblätter	Protraktion (abduziert)
HWS	+ Extension
Kopf	ventrale Translation
Relevante Drehmomente	▪ OSG plantarflexorisch ▪ Kniegelenk extensorisch ▪ Hüftgelenk flexorisch ▪ LWS extensorisch ▪ BWS flexorisch ▪ HWS extensorisch
Verlängerte Muskeln	▪ HWS-Flexoren ▪ BWS-Extensoren ▪ M. obliquus externus abdominis
Angenäherte Muskeln	▪ Bauchmuskulatur (oberer Teil des M. rectus abdominis) ▪ M. psoas minor ▪ LWS-Extensoren ▪ Extensoren der mittleren und oberen HWS ▪ Mm. pectorales ▪ subokzipitale Extensoren

Klinische Interpretation

- Die relevanten Abweichungen sind die Anteversion des Beckens und die Kyphose der BWS.
- Die verlängerten BWS-Extensoren und die flexorische Stellung der Wirbelgelenke wirken ungünstig auf die inspiratorische Mechanik der Rippen und können zu einer Atemdysfunktion führen.
- *Kinematik:* Die veränderte Stellung der Wirbelgelenke verhindert die optimale Rippenexkursion.
- *Kinetik:* Die Atemdysfunktion ist durch die aktive Insuffizienz der dorsal verlängerten Muskeln der BWS-Extensoren und die Dominanz des ventral verkürzten M. pectoralis sowie M. rectus abdominis bedingt.

Überlegungen für die weitere Untersuchung

Grundsätzlich ist es wichtig zu wissen, ob und in welchem Ausmaß die Abweichung der Haltung fixiert ist. Dazu bietet sich an, als Vergleich die Haltung in der Rückenlage zu analysieren. Sind in dieser Position noch Abweichungen vorhanden, spricht dies für eine Fixation der Haltung bzw. eine Adaption der Strukturen.

Spezifisch bezogen auf eine eventuell vorhandene Atemdysfunktion ist neben der Gelenkuntersuchung eine Muskelfunktionsprüfung notwendig, um den Beitrag der Muskulatur herauszukristallisieren. Eine Verkürzung des M. rectus abdominis kann nicht nur das Absinken des Brustkorbs fixieren, sondern auch eventuell das Diaphragma inhibieren.

Bei Schulterhochstand ist dementsprechend auch die Muskulatur auf der höheren Seite angenähert.

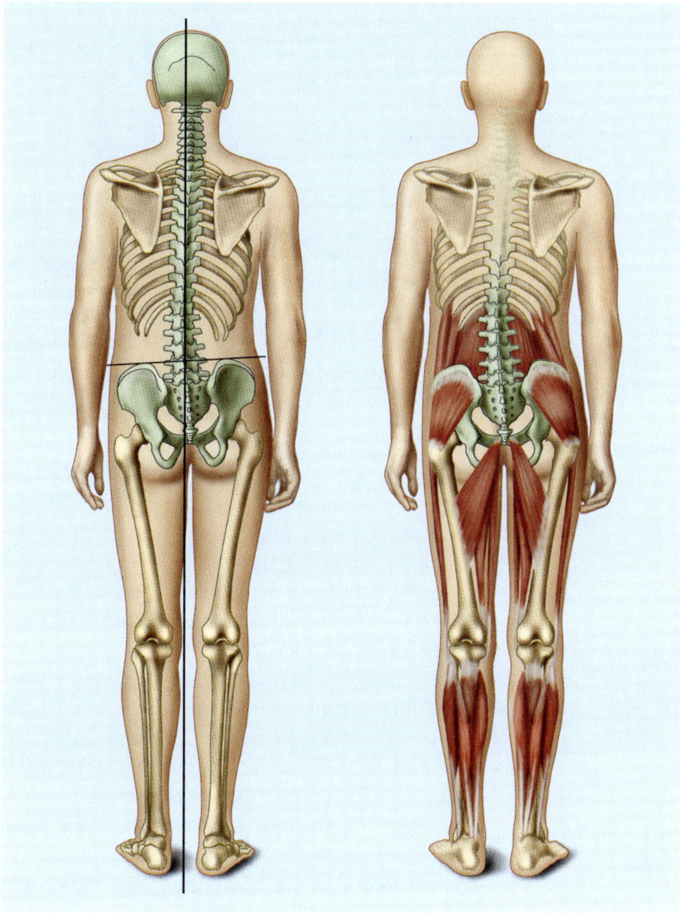

Abb. 3.16 Beckenhochstand und veränderte Muskellänge.

Checkliste: Beckenhochstand (Abb. 3.16)

Füße	**Meist ist eine asymmetrische Haltung der Längswölbung und/oder des unteren Sprunggelenks zu sehen. Hier handelt es sich um eine abgeflachte Längswölbung und/oder Eversion links (– Längswölbung und + Eversion links).**
Kniegelenk	Einseitige Valgusstellung verkürzt das Bein (hier links)
Hüfte	▪ Aduktion rechts ▪ Abduktion links
Becken	Hochstand rechts (kann mit einer Translation des Beckens nach rechts einhergehen)
LWS/BWS	zeigen kompensatorisch eine Skoliose, meist lumbal rechtskonkav
Schultergürtel	kompensatorisch meist links höher
HWS/Kopf	unterschiedliche Kompensationen
Relevante Drehmomente	hier ist besonders das lateralflexorische Drehmoment in der LWS nach links zu erwähnen
Verlängerte Muskeln	▪ M. tibialis posterior (bei Eversion) ▪ M. tensor fasciae latae rechts ▪ Adduktoren links ▪ M. glutaeus medius rechts ▪ M. quadratus lumborum links
Angenäherte Muskeln	▪ M. tensor fasciae latae links ▪ Abduktoren links ▪ Adduktoren rechts ▪ M. quadratus lumborum rechts

Klinische Interpretation

- Relevant ist hier die Bedeutung der Asymmetrie für die Aufrechterhaltung der Beckenhochstands.
- *Kinematik:* Jede Asymmetrie der Füße findet sich kranial wieder.
- *Kinetik:* Auch hier wirkt die Asymmetrie der Muskelkräfte auf die Fehlstellung potenzierend.
- Die Verkürzung der Adduktoren und Verlängerung der Abduktoren rechts verstärkt den Beckenschiefstand.

Überlegungen für die weitere Untersuchung

Bei der Objektivierung der Asymmetrie spielt die exakte Muskelfunktionsprüfung eine entscheidende Rolle. Vor allem die hypothetisch verlängerten Muskeln sollen in der maximalen Annäherung getestet werden (Abduktoren rechts, M. quadratus lumborum links).

Zusammenfassung

- Zurzeit beweist noch keine direkte Studie eine Korrelation zwischen muskuloskeletalen Beschwerden und Fehlhaltungen.
- Die klinische Erfahrung zeigt jedoch, dass die Fehlhaltung bei vorliegenden Abweichungen den pathologischen Zustand verschlechtert bzw. zeitlich verlängert.
- Ein Problem liegt in den größtenteils subjektiven Untersuchungsverfahren, deren Aussagekraft von den klinischen Erfahrungen der Therapeuten abhängt. Daher ist es umso wichtiger, die wenigen vorhanden Parameter, die zur Objektivierung beitragen können, systematisch einzusetzen.

3.2.3 Beobachtungsparameter zur Beurteilung der Gelenkstellung

Untersuchung des Fußes

Längswölbung

- Beobachtungsparameter: *Feiß-Linie*, die die Verbindung der Körperpunkte Malleolus medialis, Os naviculare und Großzehengrundgelenk darstellt (**Abb. 3.17**).
- *Pes planus:* Abflachung der Längswölbung (Senkfuß).
  - Merkmal: Der Körperpunkt Os naviculare liegt unterhalb der Feiß-Linie.
  - Bei Belastung führt es weiterlaufend zu einem Valgus des Kniegelenks, zur Innenrotation und/oder Adduktion im Hüftgelenk.

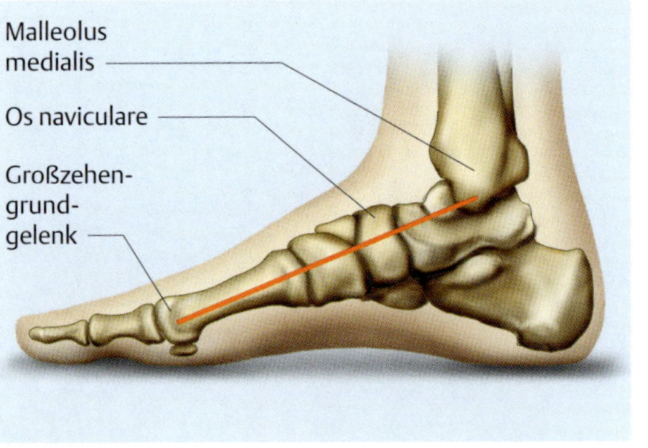

Abb. 3.17 Beurteilung der Fußlängswölbung anhand der Feiß-Linie.

  - Mangelhaftes Abfedern in der Standbeinphase hat eine Überlastung der tragenden Gelenke zur Folge. In der kinetischen Kette sind oft die Abduktoren insuffizient.
- *Pes cavus:* Erhöhung der Längswölbung (Hohlfuß)
  - Merkmal: Das Os naviculare liegt oberhalb der Feiß-Linie.
  - *Kinematik:* Pes cavus ist häufig mit einer Hypomobilität der dorsalen Extension in den oberen Sprunggelenken gekoppelt. Während der Standbeinphase kann es kompensatorisch zu einer Hyperextension im Kniegelenk kommen.
  - *Kinetik:* Eine plantare Flexionsstellung des oberen Sprunggelenks im aufrechten Stand bewirkt eine Hyperaktivität und damit Überlastung des M. tibialis anterior.
  - Die Plantarflexoren sind durch die angenäherte Stellung meist adaptiert fest.
  - Gehen auf unebenem weichen Boden verursacht Schmerzen.

Rückfuß

- Beobachtungsparameter: sichtbar gemachte Längsachsen der Ferse und des distalen Unterschenkels (**Abb. 3.18a–c**).
- Idealisierte Position:
  - Längsachse des Unterschenkels und der Ferse in einer vertikalen Linie eingeordnet;
  - Winkeltoleranz: 0–10°.
- Abweichungen:
  - Valgusstellung des Kalkaneus;
  - Fersenlinie weicht nach lateral ab.
- *Kinetik:*
  - Vermehrte mediale Belastung der Ferse kann innerhalb der Kette zu einer erhöhten intraartikulären Belastung lateral und zu einem periartikulären Stress medial im Kniegelenk führen.

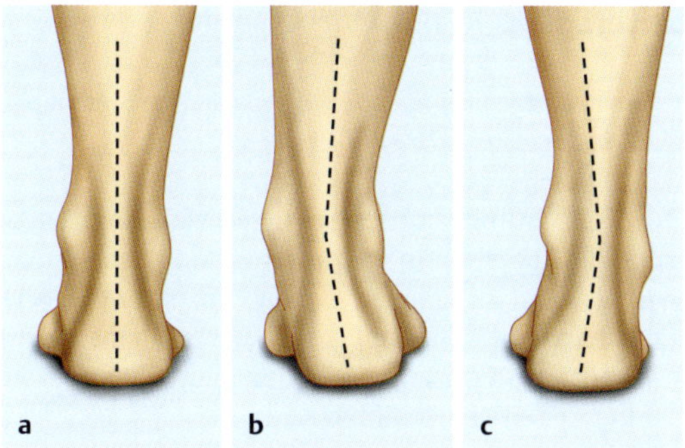

Abb. 3.18 Beurteilung des Rückfußes.
a Normal. b Varus des Kalkaneus.

Tabelle 3.2 Valgus des Kalkaneus

	Bei Belastung verursacht der Valgus eine weiterlaufende Bewegung innerhalb der kinematischen Kette des Beins:
Hüfte	▪ Innenrotation ▪ Flexion ▪ Adduktion
Knie	Valgus (Außenrotation)
Fuß	Pes planus (Abflachung der Längswölbung)
Vorfuß	Der Boden drückt den Vorfuß in Supination

  - Eine asymmetrische Abweichung bewirkt meistens eine funktionelle Beinlängendifferenz.
- *Kinematik:* **Tab. 3.2**.

Untersuchung des Kniegelenks

- Beobachtungsparameter: funktionelle Beinlängsachse bzw. mechanische Achse, die die Verbindungslinie der Mitte des Hüft-, Knie- und oberen Sprunggelenks darstellt.
- Idealisierte Position: Das Lot fällt in der Mitte zwischen den Malleolli.
- Hilfsmaterial: Seil oder Zollstock zur Visualisierung der Linie.
- Abweichungen:
  - Genu varum (O-Knie): Lot fällt lateral der Malleolli.
  - Genu valgum (X-Knie): Lot fällt medial der Malleolli.

Klinische Relevanz

Die Linie repräsentiert das Belastungslot und liefert damit eine wichtige Information über die Verteilung der Kräfte und die Stabilität. Ein Vergleich des Resultats im aufrechten Stand mit dem in Rückenlage hat eine hohe klinische Relevanz. Fällt das Lot nur beim Stand außerhalb der Malleolli, weist dies auf Instabilität bei der Belastung hin.

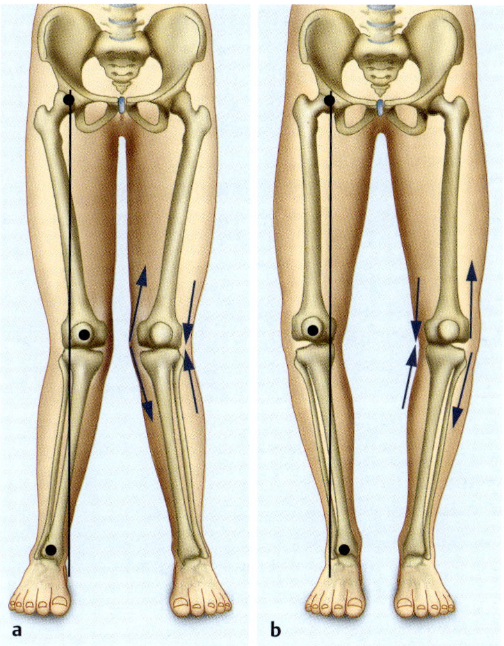

Abb. 3.19 Valgusabweichungen.
a Mit lateraler Kompression und medialem Stress.
b Mit medialer Kompression und lateralem Stress.

- *Kinematik:*
  - Abweichungen in der Statik verändern die Lage der Bewegungsachsen. Bei Genu valgum und varum liegt die Flexions-Extensions-Achse des Kniegelenks schräg zur Frontalebene. Damit ändert sich die Bewegungsebene der Beine (**Abb. 3.19a–b**).
  - Pes planus kann auf Dauer ein Genu valgum verursachen und/oder verstärken.
  - Nach kranial weiterlaufend führt der Pes planus eventuell zu Innenrotation-Adduktion im Hüftgelenk.
  - Eine asymmetrische Abweichung bewirkt eine Beinlängedifferenz mit Beckenschiefstand.
- *Kinetik:*
  - Die Abduktoren und Außenrotatoren des Hüftgelenks sind meistens insuffizient.
  - Für eine mögliche Intervention muss festgestellt werden, ob die Abduktoren adaptiv verlängert und die Ischiokruralmuskulatur asymmetrisch verkürzt sind (S. 138, *Untersuchung Muskulatur*).

Untersuchung des Hüftgelenks

- Beobachtungsparameter (**Abb. 3.20a–c**):
  - Verbindungslinien der Spinae iliacae anterior superior (SIAS) rechts und links;
  - Verbindungslinien der Spinae iliacae posterior superior (SIPS) rechts und links;
  - Tangentiale Ebene, in der SIAS und Symphyse liegen.
- Abweichungen:
  - Anteversion des Beckens: SIAS ist in Bezug auf SIPS deutlich kaudal oder in Bezug auf Symphyse deutlich ventral;
  - Retroversion des Beckens: SIAS ist in Bezug auf SIPS deutlich kranial oder in Bezug auf Symphyse deutlich dorsal.
- *Kinematik:*
  - Die Anteversion des Beckens bewirkt eine Flexion im Hüftgelenk.
  - Nach kranial weiterlaufend verstärkt sie die Lordose der LWS (vor allem die unteren Segmente).
- *Kinetik:*
- Die Anteversionsstellung des Beckens führt dazu, dass sich vermehrte Muskelfasern der Abduktoren ventral der Flexions-Extensions-Achse des Hüftgelenkes befinden, sodass die Flexoren zu Ungunsten der Abduktoren dominieren.
- Bei der Belastung des Beines fehlt die Stabilisation des Beckens. Dies wird z. B. durch ein positives Trendelenburg-Zeichen und/oder eine mediale Rotation des Oberschenkels beim Gehen deutlich.

Untersuchung der Wirbelsäule

Ohne Röntgenbild lässt sich die idealisierte S-Form der Wirbelsäule nur schwer objektivieren!

Die Beobachtung erfordert sehr viel Erfahrung. Daher sollte die Therapeutin möglichst viele Patienten und Wirbelsäulen untersucht haben, um so viele vergleichbare Bilder im Kopf gespeichert zu haben.

- Idealisierte Position: Die Therapeutin entwickelt mit der Zeit ein Gefühl dafür.
- Hilfsmaterial:
  - Das flexible Lineal ist eine gute Möglichkeit zur Beurteilung der Wirbelsäule (**Abb. 3.9**). Klinische Erfahrungen zeigen eine relativ hohe Übereinstimmung mit dem Röntgenbild.
  - Für die Beurteilung der Statik sind die Röntgenbilder sehr wichtig, die allerdings nicht immer vorliegen.
  - Eine brauchbare visuelle Hilfe ist eine Wand, da sie einen optischen Kontrast bietet. Bei der Untersuchung steht der Patient mit dem Rücken zu ihr. Beurteilt werden die Kontaktpunkte des Rückens mit der Wand sowie die Abstände (**Abb. 3.21**).
- Typische Abweichungen:
  - Hohlrundrücken: Die physiologischen Wirbelsäulenkrümmungen der Wirbelsäule sind in allen 3 Abschnitten verstärkt (Hyperlordose der LWS, vermehrte Kyphose der BWS und Hyperlordose der HWS).

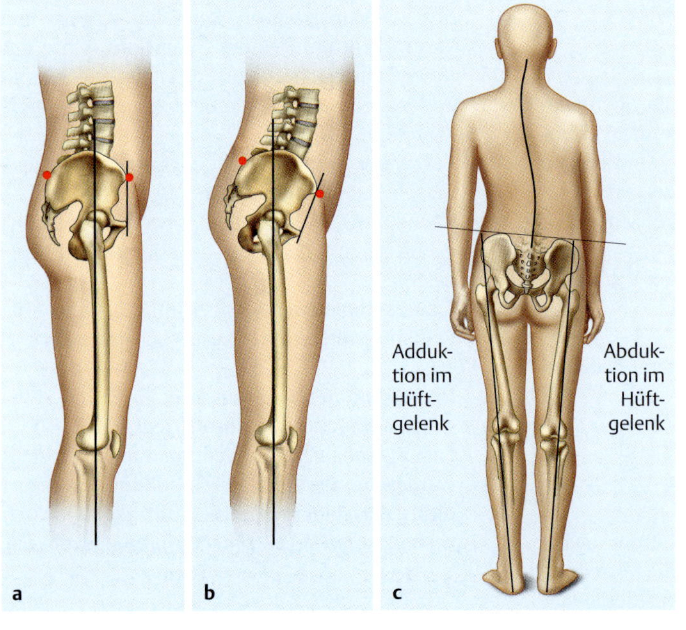

Abb. 3.20 Parameter zur Beurteilung der verschiedenen Beckenstellungen.

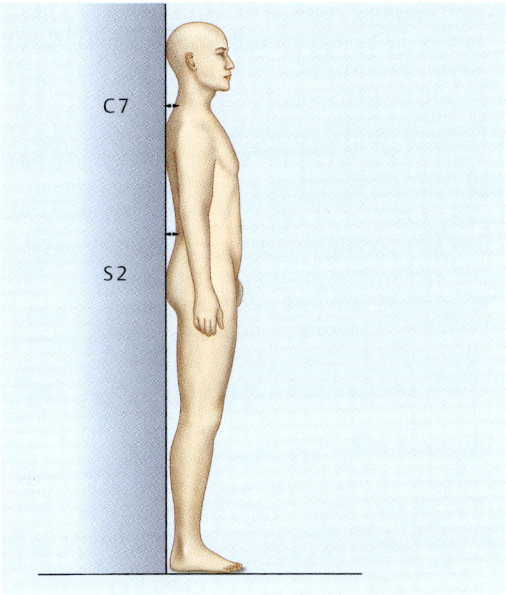

Abb. 3.21 Seitliche Ansicht der Wirbelsäule. Die Wand dient als Referenz für die Beurteilung der Wirbelsäulenstatik.

- Flachrücken: Die physiologischen Wirbelsäulenkrümmungen sind in allen 3 Abschnitten abgeflacht (abgeflachte LWS, BWS und HWS).
- Einzelne Wirbelsäulenabschnitte können isoliert und/oder in unterschiedlicher Ausprägung vorhanden sein. Zum Beispiel: Hyperlordose der unteren LWS.

- *Kinematik:*
  - Die Stellung des Beckens beeinflusst unmittelbar die Wirbelsäulenform ebenso wie die einzelnen Abschnitte sich auch gegenseitig beeinflussen.
  - Die Qualität der weiterlaufenden Bewegung hängt von der Mobilität der Segmente ab.
- *Kinetik:*
  - Die muskulären Verankerungen der Extremitäten am Rumpf haben entscheidenden Einfluss auf die Wirbelsäulenstabilität.
  - Die Rumpfmuskulatur hat eine direkte Wirkung auf die Wirbelsäulenform sowie deren Stabilität bei Belastung (s. 3.3.6, *Muskelbalance*).

Untersuchung der Schulterblätter

- Beobachtungsparameter (s. **Abb. 3.25**):
  - Referenzlinie: Margo medialis, dorsale Fläche
  - Körperpunkte: Angulus inferior und superior, Skapulafläche, Dornfortsätze der BWS.
- Hilfsmaterial:
  - Lineal;
  - Hautstift.
- Idealisierte Position in der dorsalen Ansicht: Die Margo-medialis- Linie sollte annähernd vertikal sein (Angulus inferior kann ca. um 7° nach lateral abweichen).
  - Der Angulus superior sollte in Höhe des 2. thorakalen Dornfortsatzes stehen.
  - Die Skapulafläche bildet mit dem seitlichen Lot einen Winkel von ca. 30°.
- Abweichungen:
  - Kaudale Rotation der Skapula: Angulus inferior liegt im Vergleich zum Angulus superior kranial-medial. Diese Fehlstellung ist durch eine Kaudalisierung der Cavitas glenoidalis charakterisiert.
  - Ventrale Rotation der Skapula: verstärkte Neigung nach ventral-kaudal. Der Winkel zwischen der Längsachse des Schulterblattes und dem seitlichen Lot des Körpers beträgt mehr als 30°.
  - Die beiden Fehlstellungen verkleinern den subakromialen Raum (Prädisposition für eine Reizung der Rotatorenmanschette, insbesondere des M. supraspinatus).
- *Kinematik:*
  - Die endgradige Bewegungsamplitude des Schultergelenks schließt eine Mobilität der BWS mit ein.
  - Die Position des Schulterblatts hängt unmittelbar von der Brustkorbform ab (ventrale Rotation der Skapula bei BWS-Kyphose).
- *Kinetik:*
  - Die Besonderheit liegt in den multiplen Ansätzen der Schulterblattmuskulatur (HWS, BWS, Rippen, Humerus und Becken). Diese Konstellation führt zu einer direkten Interaktion zwischen den Körpersegmenten. So hängt die Kraft des Armes von der Stabilität des Brustkorbs und der Qualität der muskulären Steuerung der Skapula ab.
  - Das Timing der auf das Schulterblatt wirkenden Muskelkräfte sichert eine effiziente Bewegung.

Untersuchung des Oberarms

- Beobachtungsparameter:
  - Referenzlinie: Oberarmlängsachse, laterale Abgrenzung des Akromions;
  - Körperpunkte: Olekranon, äußere Konturen des Humeruskopfes, subakromiale Fläche.
- Idealisierte Position:
  - Oberarmlängsachse vertikal;
  - Olekranon zeigt nach dorsal und etwas lateral;
- Humeruskopf steht mit höchstens einem Drittel seiner Breite ventral des Akromions

- Abweichungen:
  - Olekranon zeigt deutlich nach dorsal-lateral, was auf eine Innenrotation des Armes im Schultergelenk (beitragender Faktor bei Impingement-Syndrom) hinweist.
  - Humeruskopf steht mehr als ein Drittel vor dem Akromion. Dies deutet auf eine ventrale Dezentrierung des Humeruskopfes (beitragender Faktor bei Impingement-Syndrom) hin.
- *Kinematik:*
  - Die Humerusstellung bestimmt die Qualität der weiterlaufenden Bewegung auf die Skapula.
  - Die aktive Abduktion ist mit einer Außenrotation gekoppelt.
  - Das Tuberculum majus gleitet hinter dem Akromion und verhindert dadurch ein Einklemmen der subakromialen Strukturen.
- *Kinetik:*
- Die Idealisierte Positionierung des Humerus zur Gelenkfläche setzt einen koordinativen Einsatz vieler Muskeln voraus. Eine Dominanz der Innenrotatoren würde die notwendige Außenrotation verhindern.
- Die Zentrierung des Humeruskopfes in der Cavitas glenoidalis während der Dynamik hängt wesentlich vom koordinativen Einsatz der Schulterblattmuskulatur ab. Relevant sind hier z. B. die synergystische Aktivität des M. serratus anterior (kaudaler Anteil) und M. trapezius pars ascendens, die eine Drehung der Skapula nach lateral bewirken, sodass die Cavitas glenoidalis nach kranial-lateral zeigt.
- Eine andere Funktion besteht in der Fallverhinderung bei der Interaktion mit der Schwerkraft: Das Gewicht des Armes bei der Flexion zieht die Skapula in die ventrale Rotation (nach vorne-unten; **Abb. 3.22**).
- Der M. trapezius pars descendens und M. serratus anterior wirken stabilisierend im Sinne einer Fallverhinderung der Skapula entgegen.

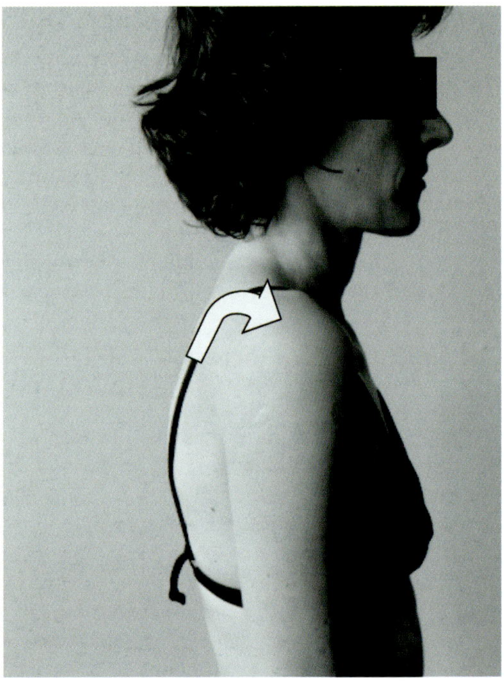

Abb. 3.22 Seitenansicht der ventralen Skapularotation.

3.2.4 Dynamische Haltung

Einbeinstand

*Die häufigste dynamische Haltung des spontanen Bewegungsverhaltens ist die Einbeinbelastung (**Abb. 3.23a–c**).*

Nicht nur das Gehen, sondern auch die meisten Aktivitäten im Alltag und Sport verlangen die asymmetrische Belastung des Beines. Für das Verständnis vieler muskuloskeletaler Probleme – besonders des unteren Rückens und der unteren Extremität – ist es wichtig, die Parameter der idealisierten Variante zu kennen.

- *Beobachtungsparameter*
- Die neutrale Haltung des Rückens wird anhand der Körperpunkte Symphyse, Bauchnabel, Brustbein und Kinn visualisiert, deren Verbindungslinie die Längsachse stellt. Idealerweise soll sie vertikal bleiben.
- Die neutrale Haltung des Beckens wird anhand der Körperpunkte Spinae ilaca anterior superior (SIAS) rechts und links sichtbar gemacht. Ihre Verbindung soll horizontal bleiben.
- Die Beurteilung der idealen Beinbelastung erfolgt an den Körperpunkten Tronchanter major, Femurkondylus und Os naviculare. Im Idealfall ist der Trochanter räumlicher Fixpunkt, die Kondylen bleiben in derselben Frontalebene und das Os naviculare behält seinen Abstand zum Boden.
- Ein zentraler Parameter ist die Insuffizienz der Standbeinabduktoren, die sowohl die Stellung des Rückens als auch des Beines beeinflusst.
- Der Einbeinstand mit geschlossenen Augen dient der Beurteilung der propriozeptiven Qualität des Standbeines. Dabei handelt es sich dabei um eine approximative Aussage.

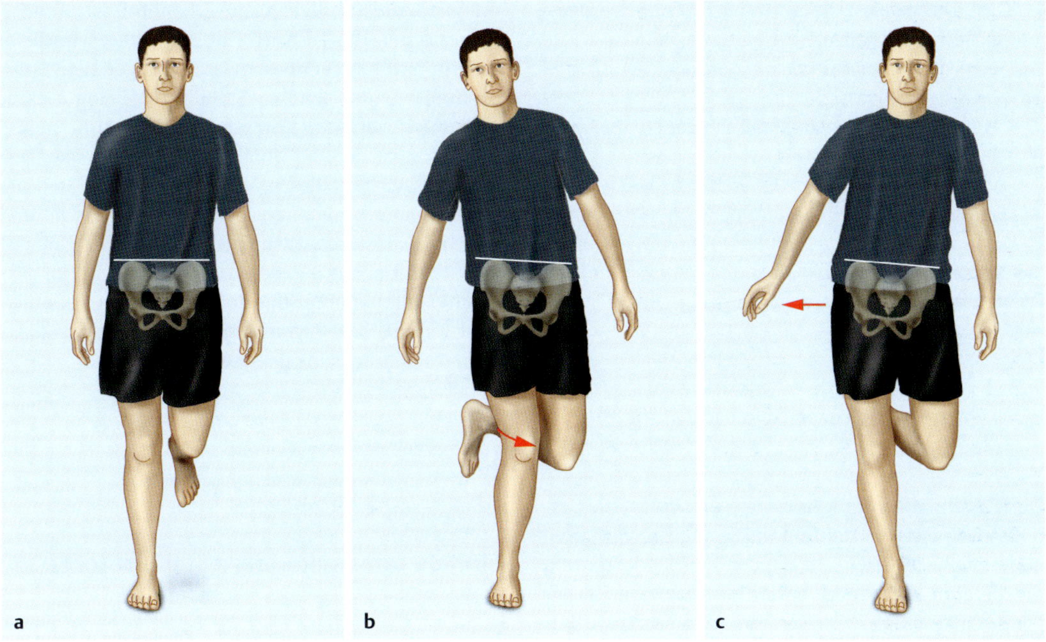

Abb. 3.23 Einbeinstand.
a Normal. **b** Medialer Kollaps. **c** Mit Adduktion im Hüftgelenk.

3.3 Muskulatur

3.3.1 Grundlagen

Der strukturelle Aufbau der Muskulatur lässt eng verflochtene kontraktile (Proteine) und nichtkontraktile (Bindegewebe) Elemente erkennen. Der Muskel mit seinen Faszikeln und Muskelfasern ist von Bindegewebshüllen umgeben. Je nach Lokalisation hat das Bindegewebe des Muskels unterschiedliche Bezeichnungen:

- Endomysium: Kollagen um die Muskelfasern;
- Perimysium: umhüllt jeden Faszikel;
- Epimysium: Kollagen rund um den Muskel;
- Zwischen den Muskeln befindet sich noch eine Faszienschicht, ein oberflächliches bindegewebiges Netzwerk, das den Muskel umhüllt.
- Das Muskelgewebe und das Bindegewebenetzwerk (Faszien) bilden strukturell und funktionell die Einheit *myofasziales System.*

3.3.2 Aufgaben des myofaszialen Systems

Das myofasziale System hat im Bewegungsverhalten eine vielfältige Aufgabe:

- Ausführendes Organ: Es kann Bewegung initiieren und begrenzen bzw. kontrollieren. Die Bewegungskontrolle findet auf der globalen und lokalen Ebene statt. Global geschieht es als Gleichgewichtsreaktion in der Auseinandersetzung des Körpers mit der Schwerkraft. Die Körpersegmente werden untereinander stabilisiert und/oder ihre räumliche Lage im Sinne einer Fallverhinderung stabilisiert.
- Schützendes Organ: Lokal erfolgt die Bewegungskontrolle als eine intersegmentale Stabilisation zum Schutz der Gelenkpartner und der sie unmittelbar umgebenden schmerzempfindlichen Strukturen.
- Sensorische Organe: Mit der Muskelspindel und den Mechanorezeptoren besitzen die Muskulatur und das Fasziengewebe ein afferentes Feedbacksystem, das das ZNS über die Länge und den Spannungszustand der Muskelfaser und der Faszien informiert.

Merke: Das myofasziale System erfüllt im Bewegungsverhalten 4 Funktionen:
- *Segmentale Stabilität durch Kontrolle der Gelenkpartner;*
- *Segmentale und globale Stabilität durch Spannung des myofaszialen Systems;*
- *Einleiten der Bewegung;*
- *Erhalten des Gleichgewichts durch Bewegungskontrolle der Körperteile im Bezug zur Schwerkraft;*
- *Sensomotorische Funktion durch Kontrolle anhand intrinsischen Feedbacks.*

3.3.3 Funktionelle Klassifikation der Muskulatur im myofaszialen System

Die Klassifikation der Muskulatur in myofasziale Systeme nach dessen Funktion im Bewegungsverhalten bildet die aktuelle Grundlage für die Diagnostik und die therapeutische Intervention. Sie ersetzt die bisher gängige Einteilung in phasische und tonische Muskulatur nach Janda (1979). Bisher ist nicht eindeutig und abschließend geklärt, welche Muskulatur zu welchem System gehört, da viele Variablen (z. B. Gene und individueller funktioneller Status) eine relevante Rolle spielen.

Lokale oder primäre Stabilisatoren

In der Literatur finden sich die Bezeichnungen lokale und primäre Stabilisatoren. Im Folgenden wird der Begriff lokale Stabilisatoren verwendet.

Hierbei handelt es sich um die tiefen, nahe am Gelenk liegenden Muskeln. Sie bestehen nicht ausschließlich aber mehrheitlich aus Slow-twitch-Fasern vom Typ I (langsam kontrahierende motorischen Einheiten). Ihr Merkmal ist eine fortdauernde Kontraktion bei niedriger Intensität (25 % der aktiven maximalen Kraft).

Beispiele:
- M. multifidus pars medialis an der Wirbelsäule;
- M. vastus medialis obliquus an der unteren Extremität;
- Rotatorenmanschette der oberen Extremität.

Die Bezeichnung *primäre Stabilisatoren* bezieht sich auf die Tatsache, dass die Muskeln eine vorprogrammierte minimale Kontraktion im Bewegungsverhalten aufweisen. Diese antizipatorische Aktivität bewirkt einen Schutz der Gelenke an der Wirbelsäule vor jeglichen Extremitätenbewegungen. Ihre Aktivierung ist unabhängig von der Bewegungsrichtung (Hodges u. Richardson 1997).

Eine für die Klinik relevante Erkenntnis ist der enge Verbund der Typ-I-Fasern mit den Muskelspindeln. Patienten mit Rückenbeschwerden zeigen neben der Dysfunktion der lokalen Stabilisatoren ein Defizit der Propriozeption. Klinische Zeichen sind neben den Beschwerden die Unfähigkeit, die neutrale Stellung der Wirbelsäule zu reproduzieren, die Stellung in der Dynamik zu halten sowie die Muskelspannung selektiv zu dosieren. Sie neigen eher zu einer globaleren Rekrutierung von Massenkokontraktion, die durch steife unkoordinierte Bewegungen deutlich wird. Eine erhöhte propriozeptive Afferenz wirkt fazilitierend auf das lokale System.

Die Aktivierung der lokalen Stabilisatoren gehört in die Frühphase der Rehabilitation.
Die Aktivierung der Propriozeptoren wirkt fazilitierend auf die lokalen Stabilisatoren.

Globale oder sekundäre Stabilisatoren

In der Literatur finden sich die Bezeichnungen globale und sekundäre Stabilisatoren. Im Folgenden wird der Begriff globale Stabilisatoren verwendet.

Diese sind vorwiegend monoartikuläre, mehr an der Oberfläche liegende Muskeln. Die prozentuale Zusammensetzung der Muskelfasertypen liegt nicht eindeutig fest, scheint aber mehr zu Fasertyp-I zu tendieren.

Beispiele:
- M. vastus lateralis und intermedius des M. quadriceps;
- M. obliquus internus abdominis und externus abdominis;
- M. glutaeus maximus und medius (ventrale Fasern).

Die Muskeln sind pennat (gefiedert), mit einer breiten faszialen Verankerung. Ihre Architektur prädestiniert sie zur Krafterzeugung. Aufgrund ihrer anatomischen Lage wirken sie selektiv auf das Gelenk, das sie überbrücken. Ihre stabilisierende Funktion ist spezifisch, sie reagieren Fall verhindernd gegen die Schwerkraft. Bevorzugt werden sie im geschlossenen System und im exzentrischen Modus rekrutiert.

Beispiel: Treppenabwärtsgehen
Der M. glutaeus medius stabilisiert das Beckens und kontrolliert dessen Abwärtsbewegung. Die Mm. vastii des M. quadriceps kontrollieren ihrerseits die flexorische Bewegung des Kniegelenks im exzentrischen Modus. Auf die Schwerkraft bezogen, wirken sie als Fall verhindernde Kontrolle der kranial über dem Kniegelenk befindlichen Körpersegmente. Außerdem stabilisieren sie die Wirbelsäule bei Extremitätenbewegungen und kontrollieren bei Lageverän-

derung des Rumpfes dessen Körpersegmente Fallverhindernd gegen die Schwerkraft.

Die sekundären Stabilisatoren sind entsprechend ihrer Funktion selektiv bevorzugt in einem geschlossenen System zu aktivieren.

Globale Mobilisatoren

Hierbei handelt es sich um die oberflächlichen mehrgelenkigen Muskeln. Ihre Lage (mehr entfernt vom Rotationszentrum) und Architektur (fusiform) prädestiniert sie für die Bewegungserzeugung. Ihre Kontraktion bewirkt Bewegung in mehreren Extremitätengelenken und zwischen den Körpersegmenten an der Wirbelsäule.

Beispiele:

- M. rectus femoris und M. tensor fasciae latae, die gleichzeitig Hüfte und Knie bewegen;
- M. latissimus dorsi, der auf Schulterblatt und Humerus wirkt;
- M. rectus abdominis, der simultan die BWS und LWS bewegen kann.

Die Muskeln bestehen vorwiegend aus Fast-twitch-Fasern vom Typ II (schnell kontrahierende motorische Einheiten), die bevorzugt konzentrisch im offenen System und bei höherer Belastung und schnellen ballistischen Bewegungen rekrutiert werden. Ihre Aktivierung hängt von der Bewegungsrichtung ab. Wird der Arm im Schultergelenk flexorisch nach hinten-oben bewegt, aktiviert dies den M. rectus abdominis aktiviert. Bewegt sich der Arm extensorisch nach vorne-unten, spannt eher der M. erector spinae an (Richardson u. Hodges 1997). In der Sagittalebene ausgeführte Bewegungen rekrutieren mehrheitlich das globale System.

Folgende Parameter fazilitieren die Rekrutierung der globalen Stabilisatoren:

- *Schnelle Bewegungen mit hoher Kraftanforderung;*
- *Bewegungen im offenen System und in der Sagittalebene;*
- *Bewegungen im konzentrischen Modus.*

Klinische Relevanz: *Zu Beginn der Rehabilitationsphase sollten die Übungen langsam ausgeführt werden, wenig Kraft verlangen und die Wahrnehmung ansprechen.*

Globale strukturelle Kontinuität bei myofaszialen Ketten

Muskulatur und Bindegewebe bilden auf lokaler und globaler Ebene eine strukturelle und funktionelle Einheit. Die Betrachtung der Anatomie zeigt, dass die einzelnen Muskeln auch global bindegewebige Verbindungen eingehen, die sich sowohl vertikal als auch horizontal ausdehnen.

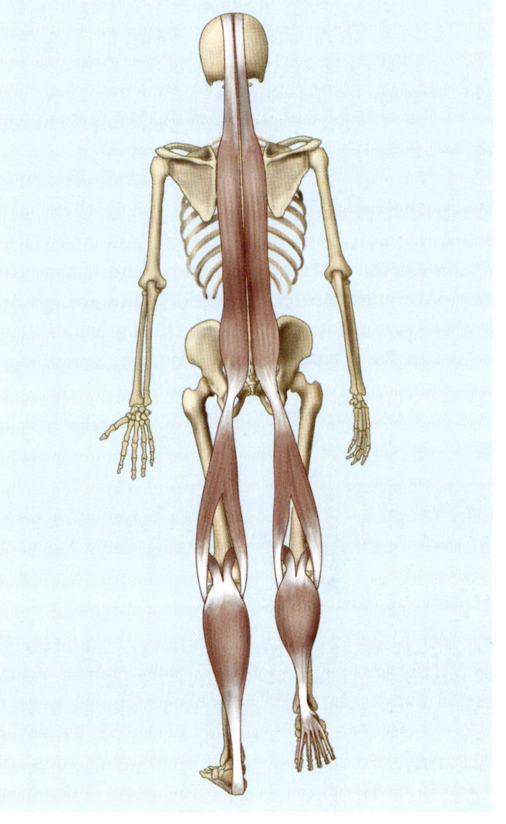

Abb. 3.24 Myofasziale Kette.

*In der Literatur finden sich für diese strukturelle Kontinuität unterschiedliche Bezeichnungen. Im Folgenden wird der Begriff myofasziale Ketten verwendet (**Abb. 3.24**).*

Die Entstehung der myofaszialen Ketten beruht auf der adaptiven Reaktion der Muskulatur und des Bindegewebes auf die spezifischen Anforderungen im Schwerefeld bei der Entwicklung der Lokomotion. Die Schwerkraft übt permanent Druck und Zug auf den Körper aus. Um den Anforderungen gerecht zu werden, reagieren die Strukturen mit Verdickung, was an der oberflächlichen Anatomie deutlich zu erkennen ist (z. B. Fascia thoracolumbalis mit lumbosakraler Verdickung).

Diese anatomische Spezifizität stellt eine ökonomische Antwort des Körpers auf die Interaktion zwischen Schwerkraft und Körpermasse dar. Die myofaszialen Ketten erfüllen im Bewegungsverhalten eine sensorische, koordinative und posturale Funktion. Sie bewirken eine dreidimensionale Kraftübertragung zwischen Kopf, Rumpf und Extremitäten und verbinden funktionell und strukturell alle Körperteile miteinander.

Klinische Relevanz
Infolge seines Verbunds mit der Faszie bewirkt jeder lokale Zug auf einen Muskel eine Weiterleitung des Impulses innerhalb der dazugehörigen Kette. Für die Praxis bedeutet dies, dass jede lokale Verkürzung eines Muskels eine Kompensation innerhalb der myofaszialen Kette nach sich zieht. Konsequenterweise ist bei einzelner Muskeldehnung die gesamte Kette zu berücksichtigen.

3.3.4 Reaktion bei Dysfunktionen

Lokale Stabilisatoren

Muskuloskeletale Beschwerden sind eng mit einer Inhibition der lokalen Stabilisatoren assoziiert. Dabei findet eine biologische Adaption im Sinne einer Umfangverringerung mehrheitlich von Typ-I-Fasern sowie eine Vermehrung des Fett- und Bindegewebeanteils statt. Der Verlust der segmentalen Stabilisation und das Defizit in der Propriozeption erhöhen im Bewegungsverhalten mangels myofaszialer antizipatorischer Spannung die Verletzungsgefahr der umliegenden Strukturen.

> *Primäre Aufgabe im Patientenmanagement ist die Dysfunktionsdiagnostik des lokalen myofaszialen Systems.*

Globale Stabilisatoren

Bei Dysfunktion reagieren sie – wenn auch nicht so ausgeprägt – wie die lokalen Stabilisatoren mit einem Verlust an Kraft und Ausdauer. Weil dieses System in der Auseinandersetzung des Körpers mit der Schwerkraft sehr involviert ist, zeigt sich die Schwäche der globalen Stabilisatoren in Form einer Abweichung der Haltung und/oder einer mangelhaften Kontrolle der tragenden Gelenke (z. B. beim Gehen).

> *Charakteristisch für ihre Dysfunktion ist eine Stellungsschwäche in der inneren Bahn aufgrund adaptiver Verlängerung des Muskels.*

Globale Mobilisatoren

Bei Dysfunktion tendieren sie zu Hyperaktivität und Verkürzung. Im Verbund mit einer Irritation der neuralen Strukturen zeigen sie eine Hypersensitivität gegen Dehnung (z. B. Verkürzung des M. biceps femoris bei Irritation des M. ischiadicus).

> *Konsequenterweise müssen die globalen Mobilisatoren primär auf Verkürzung und Sensitivität untersucht werden.*

Myofasziale Ketten

Bei übermäßiger Belastung reagieren sie mit Verdickung. Immobilisation führt zu Wasserverlust innerhalb der Grundsubstanz und somit zur Bildung von Querbrücken (Cross links) zwischen den kollagenen Fasern.

3.3.5 Ursachen einer Dysfunktion

Die Ursachen einer myofaszialen Dysfunktion können vielfältig sein. Als Grundlage gilt das bio-psychosoziale Erklärungsmodell:
- Affektive Komponenten (z. B. psychischer Stress) im sozialen Umfeld beeinflussen die Muskelspannung.

Beispiel: Klassisches klinisches Bild ist der Schulterhochstand mit Überaktivität der Schulterblattelevatoren und die damit verbundene Dysfunktion des Komplexes Kopf – HWS – Schultergürtel.
- Aktivitätsspezifische Überlastung in Beruf, Sport und Freizeit können die biologische Adaptationsfähigkeit der Muskulatur und der Faszie übersteigen.
- Beruflich und/oder durch Sport bedingte wiederholte Bewegungen führen eventuell zur Dominanz eines myofaszialen Systems und damit zur Veränderung der intra- und intermuskulären Koordination.
- Immobilisation nach Trauma und Krankheit hat eine adaptive Veränderung der biologischen und physiologischen Eigenschaften der Myofaszien zur Folge. Dabei ist die Dauer der Immobilisation entscheidend: je länger, desto wahrscheinlicher ist die Abnahme der Anzahl n Typ-I-Fasern.
- Krankheiten wie Diabetes oder nicht regulierter Hyperthyreoidismus begünstigen eine ähnliche Umwandlung.
- Neben der naturgemäß bedingten Atrophie verschiebt sich mit dem Alter das Verhältnis zwischen Binde-/Muskelgewebe und Typ-I-/Typ-II-Fasern zu Ungunsten der Muskelfaseranteile der Typ-II-Fasern.

Klinische Relevanz
Ein langer Krankenhausaufenthalt verbunden mit Bettruhe kann zu den genannten Veränderungen führen. Eine frühe konsequente Mobilisation minimiert die Adaption.

Die intramuskuläre Koordination bezieht sich auf die Steuerung der deszendierenden Impulsfrequenz auf Rückenmarkniveau und auf die Anzahl der rekrutierten motorischen Einheiten im Muskel.
Die intermuskuläre Koordination bezieht sich auf das synergistische Zusammenwirken der Agonisten und Antagonisten. Sie wird durch zentrale und reflektorische Mechanismen gesteuert.

3.3.6 Interpretation der Haltung

Die myofasziale Balance ist die Fähigkeit des ZNS, die Muskeln selektiv in der richtigen Reihenfolge und Dosierung effizient handlungsorientiert zu aktivieren. Die Kontrolle der Gelenkbeweglichkeit in ihrer gesamten Amplitude durch die Muskulatur ist ein Merkmal ihrer normalen Kontraktionsfähigkeit sowohl in der angenäherten als auch in der verlängerten Stellung. Die Kraft eines Muskels während einer isometrischen Kontraktion hängt z. B. von seiner Stellung bzw. Länge ab. Seine maximale Kraft entfaltet er in der Mittelstellung, bei der die Querverbindungen zwischen den Aktin- und Myosinfilamenten am günstigsten sind.

Obwohl die Überlappung in einer maximalen verlängerten Position gleich Null ist, kann das Muskelgewebe trotzdem noch Kraft erzeugen, wenn auch weniger als in der mittleren Position. Dies gilt auch für die maximale Annäherung, in der die Überlappung am größten ist.

Eine Abweichung der Haltung von der idealisierten Stellung verändert zwangsläufig die Länge des Muskels. Bei einer dauerhaften Fehlhaltung kann es zu einer seiner strukturellen Adaptation kommen. Diese führt zu einer Änderung seiner optimalen Spannungs-/Längenverhältnisses und infolgedessen zum Kontrollverlust in einer spezifischen Zone der Bewegungsamplitude.

Die Analyse der Haltung hinsichtlich der Frage, welche Muskeln sich in einer angenäherten und welche in einer verlängerten Stellung befinden, liefert eine mögliche Erklärung über vorhandene Stellungsschwächen und/oder den Verlust der Verlängerungsfähigkeit der betroffenen Muskeln. Außerdem kann die Evaluation der Haltung in Bezug auf die Muskulatur bei der Auswahl, welche Muskeln wie untersucht werden sollen, als Referenz dienen (z. B. Test der Kontraktionsqualität eines bestimmten Muskels in der Neutral-Null-Stellung, in der Annäherung oder in der verlängerten Stellung bzw. Test auf Verlängerungsfähigkeit).

Ein Muskel kann den Normwert in der neutralen Stellung, hingegen eine Schwäche in der angenäherten Stellung aufweisen. Diese *Stellungsschwäche* trifft zu, wenn eine biologische Adaptation (Verlängerung der Muskelfaser in Serie), bedingt durch die fixierte Haltung stattgefunden hat. Der biologische Reiz zur Umkehr der Adaptation in Richtung definierte Norm wäre hier nur möglich, wenn der betroffene Muskel in der angenäherten Stellung aktiviert wird.

Klinische Interpretation der Topographie/Palpation

Die Diagnostik beginnt mit der Inspektion. Nach Janda (1979) gibt die Betrachtung der oberflächlichen Anatomie des Körpers nützliche Hinweise für die weitere Untersuchung. Hyperaktive/hypertrophe Muskeln sind z. B. an einer Erhöhung, inhibierte/atrophierte Muskeln dagegen an einer Abflachung erkennbar. Zur Unterstützung oder Abschwächung der Hypothesen werden die relevanten Stellen palpiert. Sind die Myofaszien entspannt, wird die passive Spannung von den verschiedenen bindegewebigen Bestandteilen verursacht, während die kontraktilen Elemente eine aktive Spannung erzeugen.

Beispiele:

1. Hyperaktivität des M. trapezius pars descendens (**Abb. 3.25**)

- Erkennbar an der Erhöhung.
- Unterhalb des Angulus inferior ist eine Einziehung zu sehen, die eine Inhibition des M. trapezius pars ascendens vermuten lässt.
- Der Inspektion folgt eine Palpation.

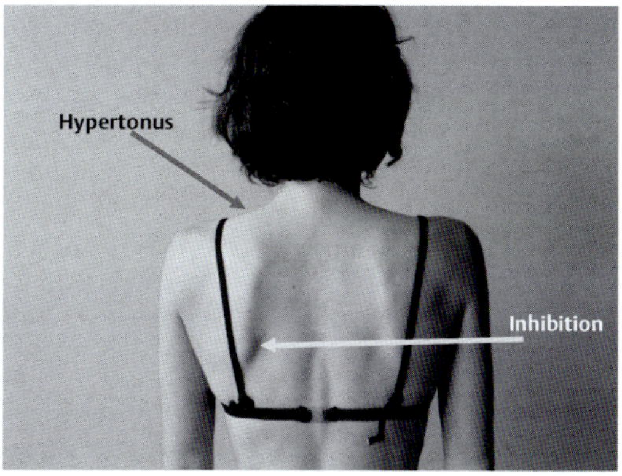

Abb. 3.25 Hyperaktivität des M. trapezius pars descendens.

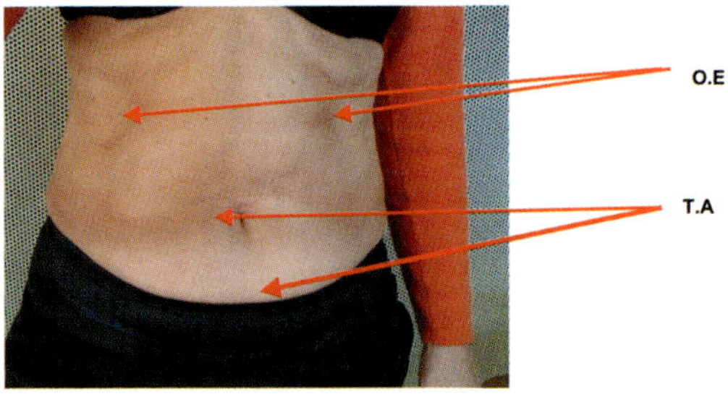

Abb. 3.26 Inhibition und/oder Schwäche des M. transversus abdominis.

2. Inhibition und/oder Schwäche des M. transversus abdominis (**Abb. 3.26**)
- Vorwölbung des Unterbauches sowie eine Querlinie auf Bauchnabelhöhe; suggerieren die Hypothese.
- Die vertikale Einziehung weist auf die Dominanz des M. obliquus externus abdominis hin.

Klinische Relevanz

Die klinische Interpretation der Topographie passt in die Theorie der Klassifikation der myofaszialen Systeme. Der als Mobilisator klassifizierte M. trapezius pars descendens neigt zu Hyperaktivität und Verkürzung, während der M. trapezius pars ascendens und der M. transversus abdominis als Stabilisatoren zur Inhibition und/oder Schwäche tendieren. Diese Hypothese erfordert eine Muskelfunktionsprüfung der relevanten Muskelanteile.

> *Eine temporäre ebenso wie eine dauerhafte myofasziale Dysbalance sind Ausdruck einer Fehlsteuerung des ZNS!*

Auf der Diagnostik basierende Klassifikation

Angelehnt an die bis jetzt gewonnenen Erkenntnisse ergibt sich in der Diagnostik eine logische Priorität. Vorrang hat die Diagnose der primären Stabilisatoren. Randomisierte klinische Studien beweisen eine enge Korrelation zwischen deren Dysfunktion und muskuloskeletalen LWS-Beschwerden. Ihre Funktion sichert aktiv die neutrale Stellung *(neutrale Zone)* der Wirbelsegmente. In diesem Bereich sind die passiven Strukturen entspannt und leisten bei intersegmentalen Bewegungen den geringsten Widerstand. Die Effektivität der Stabilisation hängt weniger von der Kraft (25 % der maximalen Kraft reichen aus) als vielmehr von der Ausdauer und der zeitlichen Rekrutierung ab.

Beispiele:
- M. transversus abdominis;
- M. multifidus (medialer Anteil);
- Diaphragma;
- Beckenbodenmuskulatur.

> *Beim normalen Bewegungsverhalten werden diese Muskeln als synergistische lokale Einheit antizipatorisch aktiviert.*

Test der primären (lokalen) Stabilisatoren

M. transversus abdominis
- *Aktion:* Isolierte Aktivierung des M. tranversus abdominis ohne Substitution der globalen Muskeln.
- *Ausgangsstellung:*
  - Rücken- oder Bauchlage.
  - Die Beine liegen so, dass dies die neutrale Stellung der Wirbelsäule ermöglicht.
- *Lernprozess:* Der Patient muss vor dem Test verstehen, dass er die SIAS-Punkte durch Palpation lokalisieren soll. Dabei kann z. B. eine Visualisierung der Lage des Muskels mittels Bildern hilfreich sein.
- *Instruktionen des Patienten:*
  - Rückenlage: „Ziehen Sie den Unterbauch in Richtung Wirbelsäule ein!“ oder „In Ihrer Vorstellung sollen sich die 2 Beckenpunkte (SIAS) aufeinander zu bewegen!“
  - Bauchlage: „Nehmen Sie den Bauch vom Luftkissen weg!“
  - „Der Druck des Rückens auf die Unterlage soll gleich bleiben und Sie sollen dabei weiteratmen.“
  - Um die Substitution durch Einatmung zu verhindern, hält der Patient nach der Exspiration die Atmung kurz an, führt die Bewegung aus und atmet dann sofort normal weiter, während die Kontraktion 10 Sekunden lang gehalten wird.
- *Kontrollparameter:*
  - Palpationsstelle: ca. 2 cm medial-kaudal der SIAS; es soll keine Vorwölbung, sondern nur eine Spannungszunahme spürbar sein.
  - Visuelle Kontrolle bei der Rückenlage: Der epigastrische Winkel bleibt annähernd gleich; normale Atmung; die Wirbelsäule verbleibt in der neutralen Stellung (sichtbar an den Körperpunkten: Bauchnabel, Brustbeinspitze und Symphyse).
  - Visuelle Kontrolle bei der Bauchlage: sich verschmälerndes Taillendreieck; Becken und Wirbelsäule bleiben konstant; objektive Kontrolle für Patient und Therapeutin sind das *Pressure Biofeedback* (Luftkissen verbunden mit einem Druckmesser, ähnlich einem Blutdruckmesser) und das *EMG-Biofeedback.*

- *Norm:* Der Patient kann die genannten Parameter erfüllen und die Spannung ca. 10–15 Sekunden lang halten und 10-mal wiederholen.

Der Patient muss verstehen, dass bei dem Test Genauigkeit und Ausdauer und nicht die Kraft geprüft werden. Dafür ist nur eine geringfügige Kontraktion erforderlich. Die Bauchlage als Ausgangstellung eignet sich gut für die Messung des Pressure Biofeedbacks.

Test der sekundären (globalen) Stabilisatoren

Entsprechend ihrer Klassifikation werden diese Muskeln in Bezug auf ihre relevanten Funktionen getestet:
- Fähigkeit zur Erzeugung der neutralen Haltung der Wirbelsäule;
- Fall verhindernde Stabilisation der neutralen Stellung in der Dynamik
- Fall verhindernde Kontrolle im exzentrischen Modus und isometrische Stabilisation der Verankerung der Extremitäten am Rumpf im geschlossenen System;
- Kontrolliertes isoliertes selektives Bewegen der Extremitäten bei stabilisiertem Rumpf im offenen System.

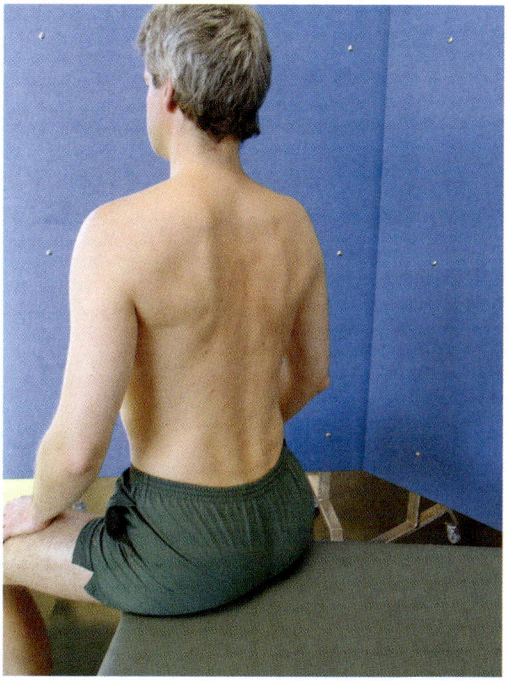

Abb. 3.27 Einstellen der neutralen Haltung der Wirbelsäule: zu sehen ist eine synergistische Aktivität der Schultergürtelmuskulatur. Dies erlaubt die Hypothese einer Dysfunktion der Stabilisatoren der Wirbelsäule.

Einstellung der neutralen Haltung des Rumpfes (Abb. 3.27)

In der neutralen Haltung tragen die passiven Strukturen am wenigsten zur Stabilisation der Wirbelsäulensegmente bei. In diesem Bereich sichert die lokale Muskulatur durch minimale Anspannung und hohe Reaktionsbereitschaft die intersegmentale Stabilität. Die Einnahme der neutralen Stellung der Wirbelsäule im Sitzen aktiviert die Extensoren des Rumpfes.

Die Mm. multifidi eigenen sich durch ihre mediale Anlage an der Wirbelsäule bestens dazu, eine Lordosierung der LWS von kaudal herzuleiten. Im Gegensatz dazu bewirkt der oberflächlich liegende M. errector eine Extension primär im thorakolumbalen Bereich. Eine fehlende Extension des lumbosakralen Übergangs könnte auf die Dysfunktion der Mm. multifidi und die Dominanz des M. errector hinweisen.

Der nachfolgend beschriebene Test basiert auf dem auf Klein-Vogelbach (2000) und Hamilton und Richardson (1996) zurückgehenden Erklärungsmodell. Er untersucht die selektive Fähigkeit der globalen Stabilisatoren, die neutrale Stellung der Wirbelsäule zu bewirken und die vertikale Position zu halten.

- *Aktion:* Aktivieren der neutralen Stellung der Wirbelsäule ohne Substitution der globalen Mobilisatoren.
- *Ausgangsstellung:*
  - Bequemer Sitz.
  - Die Beinhaltung soll eine gute Beweglichkeit des Beckens ermöglichen (ca. 90° Flexion im Hüftgelenk), d. h. die Beine stehen hüftbreit auseinander und Füße unter den Kniegelenken).
- *Lernprozess:*
  - Der Patient muss vor dem Test verstehen, dass er den Rumpf aufrichten soll, um zu „wachsen".
  - Dazu erläutert die Therapeutin, dass die neutrale Stellung der Wirbelsäule die optimale Länge des Rumpfes bewirkt, und eine übertriebene Extension oder Flexion den Rumpf verkürzt. Die Visualisierung anhand einer Demonstration am Wirbelsäulenmodell erleichtert das Verständnis.
  - Beim Ausführen der Rumpfbewegung soll der Patient durch Palpation die Körperpunkte Scheitelpunkt und Steißbein wahrnehmen.
- *Instruktionen des Patienten:*
  - „Um zu wachsen, müssen Sie ihr Steißbein sowie den Scheitelpunkt nach oben bewegen!"
  - „Der Druck der Füße auf dem Boden soll gleich bleiben, um eine Anspannung der Beine zu vermeiden!"

- *Kontrollparameter:* Im Idealfall beginnt die extensorische Bewegung lumbosakral und pflanzt sich nach kranial fort.

Eine beginnende thorakolumbale Lordosierung weist auf die Dominanz der globalen Mobilisatoren hin.

Klötzchenspiel (dynamische Stabilisation;* Abb. 3.28*)

Der Test stellt eine Progression des zuvor beschriebenen dar und basiert ebenfalls auf klinischen Beobachtungen von Klein-Vogelbach (2000) zum Bewegungsverhalten bei der Rumpfneigung. Die Autorin stellte fest, dass Patienten mit einer Dysfunktion im Rückenbereich bei der Neigung des Rückens nach vorne als Kompensation für die fehlende lumbosakrale Extension häufig eine übertriebene Extension der BWS zeigen.

Dies spricht ebenfalls für eine Dominanz der dorsalen globalen Mobilisatoren.

- *Aktion:* Selektive Fall verhindernde Aktivierung der globalen Stabilisatoren ohne Substitution der Mobilisatoren.
- *Ausgangstellung:*
  - Bequemer Sitz.
  - Die Beinhaltung soll eine gute Beweglichkeit des Beckens ermöglichen (ca. 90° Flexion im Hüftgelenk), d. h. die Beine stehen hüftbreit auseinander und Füße unter den Kniegelenken).

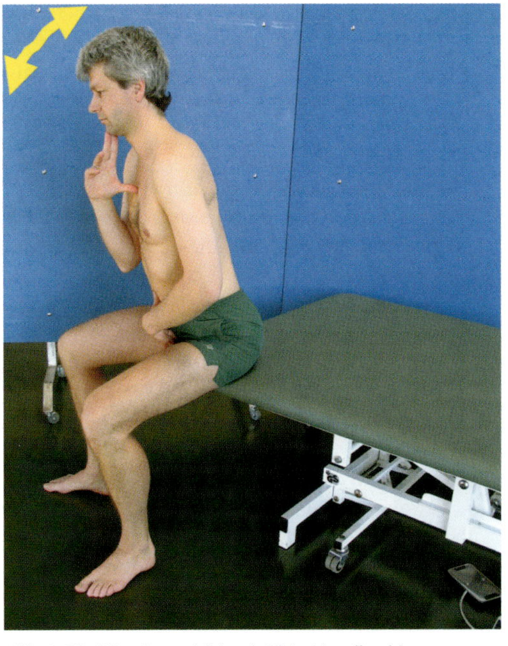

Abb. 3.28 Klötzchenspiel (nach Klein-Vogelbach).

- *Lernprozess:*
- Der Patient muss vor dem Test verstehen, dass er den Rumpf etwas nach vorne neigen und dabei die Wirbelsäule neutral halten soll. Auch hier ist die Visualisierung anhand der Demonstration am Wirbelsäulenmodell sinnvoll.
- Erst nachdem der Patient einige Male den Rumpf geneigt hat, beginnt der eigentliche Test.
- Dabei soll der Patient das Becken ohne Widerstand bewegen.
- *Instruktionen des Patienten:*
  - „Neigen Sie den Rumpf etwas nach vorne und wieder zurück zur Ausgangstellung!"
  - „Achten Sie darauf, dass die Wirbelsäule während der Neigung aufgerichtet bleibt!"
- *Kontrollparameter:*
  - Im Idealfall bewegen sich Becken und Brustkorb als eine Einheit.
  - Die Bewegung findet ausschließlich in den Hüftgelenken statt.
  - Die Therapeutin beobachtet die Neigung seitlich stehend.

Klebepunkte auf der mittleren Frontalebene des Beckens und des Brustkorbes erleichtern die Beurteilung.

Test der sekundären Stabilisatoren im geschlossenen System

Bei den Bewegungsvarianten (z. B. Bücken, Treppenabwärtsgehen oder einen Gegenstand aufheben), kommt es immer darauf an, die Segmente der Extremitäten untereinander und am Rumpf exzentrisch zu stabilisieren. Dabei werden selektiv die globalen Stabilisatoren beansprucht. Diese Funktion lässt sich mithilfe des Tests *Einbeinhocke* (1- oder 2-beinig durchgeführt) beurteilen.

Eine weitere häufig vorkommende Bewegungsvariante in der Interaktion des Körpers mit der Umwelt führt zur Bildung eines geschlossenen Systems (Brückenbildung), z. B. beim Abstützen. In diesem Fall werden die Körpersegmente spezifisch durch Fall verhindernde Aktivität stabilisiert. Der Test ventrale Brücke untersucht selektiv diese Funktion der globalen Stabilisatoren.

Einbeinhocke (*Abb. 3.29*)

- *Aktion:* Selektive Aktivierung der globalen Stabilisatoren des Beines, insbesondere des M. glutaeus medius und M. quadriceps vasti.
- *Ausgangsstellung:*
  - Einbeinstand.
  - Der Rumpf ist vertikal eingestellt.
  - Die Arme liegen überkreuzt auf dem Brustbein.

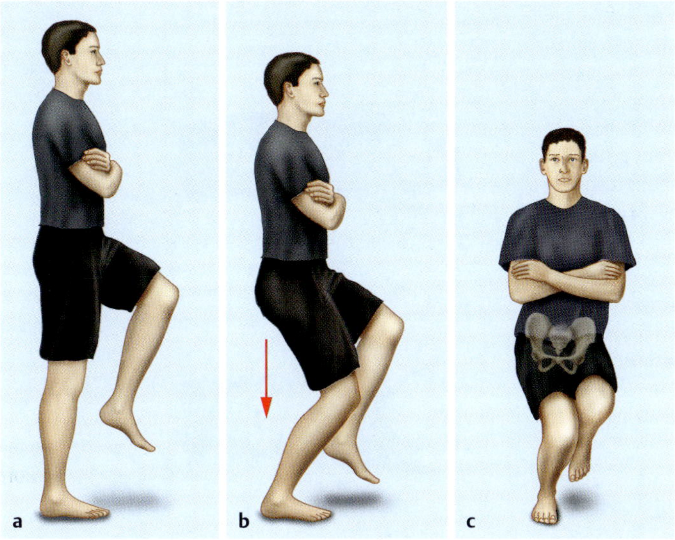

Abb. 3.29 Einbeinhocke.
a Ausgangsstellung.
b Bewegung in die Hocke.
c Sicht von vorn.

- Ein Bein hängt flexorisch am Becken.

- *Lernprozess:*
  - Der Patient muss vor dem Test verstehen, dass dabei die Kraft und Ausdauer der Bein- und Beckenmuskeln beurteilt werden.
  - Dazu soll er in die Hocke gehen.
- *Instruktionen des Patienten:*
  - „Gehen Sie etwas in die Hocke, bleiben dort 10 Sekunden lang und kommen dann wieder hoch!"
  - „Der Rumpf soll sich dabei möglichst wenig bewegen!"
- *Kontrollparameter:*
  - Beurteilt wird die Standbeinseite.
  - Im Idealfall bleibt die Verbindungslinie zwischen den Spinae horizontal.
  - Als Zeichen der Zentrierung der Gelenke verharrt die *funktionelle Beinlängsachse* (Belastungsachse des Beines) in der Sagittalebene des Hüftgelenks. Dies wird an den Körperpunkten Hüftgelenkmitte, Knie und oberes Sprunggelenk deutlich.
  - Zusätzliche Beobachtungspunkte: Trochanter major, Femurkondylen, Patella und Os naviculare.

Anzeichen einer Dysfunktion:
– Verschiebung des Trochanter nach hinten und/oder zur Seite.
– Die Femurkondylen drehen nach medial.
– Das Os naviculare nähert sich dem Boden.

- *Hinweise:*
  - Beurteilung immer im Seitenvergleich.
  - Mit der nichtbetroffenen bzw. besseren Seite beginnen.
  - Trägt der Patient Einlagen oder eine Schuherhöhung, den Test mit und ohne Hilfsmittel durchführen.
  - Auch das Verhalten des Rumpfes berücksichtigen, da große Schwankungen auf mangelnde Propriozeption und Stabilisation zwischen Bein und Rumpf und/oder innerhalb des Rumpfes hinweisen.
  - Soll die Ausdauer beurteilt werden, die Bewegung ca. 10- bis 15-mal wiederholen.

Ventrale Brücke (Abb. 3.30)

Hier liegt die Besonderheit darin, dass der ganze Körper in die Stabilisation mit einbezogen wird. Der Test wird im klinischen Alltag häufig eingesetzt.

- *Aktion:* Selektive Fall verhindernde Aktivierung der ventralen globalen Stabilisatoren ohne Substitution der Mobilisatoren.

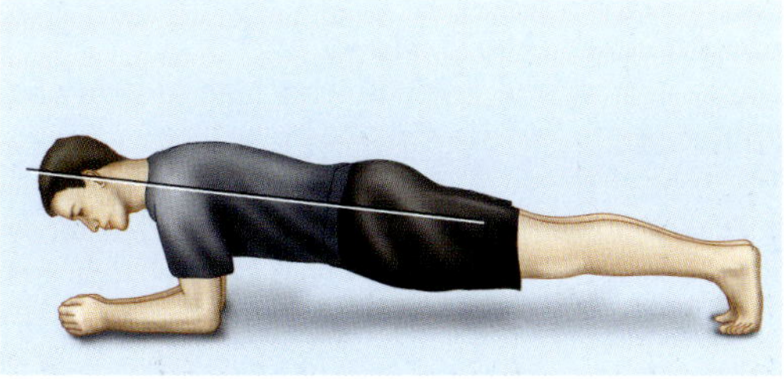

Abb. 3.30 Ventrale Brücke.

- *Ausgangsstellung:*
- Bauchlage;
- Unterarmstütz in Höhe des Brustkorbs;
- Die Fußspitzen haben Bodenkontakt.
- *Lernprozess:*
- Der Patient muss vor dem Test verstehen, dass er den gesamten Körper vom Boden abheben soll.
- Am besten vollzieht er die Bewegung probeweise nach.
- *Instruktionen des Patienten:*
- „Heben Sie Becken und Brustkorb gleichzeitig etwas von der Unterlage ab, bleiben 10 Sekunden lang in dieser Stellung und kommen dann wieder zurück!"
- „Brustkorb und Becken sollen gleich weit von der Unterlage entfernt sein!"
- *Kontrollparameter:*
- Beurteilt wird die Verankerungsqualität zwischen Rumpf und Becken.
- Im Idealfall lassen sich die Längsachsen beider Körpersegmente in einer gemeinsamen Linie einordnen.
- Die Therapeutin beobachtet von der Seite die gedachte Verbindungslinie zwischen Brustkorb und Becken.
- *Hinweis:* Soll die Ausdauer beurteilt werden, die Bewegung ca. 10- bis 15-mal wiederholen.

Der Test erfordert eine besondere Koordination zwischen den lokalen und globalen Stabilisatoren. Eine Abweichung bereits in der 1. Testphase (ohne Wiederholung) weist fast immer auf eine Schwäche der lokalen Muskeln hin. Daher muss das lokale System weiter trainiert werden.

Test der sekundären Stabilisatoren im offenen System

Zu den alltäglichen Funktionen zählt auch die Kontrolle aller Extremitätenbewegungen im offenen System. Dies erfordert eine proximale Stabilisation bei selektiver distaler Mobilität, wobei die potenziell vorhandenen Amplituden (vorwiegend der proximalen Gelenke) ausgeschöpft oder klein gehalten werden.

Abduktionstest (Abb. 3.31*a–c*)

Dieser Test wurde erstmals von Janda (1979) beschrieben.

Er hat eine hohe Reliabilität in Bezug auf die Qualität der Bewegungskontrolle des Beines am Rumpf.

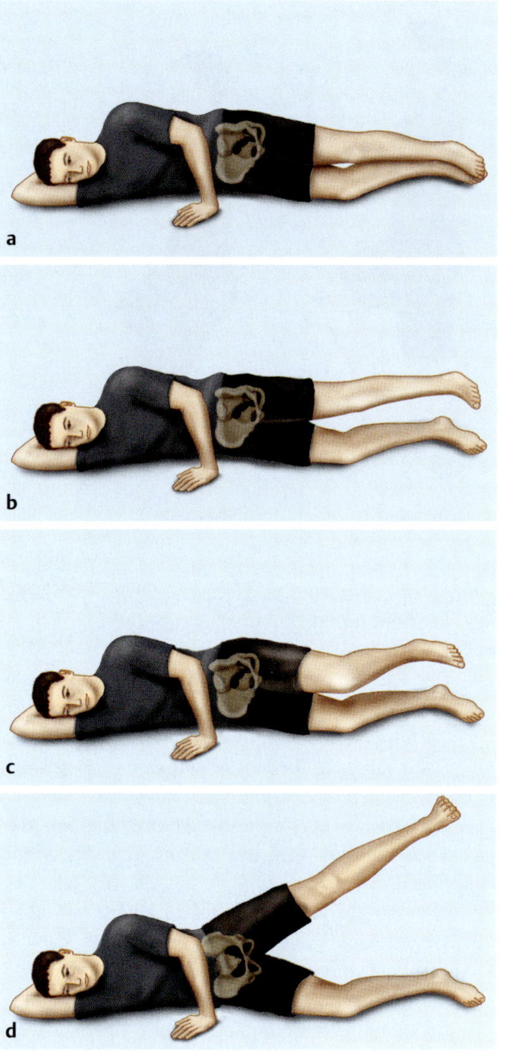

Abb. 3.31 Abduktionstest.
a Ausgangsstellung mit idealer Rumpfstabilisation.
b Endstellung. **c** Substitution der Abduktion durch Flexion: Dysfunktion der globalen Stabilisatoren. **d** Substitution der Abduktion durch Lateralflexion: Dysfunktion der globalen Stabilisatoren.

- *Aktion:*
  - Selektive Kontrolle der abduktorischen Beinbewegung.
  - Getestet werden die globalen Stabilisatoren der oben liegenden Seite, vorwiegend M. glutaeus medius, M. quadratus lumborum und M. obliquui.
- *Ausgangsstellung:*
  - Seitenlage, eventuell mit einem Kissen unter der Taille.

- Die Hand des oben liegenden Armes stützt sich vor dem Bauch auf der Unterlage ab.
- *Lernprozess:*
- Der Patient muss vor dem Test verstehen, dass nicht die Kraft, sondern die Genauigkeit gestestet wird.
- Am besten abduziert er probeweise ein paar Mal das Bein.
- *Instruktionen des Patienten:*
  - „Bewegen Sie das oben liegende Bein seitlich langsam nach oben, halten es 10 Sekunden lang und senken es langsam wieder ab!"
  - „Führen Sie die Bewegung unbedingt langsam aus!"
- *Kontrollparameter:*
  - Bein, Becken und Brustkorb.
  - Beurteilt wird, ob sich ausschließlich das Bein bewegt und der Rücken die Seitenlage verlässt sowie die Reihenfolge der Bewegung.
- Im Idealfall findet vor der Lateralflexion der LWS eine Abduktion statt.
- *Hinweis:* Zum Test der Ausdauer die Bewegung 10- bis 15-mal wiederholen.

Häufige Abweichungen als Zeichen der Dominanz der globalen Mobilisatoren sind eine abduktorisch-flexorische Bewegung im Hüftgelenk, eine verfrühte Lateralflexion der LWS und/oder eine Rotation des Beckens und/oder des Brustkorbs.

Test der globalen Mobilisatoren

Hierbei werden die Dehnfähigkeit und Dehnungsempfindlichkeit der Muskeln analysiert. Die Prüfung der Muskulatur auf Verkürzung nach dem standardisierten Verfahren (Janda 2000) beurteilt isoliert die lokale Veränderung. Je nach Körperhaltung variiert dem Prinzip der Kontinuität folgend der Anspruch an die Verlängerungsfähigkeit der Muskulatur. Daher ist es naheliegend, auch die Dehnfähigkeit des Muskels innerhalb des für den Patienten relevanten Bewegungsmusters zu untersuchen.

Findet die Hauptaktivität des Patienten im Sitzen statt, sollte in dieser Haltung die Ischiokruralmuskulatur getestet werden.

Test der Muskulatur auf Verkürzung in der Funktionsstellung im Sitz (Abb. 3.32)

Idealerweise wird bei der Untersuchung die Arbeitssituation simuliert.

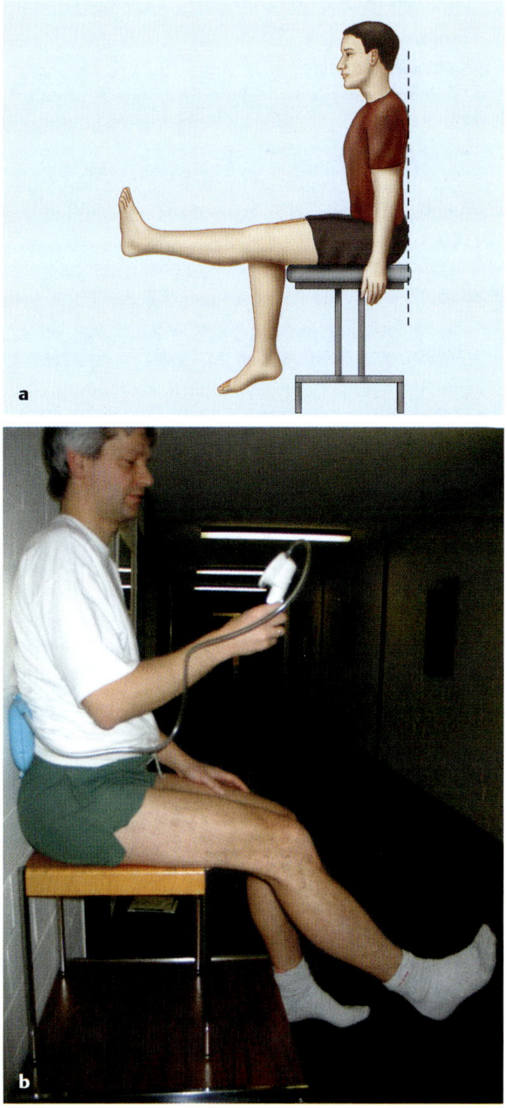

Abb. 3.32 **a** Aktiver selektiver Dehnungstest der Ischiokruralmuskulatur. **b** Selbstkontrolle.

- *Aktion:* Strecken des Unterschenkels, um die Dehnfähigkeit der Ischiokruralmuskulatur zu beurteilen.
- *Ausgangsstellung:* Sitz bei neutralen Stellung der Wirbelsäule.
- *Lernprozess:* Der Patient muss verstehen, dass untersucht wird, ob die Länge bestimmter Muskeln (hier die Ischiokruralmuskeln) eine für die Wirbelsäule schonende Haltung ermöglicht.
- *Instruktionen des Patienten:*
  - „Strecken Sie den Unterschenkel so weit wie möglich!"

- „Geben Sie bei allen möglichen Veränderungen sofort Bescheid!"
- *Kontrollparameter:*
  - Beurteilt werden die Quantität der Kniegelenkextension sowie das Verhalten des Beckens und der LWS.
  - Im Idealfall erfolgt eine volle Extension ohne weiterlaufende Bewegung des Beckens und der LWS.

Findet eine weiterlaufende Bewegung der LWS statt, sollte differenziert werden, ob es sich um eine Verkürzung der Ischiokruralmuskulatur oder um eine verminderte Festigkeit der dorsalen LWS-Strukturen handelt. Eine Sensitivität des Ischiasnervs kann zu Fehlinterpretationen führen.

Diagnostik der myofaszialen Kette

Das Konzept der strukturellen Kontinuität von Muskulatur und Faszien sowie deren Adaption an vermehrte Belastung durch Proliferation des Bindegewebes legt die Frage nahe, ob eine bestimmte Kette die vorhandene Fehlhaltung verstärkt. Im Folgenden wird beispielhaft die Länge der dorsalen myofaszialen Kette getestet.

- *Aktion:* Beurteilung des Verhaltens der dorsalen Kette bei der Verlängerung (**Abb. 3.33a–b**).
- *Ausgangstellung:* Langsitz.
- *Lernprozess:*
  - Der Patient muss verstehen, dass die Muskeln ohne Unterbrechung vom Kopf bis zum Fuß miteinander verbunden sind.
  - Der Test findet heraus, an welchen Stellen diese Kette nachgibt. Ein Seil kann bei der Visualisierung der Vorstellung hilfreich sein.
- *Instruktionen des Patienten:*
  - „Versuchen Sie, Ihre Füße mit den Händen zu berühren!"
  - „Geben Sie bei allen möglichen Veränderungen sofort Bescheid!"
- *Kontrollparameter:*
  - Beurteilt wird das Verhalten der Beine, des Beckens und der Wirbelsäule in Bezug auf hypo- und hypermobile Strukturen.
  - Im Idealfall erfolgt eine harmonische bogenförmige Entfaltung der Wirbelsäule. Dabei bleiben die Knie gestreckt und die Oberschenkel sind hinsichtlich der Rotation in den Hüftgelenken neutral.
- *Hinweise:*
  - Das Ergebnis mit den Haltungsabweichungen vergleichen: Bei fixierter Haltung des Hohlrundrückens treten eine Hypomobilität der LWS und eine Hypermobilität der BWS auf.

Klinische Relevanz: Sollen die LWS-Extensoren gedehnt werden, muss das Verhalten der gesamten Kette berücksichtigt werden. Dabei ist unbedingt darauf zu achten, dass während der Dehnung die Priorität auf einer aktiven Fixation der BWS liegt.

Adaptierte Muskelfunktionsprüfung

Ergibt die Interpretation der Haltung in Bezug auf die Muskellänge die Hypothese einer Verlängerung, so ist der Muskel in seiner maximalen Annäherung auf Kraft zu testen.

Adaptierter Test des M. psoas

- *Aktion:* Nachdem das Bein des Patienten passiv in die Flexion (über 90°) gebracht wurde, soll er diese Haltung 15 Sekunden lang aktiv beibehalten.
- *Ausgangsstellung:* Sitz bei neutraler Stellung der Wirbelsäule.

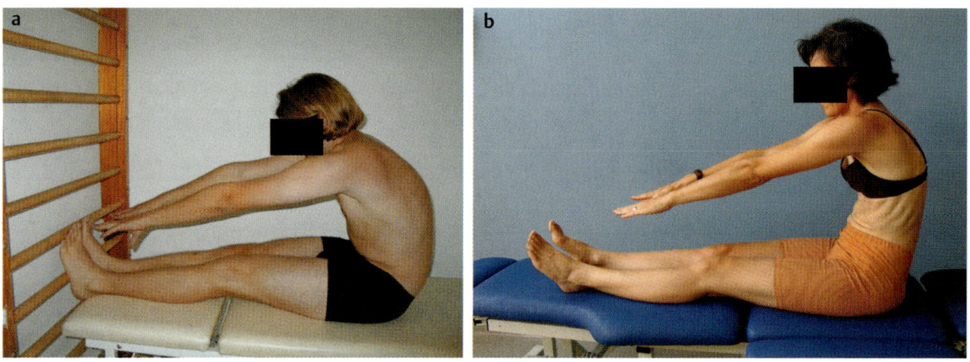

Abb. 3.33 Diagnostik der myofaszialen Kette im Langsitz. Der Weg des geringsten Widerstandes liegt bei **a** im Bereich der LWS und unteren BWS, bei **b** nur im Bereich der unteren BWS.

- *Lernprozess:* Der Patient muss verstehen, dass der Muskel in einer Annäherung auf Kraft getestet wird. Dazu soll er die zuerst passiv eingestellte Flexion aktiv 10–15 Sekunden lang halten.
- *Instruktionen des Patienten:*
  - „Wenn ich loslasse, halten Sie das Bein in dieser Stellung!"
  - „Halten Sie dabei den Rumpf möglichst ruhig!"
- *Kontrollparameter:*
  - Es wird beurteilt, ob die Stellung gehalten wird und dabei der Rücken ruhig bleibt.
  - Der Muskel soll in der Lage sein, das Beingewicht in der gegebenen Zeit zu halten.

Kann der Patient die Stellung aktiv halten, gibt die Therapeutin als Steigerung einen leichten Widerstand.

Sensomotorische Kontrolle

Bei der sensomotorischen Kontrolle handelt es sich um die unwillkürliche efferente Reaktion auf ein afferentes Signal in Form einer Gelenkstabilisation. Bezogen auf die Muskulatur stammen die Signale von den Muskelspindeln. Diese sensorische Schleife im Bewegungsverhalten verhindert durch antizipatorische (Feed-forward) Vorprogrammierung der Muskulatur Traumen (siehe Kap. 3.3.3).

Die Funktion und/oder Dysfunktion des muskuloskeletalen Systems lässt sich nicht von den neuralen modulierenden Mechanismen trennen. Häufig löst ein peripheres Trauma adaptive Mechanismen im ZNS aus (und umgekehrt), die sich durch eine veränderte Bewegungsprogrammierung äußern. Verschiedene Studien liefern ein Erklärungsmodell für die Zusammenhänge zwischen artikulären Läsionen und den daraus resultierenden unkoordinierten Muskelfunktionen.

Ausfallschritt (Abb. 3.34)

Der Ausfallschritt ist aufgrund seines häufigen Gebrauchs in der Alltagsmotorik als funktionelle Bewegung einzustufen.

- *Aktion:* Der Ausfallschritt führt zu einer gewissen Trägheit und plötzlichen Belastung. Dabei wird besonders die Reaktionsbereitschaft der Stabilisatoren angesprochen.
- *Ausgangsstellung:*
  - Aufrechter Stand.
  - Die Füße des Patienten stehen hüftbreit auseinander auf der Mitte eines auf dem Boden eingezeichneten Kreuzes.

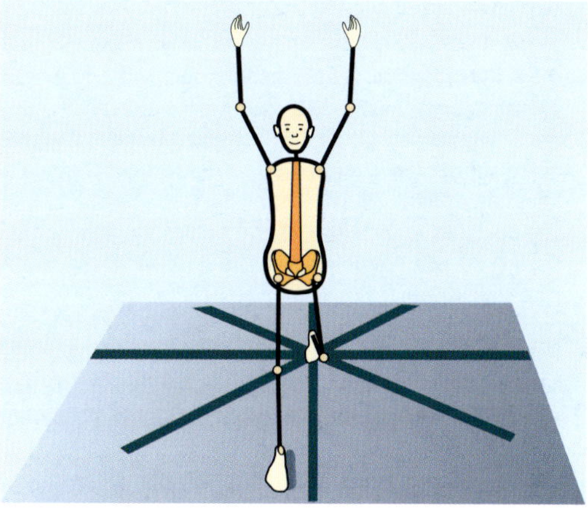

Abb. 3.34 Ausfallschritt.

- *Lernprozess:*
  - Der Patient muss verstehen, dass der Test die unwillkürliche Spannung der Muskeln erfordert.
  - Nach der Aufforderung soll er einen Ausfallschritt nach vorne machen, wobei der Fuß auf einer vorgezeichneten Linie landen soll.
- *Instruktionen des Patienten:*
  - „Machen Sie auf mein Zeichen einen Ausfallschritt nach vorne!"
  - „Versuchen Sie, mit dem Fuß auf der vorgegebenen Linie zu landen!"
- *Kontrollparameter:*
  - Der Rumpf soll in der neutralen Stellung bleiben.
  - Dabei soll das vordere Bein axial belastet werden und das Becken die horizontale Stellung beibehalten.

Zusammenfassung

- In die Untersuchung von Haltung und myofaszialer Dysbalance muss die Interaktion vieler Komponenten des Bewegungssystems einbezogen werden.
- Bei der dargestellten Analyse der Komponenten *Haltung* und *Muskulatur* erleichtern wiederkehrende Beobachtungsparameter und ein systematisches Herangehen das Erkennen der Abweichung.
- Für eine korrekte Diagnostik sowie die daraus folgende Planung und Durchführung der individuell auf den Patienten abgestimmten therapeutischen Interventionen sind Kenntnisse der muskulären Reaktionen und deren auf die Funktion bezogene Klassifikation unabdingbare Voraussetzung.

Literatur

Bacha S. Klassifikation der Muskelfunktion. Teil 1. Manuelle Therapie. 2003;7 : 157–167.

Bacha S. Muskelsysteme. Teil 2: Von der Muskeldysbalance zur myofaszialen Dysfunktion – Assessment. Manuelle Therapie. 2004;8 : 28–38.

Basset CL. Effect of force on skeletal tissues. In: Downey RC, Darling RC, eds. Physiological basis of rehabilitative medicine. Philadelphia: WB Saunders; 1971.

Bergmark A. Stability of the lumbar spine. A study in mechanical engineering. Acta ortho Scan. 1989;60 : 20–24.

Bogduk N. Klinische Anatomie von Lendenwirbelsäule und Sakrum. Rehabilitation und Prävention, Bd. 57. Berlin: Springer; 2000.

Brumagne S, Cordo P, Verschueren S, Swinnen S. The role of paraspinal muscle spindles in lumbosacral position sense in individuals with without low back pain. Spine. 2000; 25 : 989–994.

Enneking WF, Harrigton P. Pathologic changes in scoliosis. J Bone Joint Surg (Am).1969;51 : 165.

Hamilton CF, Richardson CA. Towards the development of a clinical test of local muscle dysfunction in the lumbar spine. Brisbaine: The National Congress of the Australian Physiotherapy Association, Australian Physiotherapy Association; 1996.

Hamilton C. Stabilisierendes System. In: Klein-Vogelbach S, et al. Funktionelle Bewegungslehre. Bewegung lehren und lernen. 5. Aufl. Berlin: Springer; 2000.

Hamilton C. Funktionen der Muskulatur. In: Valerius KP, et al. Das Muskelbuch. Stuttgart: Hippokrates; 2002.

Hodges PW, Richardson CA. Inefficient muscular stabilisation of the lumbar spine associated with low back pain. A motor control evaluation of transversus abdominis. Spine. 1997;22 : 2640–2650.

Hoepke K. Das Muskelspiel des Menschen. 5. Aufl. Stuttgart: G. Fischer; 1961.

Janda V. Muskelfunktionsdiagnostik. Leuven: Acco; 1979.

Kendall FP, et al. Muscles: testing and function. Baltimore: Williams & Wilkins; 1993.

Klein-Vogelbach S, et al. Funktionelle Bewegungslehre. Bewegung lehren und lernen. 5. Aufl. Berlin: Springer; 2000.

Lephart SM, Fu FH, eds. Proprioception and neuromuscular control in joint stability. Champaign: Human Kinetics; 2000.

Meyers TW. Anatomy Trains. Myofasziale Leitbahnen für Manual- und Bewegungstherapeuten. 2. Aufl. München: Urban & Fischer; 2010.

Nashner LM. Sensory neuromuscular and biomechanical contributions to human balance. In: Balance: Proceedings of the American Physical Therapy Association Forum. Nashville: American Physical Therapy Association; 1989;

Nordin CC, Levangie PK. Joint structure and function: A comprehensive analysis. 2nd ed. Philadelphia: Davis; 1992.

Panjabi M. The stabilizing system of the spine. Part II: Neutral zone and stability hypothesis. Journal of Spinal Disorders; 1992;4 : 390–397.

Posture Committee of the American Academy of Orthopaedic Surgeons. Posture and its relationship to orthopaedic disabilities: A report of the Posture Committee of the American Academy of Orthopaedic Surgeons. Evanston, IL: American Academy of Orthopaedic Surgeons; 1947.

Richardson CA, Jull C, et al. Therapeutic Exercise for Spinal Stabilisation in Low back Pain – Scientific Basis and Clinical Approach. Edinburgh: Churchill Livingstone; 1999.

Sahrmann A. Diagnosis and treatment of movement impairment syndromes. St. Louis: Mosby; 2002.

Sheth P, Yu B, Laskowski ER. Ankle disk training influences reaction times of selected muscles in a simulated ankle sprain. Am J Sports Med, 1997;25 : 538–43.

Wolff J. Das Gesetz der Transformation der Knochen. Stuttgart: Schattauer Verlag; 1991 (Reprint der Ausgabe 1892, Berlin: Hirschwald).

Die Erfordernisatmung stellt die aktuelle Atemmöglichkeit des Patienten dar

4 Untersuchen kardiopulmonaler Funktionen

Der Blutgaswert zeigt die Höhe der arteriellen O_2- und CO_2-Partialdrücke und dadurch den Effekt der Atmung

Das subjektive Anstrengungsgefühl lässt sich mit der Borg-Skala erfassen

Betablocker senken Blutdruck und Herzfrequenz!

Der Timed-up-and-go-Test ist einfach durchzuführen und beurteilt die Ausdauer des Patienten

4 Untersuchen kardiopulmonaler Funktionen

4.1 Atmung – Untersuchen des pulmonalen Systems

Petra Kirchner

4.1.1 Wissenswertes über die Atmung

Für eine krankheitsspezifische und individuelle Atemtherapie ist die vorausgehende und begleitende Untersuchung wichtig. Physiotherapeuten orientieren sich über Erfolg oder Misserfolg auch während der Behandlung durch wiederholtes Untersuchen, z. B. anhand folgender Kriterien:

- Veränderungen der Atemform/des Atemmusters;
- Äußerungen des Patienten über leichtes oder schweres Atmen;
- Hörbare Atemnebengeräusche;
- Vorhandene Zyanose.

Atemmuster (Atemformen) von Kranken können nur im Vergleich zum normalen Atemmuster bzw. mit den Normvarianten gesunder Erwachsener und Kinder beurteilt werden.

Deutliche Abweichungen vom Atemmuster eines Gesunden:

- Erhöhte Atemfrequenz in Ruhe;
- Starker inspiratorischer und exspiratorischer Atemhilfsmuskeleinsatz;
- Mehr thorakale und weniger abdominale Atembewegungen;
- Gehäuft auftretende Seufzer.

Diese Abweichungen werden von Ärzten und Physiotherapeuten vielfach als Fehlatmung bzw. falsches Atmen bezeichnet. Der Begriff ist abzulehnen, da die Patienten eine Erfordernisatmung zeigen (Ehrenberg 1983).

> *Die Erfordernisatmung stellt die aktuelle Atemmöglichkeit eines Patienten dar, d. h. ein typisches, krankheitsbedingtes oder von der Persönlichkeit des Kranken verursachtes Atemmuster.*

Erfordernisatmung bei Restriktion

Die Erfordernisatemform des Kranken mit *mittelschwerer bis schwerer restriktiver Ventilationsstörung* ist durch eine hohe Atemfrequenz (24 - 40 Atemzüge/Minute) und das Gefühl der Atemnot bei geringster körperlicher Anstrengung gekennzeichnet.

Erklärung: Zur Verringerung seiner erhöhten Atemarbeit atmet der Kranke gegen vermehrte elastische Widerstände mit kleinen Atemvolumina. Dabei nimmt der Organismus eine Zunahme der Totraumventilation in Kauf. Das bedeutet, ein großer Teil der eingeatmeten Luft nimmt nicht am Gasaustausch teil. Um eine Minderbelüftung (Hypoventilation) zu vermeiden, ist deshalb sowohl in Ruhe als auch unter Belastung ein größeres Atemminutenvolumen als bei Gesunden erforderlich. Dies kompensiert der Kranke mit einer erhöhten Atemfrequenz.

Krankheiten, die zur Restriktion führen, sind z. B.:

- Lungenfibrosen;
- Lungentumore;
- Zustand nach Lungenresektion;
- Ausgedehnte Pleuraschwarte;

> *Eine Restriktion kann irreversibel (bei den zuvor genannten Erkrankungen) oder reversibel sein (z. B. bei einer Pneumonie oder einem Pleuraerguss, der sich vollständig zurückbilden kann).*

Erfordernisatmung bei Obstruktion

Die Erfordernisatmung des Kranken mit *obstruktiver Ventilationsstörung* ist durch eine hohe Atemarbeit, d. h. starken inspiratorischen Atemhilfsmuskeleinsatz und exspiratorischen Bauchmuskeleinsatz in Ruhe und bei körperlicher Belastung gekennzeichnet. Ferner zeigen sich eine Dyspnoe, typische Atemnebengeräusche, paradoxe Bewegungen der unteren Rippen (Zwerchfell-Thoraxwand-Antagonismus) und mehr thorakale als abdominale Atembewegungen.

Erklärung: Der Kranke muss zur Überwindung der erhöhten Widerstände in den eingeengten (obstruierten) Atemwegen viel größere intraalveoläre Druckunterschiede für das Ein- und Ausströmen der Luft herstellen als der Gesunde. Dafür ist ein vermehrter Atemmuskeleinsatz erforderlich. Die Obstruktion wirkt sich exspiratorisch stärker aus als inspiratorisch. Die Lunge ist überbläht und das in Einatemstellung abgeflachte Zwerchfell wenig verschieblich, was die geringen abdominalen Atembewegungen erklärt. Durch die permanente Einatemstellung des Thorax wird die Interkostalmuskulatur hinsichtlich ihrer Kontraktibilität insuffizient.

Obstruktive Erkrankungen der Lunge

- Asthma bronchiale;
- *COPD* (chronisch-obstruktive Bronchitis und/oder obstruktives Lungenemphysem bzw. *Chronic obstructive lung disease*).

Atemmuster bei Veränderungen des Thoraxskeletts und motorischen Ausfällen der Atemmuskulatur

Atemmuster bei Veränderungen des Thoraxskeletts (z. B. schwere thorakale Skoliose) oder motorischen Ausfällen der Atemmuskulatur (z. B. N.-phrenicus-Lähmung) präsentieren asymmetrische thorakale Atembewegungen, paradoxe Atembewegungen, wie z. B. inspiratorische Einziehungen ganzer Rippenpartien, der Interkostalräume oder des Abdomens, eingeschränkte Rippenbeweglichkeit sowie in schweren Fällen alle Zeichen der restriktiven Erfordernisatemform.

Atemmuster nach operativen Eingriffen

- Flache und frequente Atemzüge;
- Fehlender oder stark abgeschwächter Hustenstoß;
- Thorakale Atembewegungen überwiegen bei Oberbaucheingriffen;
- Thorakale Atembewegungen der nichtoperierten Seite überwiegen bei Thorakotomien mit lateralem Zugang.

Ausdrucksatmung

Atemformen als Ausdruck erhöhter psychischer Spannung, verursacht durch Angst, Schmerz und psychische Erregung oder beim nervösen Atmungssyndrom werden als *Ausdrucksatmung* bezeichnet. Das Atemmuster stellt sich wie folgt dar:

- Erhöhte Atemfrequenz, die sich beim Entspannen mindern kann;
- Überwiegend thorakale Atembewegungen;
- Häufige Seufzer;
- Gefühl, nicht durchatmen zu können;
- Nachschleppen einer Seite bei Schmerzen.

Kombinierte Form

Die Atemmuster können auch in kombinierter Form vorliegen. Für die Auswahl der Behandlungstechniken und die Beurteilung der Erfolgsaussichten ist die Unterscheidung zwischen den von der *Pathophysiologie* und den von der *Psyche* verursachten Atemformen wesentlich. Daher ist die systematische Untersuchung ein wichtiger Teil der physiotherapeutischen Atemtherapie.

4.1.2 Präformiertes Untersuchungsschema

Im nachfolgend aufgeführten Untersuchungsbogen für den erwachsenen Patienten als *präformiertes Schema* werden die zutreffenden Aussagen unterstrichen oder markiert bzw. selbst eingetragen. Die Untersuchung ist sehr ausführlich angelegt und je nach Klinik (Akut- und Rehabilitationskliniken) sowie physiotherapeutischer Praxis modifizierbar. Wie viel und was letztendlich untersucht wird, hängt auch vom Kenntnisstand des Lesers ab.

Als Vorbedingung ist bei der Untersuchung der Atmung – wie auch bei der Untersuchung anderer Systeme – Folgendes dringend zu beachten:

> *Nicht nur beim Erstkontakt, sondern auch bei weiteren Behandlungen setzen sich Physiotherapeuten – wenn möglich – zu Beginn der Therapie neben das Bett oder die Behandlungsbank oder auf einen Stuhl dem Patienten gegenüber. So erfolgt die Anamneseerhebung bzw. eine Bestandsaufnahme der aktuellen Situation (z. B. Veränderung im Beschwerdebild). Eine zu schnelle, hektische Vorgehensweise stört die Atmung in erheblichem Maße.*

Erfassen des Atembefunds mit einem präformierten Untersuchungsschema

Patientendaten

- Name:
- Alter:
- Diagnose(n):
- Operativer Eingriff:
- Abteilung/Station/Zimmer/Ambulanz:
- Physiotherapeut/in:
- Datum der Untersuchung und der Re-Befund(e):

Informationen zur aktuellen Situation

Relevante Nebendiagnosen/-befunde

(Eigene Notizen nach Angabe des Patienten oder aus Krankenblatt)

Besonders wichtig ist die Kenntnis, ob Cor pulmonale und/oder Osteoporose vorliegen.

Derzeitige oder frühere Berufsausübung

(Eigene Notizen nach Angabe des Patienten oder aus Krankenblatt)

Familiäre, häusliche Situation

Allein lebend, mit Partner, mit Kindern, in Wohnung/Haus, im Heim, obdachlos

Bisherige körperliche Aktivität
Normale körperliche Aktivität im Alltag und Berufsausübung, sportliche Betätigung (Sportart nennen)
Subjektive Einschränkungen im Alltag
- Keine, deutliche, erhebliche
- beim An- und Auskleiden, persönliche Hygiene, Führen des Haushalts, Treppensteigen, Einkaufen, bei der Berufsausübung

Erlaubte körperliche Aktivität nach ärztlicher Vorgabe
- Strenge Bettruhe
- Aufgelockerte Bettruhe (Sitz an der Bettkante, Stuhl, Gehen im Zimmer, Gehen im Flur)
- Aufgehobene Bettruhe (Treppensteigen, Aufenthalt im Klinikgelände, Teilnahme an klinikinterner Gruppengymnastik)
- Alles erlaubt

Sauerstoffpflichtigkeit/Beatmung
- ....O_2l /Min in Ruhe, während Belastung/Therapie
- O_2-Langzeittherapie
- Beatmung: kontrolliert, assistiv, entwöhnt am:...

Hilfsmittel
- Gehhilfen:
  - Rollstuhl
  - Orthesen/Prothesen
- Kompressionsverbände
- Einsatz atemtherapeutischer Geräte/Hilfsmittel: PEP-Systeme, Flutter, RC-Cornet, Acapella, SMI-Atemtrainer, IPPB, Threshold, Inhalator.

Maßnahmen kontaktierender Berufsgruppen des therapeutischen Teams
Sporttherapeuten, Masseure, Logopäden, Ergotherapeuten, Psychologen, Sozialarbeiter, Pflegekräfte
Grobdokumentation der ärztlichen Befunde (aus dem Krankenblatt oder Arztbericht)
Ergebnisse aus:
- Auskultation
- Perkussion
- Röntgenthorax
- Lungenfunktion
- Blutgasanalyse
- Spiroergometrie
- Allergietest
- Labor
- Sonographie
- Endoskopische Untersuchungen
- Staging/Grading (Onkologie)
- Karnowsky-Index (Onkologie)
- Sonstige, wie CT/MRT, Nuklearmedizinische Untersuchungen

Ärztliche Therapie (aus dem Krankenblatt oder Arztbericht)
Medikamentöse Therapie
- Substanzgruppe für Lunge/Atemwege
  - Anfallsprophylaktika
  - Bronchodilatatoren
  - Entzündungshemmer
  - Mukolytika
  - Antibiotika
  - Spezifische Immuntherapie (Hyposensibilisierung)
- Substanzgruppe für Herz/Blutdruck
  - Nitrate
  - Betablocker
  - ACE-Hemmer
  - Diuretika
  - Andere
- Zytostasetherapie
- Sonstige (für die PT relevante) Medikamente

Operative/invasive Therapie
- Lobektomie, Pneumoektomie, Volumenreduzierung, Lungentransplantation, Bronchus-Stent, Bülau-Drainage
- Sonstige

Strahlentherapie
Apparative Therapie
- Inhalation (mit ...)
- Heimbeatmung

Rehabilitation, Asthmaschulungsprogramm, Lungensportgruppe, Umschulung vorgesehen/angemeldet

Anamnese

Krankheitsbeginn/-verlauf
(Eigene Notizen nach Angabe des Patienten oder aus Krankenblatt)
Begleiterkrankungen/Operationen
(Eigene Notizen nach Angabe des Patienten oder aus Krankenblatt)
Allergien
(Nach Angabe des Patienten oder aus Krankenblatt)
- Tierhaare
- Gräser/Blütenpollen
- Hausstaubmilben
- Nahrungsmittel
- Sonstige

Beschwerden/Selbsthilfe
Dyspnoe (**Tab. 4.1**)
- In Ruhe, bei körperlicher Belastung (Art der Belastung angeben), Orthopnoe
- Tagsüber, nachts, wechselnd
- Allmählicher Beginn oder anfallartig
- Bei Aufregung, mit Angst verbunden
- Auslöser bekannt?

Tabelle 4.1 Dyspnoe-Skala (0 = keine Atemnot, 10 = schwerste Atemnot; Zutreffendes ankreuzen)

Einschätzung	*Dyspnoe in Ruhe*	*Einschätzung*	*Dyspnoe unter Belastung (Art der Belastung angeben)*
1		1	
2		2	
3		3	
4		4	
5		5	
6		6	
7		7	
8		8	
9		9	
10		10	

- Selbsthilfe bei Dyspnoe durch Obstruktion
  - sofortige richtige Inhalation mit Notfallmedikament, atemerleichternde Körperstellungen, dosierte Lippenbremse, gähnendes Einatmen, Packegriffe, Konzentration auf Körpervorgänge wie Atembewegungen, Entspannungsverfahren,
  - PEP-Systeme (Maske, Strohhalmstück)
  - andere
- Selbsthilfe zur Sekretelimination
  - Flutter, RC-Cornet, Acapella, modifizierte autogene Drainage
  - andere
- Selbsthilfe beim Unterdrücken unproduktiven Reizhustens
  - Ablenkung, flacher atmen, etwas trinken
  - Andere

Husten

- Seit Tagen, Wochen, Monaten, sporadisch
- Anfallartig, hustenfreie Intervalle, Hustensynkopen
- In Ruhe, bei Bewegung
- Tagsüber, nachts, beim Aufstehen (Bronchialtoilette), beim Hinlegen
- Auslöser: Rauch, kalte Luft, Staub, Lagewechsel, psychische Belastung, Medikamente
- Produktiver Husten, unproduktiver Husten, ineffektiver Hustenstoß

Sputum

- Hyperkrinie, Dyskrinie, Hämoptyse, Mukostase
- Klar, weiß, gelb-grün/purulent, blutig
- Dünnflüssig, glasig, viskös, schaumig
- Wenig, maulvolle Expektoration

Schmerzen im Brustbereich

- Atemabhängig, atemunabhängig, in Ruhe, bei körperlicher Belastung, bei bestimmten Bewegungen
- Einschießend, klar begrenzt, ausstrahlend, stechend, brennend, dumpf

Weitere Beschwerden

(Eigene Notizen nach Angabe des Patienten oder Krankenblatt)

Risikofaktoren

- Nikotinabusus, berufliche Exposition mit ...
- Koronare Herzkrankheit:
  - Genetische Disposition, Hyperlipidämie, Hypertonie, Diabetes mellitus, Adipositas, Bewegungsmangel

Häusliche Gegebenheiten

Erdgeschoß, Aufzug, Treppe

Tierhaltung, Hobbys

(Eigene Notizen nach Angabe des Patienten)

Psychische Situation/Affektlage, Verhalten/ Gesprächsbereitschaft/Entspannungsfähigkeit

- Psychische Situation: stabil, instabil, wechselnd
- Affektlage/Verhalten: ausgeglichen, sachlich, ruhig, aggressiv, hektisch, depressiv, weinerlich, klagend, zögerlich, ängstlich, zynisch, sarkastisch, einsilbig, apathisch
- Gesprächsbereitschaft: offen, mitteilsam, zurückhaltend
- Entspannungsfähigkeit: möglich, gut, erschwert, unmöglich

Motivation, Compliance, Therapieeinsicht

- Motivation: hoch, gering, wechselnd
- Compliance: gut, schlecht, wechselnd
- Therapieeinsicht: vorhanden, nicht vorhanden, intellektuelle Problematik

Allgemeine Untersuchung

Kräftezustand/Körpergröße/Ernährungszustand/ Gewicht/Konstitution

- Kräftezustand: normal, reduziert, stark reduziert/ Kachexie
- Körpergröße: normalwüchsig, großwüchsig, kleinwüchsig
- Ernährungszustand/Gewicht: normalgewichtig, übergewichtig, untergewichtig, Gewicht stark schwankend
- Konstitution: Leptosom, Athlet, Pykniker, Mischform

Bewusstseinslage

- Klar, wach, örtlich und zeitlich orientiert, reaktionsfähig, schläfrig, eingetrübt, örtlich und zeitlich nicht orientiert, lethargisch, somnolent, komatös, wechselndes Bewusstseinsniveau und Orientierung
- Durch Medikamente verändert

Gesicht/Gesichtsausdruck

- Entspannt, aufmerksam, angespannt, abwesend, schmerzverzerrt, amimisch
- Durch Medikamente verändert, z. B. Morbus Cushing

Allgemeine Hautfarbe und Hautbeschaffenheit, Zyanose und weitere optische Auffälligkeiten

Allgemeine Hautfarbe/Hauttyp

Normal, blass, marmoriert, südländisch, dunkel, farbig

Hautbeschaffenheit

Normal, trocken, exsikkiert, feucht, warm, kühl, schuppig, seidenpapierartig, Ulzera, „Kortisonhaut“

Zyanose

- Akute Zyanose: Lippen, Nasenspitze, Ohrläppchen, Nagelbett
- Chronische Zyanose: blaurotes Gesicht, Zunge

Weitere optische Auffälligkeiten

- Uhrglasnägel, Trommelschlegelfinger
- Emphysemtypen: Pink puffer, Blue bloater
- Emphysemkissen
- Verkürzter Abstand Kehlkopf/Sternum
- Halsvenenstauung
- Vermehrte Venenzeichnung Beine/Arme, Varikosis
- Haut-, Mediastinalemphysem
- Sonstige

Ödeme/Ergüsse

- Beine: Knöchel, Unterschenkel, Oberschenkel: einseitig, beidseitig, eindrückbar
- Bauch: Aszites
- Lunge: Lungenödem, Pleuraerguss

Körpertemperatur

hypotherm, normal, subfebril, hochfebril

Individuelle Bewegungsabläufe und -übergänge

Harmonisch, koordiniert, flüssig, unkoordiniert, angestrengt

Atemmuster

Atemfrequenz

Ruhefrequenz:...... Belastungsfrequenz:......... (Art der Belastung angeben)

Atemweg

In Ruhe, bei Belastung (Art der Belastung angeben)

- Einatmung durch Nase, Mund
- Ausatmung durch Mund, Nase
- Ausatmen mit „geschürzten Lippen“
- Einatmen mit „Nasenflügeln“
- Atmen mit Tracheostoma nach Tracheotomie

Atembewegungen (sind möglich und/oder überwiegen)

In Ruhe, bei Belastung (Art der Belastung angeben), mit Angabe der ASTE

- Thorakal nach ventral/sternal, kranial, lateral, dorsal
- Abdominal nach ventral, lateral, lumbodorsal, kaudal
- Seitengleich
- Asymmetrisch/Nachschleppen der Rippen
- Paradoxe Atmung: Zwerchfell-Thoraxwand-Antagonismus (Hoover´sches Zeichen)

Atemrhythmus

Normal, verlängerte Ausatmung, fehlende endexspiratorische Pause, häufige Seufzer, Schluckauf, Wechsel von flachen und tiefen Atemzügen

Atemmuskulatur:

Inspiratorische und exspiratorische Kraftbeurteilung: eigene Notizen (z. B.: möglich, schwierig, unmöglich, vorhanden, nicht vorhanden)

mehrere tiefe Atemzüge	
rasche, flache Atmung	
paradoxe Atembewegung: respiratorische Alternans	
Schnüffeln, schnuppern, Nasenstenose	
tiefe Atemzüge in Bauchlage	
Atmen gegen Widerstand (Therapeutenhände)	
Stimme	
Sprechen, Singen, Blasen, Pfeifen	
Hustenstoß	

Tabelle 4.2 Atemhilfsmuskeleinsatz in Ruhe und Belastung

Muskel	*Tonus rechts/links*	*Verkürzung rechts/links*
Mm. scaleni		
M. sternocleidomastoideus		
M. trapezius		
M. levator scapulae		
M. pectoralis major		
M. latissimus dorsi		
Bauchmuskulatur		
Sonstige		

- Gesamtbeutteilung: Inspirationskraft/Exspirationskraft: Normal kräftig, abgeschwächt, stark reduziert
- Ergebnis der Untersuchung der Atemmuskelkraft im Lungenfunktionslabor: ....

Atemhilfsmuskeleinsatz in Ruhe und Belastung (Art der Belastung angeben; **Tab. 4.2**)

Rippenstellung

Verlauf schräg, horizontal, weite Interkostalräume

Stimme, Sprechweise, Sprache

- Stimme: unauffällig, heiser, leise
- Sprechweise: unauffällig, atonal, verwaschen, kurz, abgehackt, gepresst, monoton, überschlagend-hektisch
- Mit Räuspern
- Durch Husten unterbrochen
- Weitere Auffälligkeiten: Wortfindungsstörungen
- Sprachverständnis reduziert durch ...

Atemgeräusche

- Inspiratorischer und exspiratorischer Stridor, Rasseln (ohne Stethoskop hörbar)
- Ergebnisse der eigenen Auskulatation:

Atemgeruch

- Kein Atemgeruch
- Atem nach Eiter, nach Azeton, nach Harn riechend

Körperstellung

Bevorzugte Ausgangs- und Körperstellung des Patienten

Flache Rückenlage, leicht erhöhtes Kopfteil, Seitenlage, Beach-chair-Position, Sitz

Atemerleichternde Körperstellungen bei Obstruktion/Atemnot

- Kutschersitz, modifizierter Kutschersitz, Sitz an Tisch/Behandlungsbank mit abgelegten Armen, Sitz mit freiem Bauch und nach hinten abgestützten Armen, Piloten- bzw. Paschasitz, Torwarthaltung, Stand mit abgestützten Armen auf Tisch, Stand mit abgestützten Armen auf den Beckenknochen, Stand mit abgelegten Unterarmen am Geländer
- Weitere

Herzbettlagerung

Nicht erlaubte und unangenehme Ausgangsstellungen

Flache Rückenlage, linke Seitenlage, Bauchlage, Kopftieflage

Gewebespannung Oberkörper

Muskulatur (allgemein)

- Hypoton, normoton, hyperton
- Atrophiert

Bindegewebe

Generalisierte Spannung normoton unterspannt, überspannt

Lungen- und Bronchialzonen, Einzeichnen in ein Körperschema (**Abb. 4.1a,b**):

+ = angedeutet

++ = deutlich

+++ = sehr deutlich

stumme Zone = wird durch Einkreisen gekennzeichnet

Narben

Art, Lokalisation

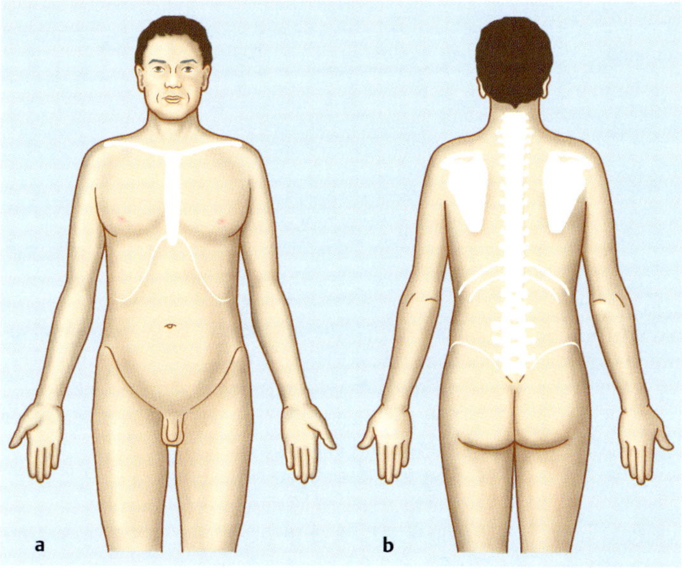

Abb. 4.1 Körperschema zum Einzeichnen von Lungen- und Bronchialzonen.
a Ventral.
b Dorsal.

Bewegungssystem

Haltung
Aufrecht, zusammengesunken, wechselnd, Ausdruck der psychischen Situation
Thoraxform und -beweglichkeit
Oberkörperform
Unauffällig, fassförmig, vergrößerter Sagittaldurchmesser, Kyphose, Skoliose, osteoporotisch veränderter Oberkörper
Beweglichkeit BWS und Rippen

Thoraxumfangmaße (Atemmaße; **Tab. 4.4**)
Beweglichkeit, Kraft, Dehnfähigkeit, Spannungserhöhung
(Für die Beurteilung der peripheren Muskelkraft ggf. einen orthopädischen Befundbogen verwenden)
- Extremitätengelenke und Muskulatur (Memo M. iliopsoas)
- Wirbelsäule, Rumpfmuskulatur (Memo M. quadratus lumborum und M. rektus abdominis)
- Beckenbodenmuskulatur

Tabelle 4.3 Beweglichkeit von BWS und Rippen

BWS aktiv und passiv	***Bemerkungen***
Flexion	
Extension	
Lateralflexion	
Rotation	
Rippen und Rippenwirbelgelenke	
1. Rippe	
2.–6. Rippe	
7. u. 12. Rippe	
Kostotransversalgelenke	
Kostovertebralgelenke	

Tabelle 4.4 Thoraxumfangmaße

Messstelle	*Maximale Einatmung*	*Maximale Ausatmung*	*Differenz*
Achsel			
Sternumspitze			
5 cm unterhalb Sternumspitze			
Bauchnabel			

Weitere Auffälligkeiten des Bewegungssystems und der Bewegungskontrolle, z. B. koordinative Fähigkeiten

Kardiopulmonale Leistungsfähigkeit und Belastbarkeit

Herz- /Pulsrequenz
In Ruhe.............. , unter Belastung............. (Art der Belastung angeben), Regeneration (nach 3 Minuten) ....
Rhythmisch, arhythmisch
Blutdruck
RR in Ruhe............ und auf ärztliche Anweisung auch unter Belastung............. (Art der Belastung angeben)
Pulsoxymetrie
In Ruhe..................., unter Belastung................... (Art der Belastung angeben)

Mögliche physiotherapeutische Belastungsuntersuchungen (Tab. 4.5)

- Nicht möglich wegen Schwere der Erkrankung
- Gehen auf Ebene ohne Tempovorgabe (Angabe der Flurlänge und Zeit)
- Gehen auf Ebene mit einem Tempo von 60, 80, 100, 120 Schritten pro Minute mit Zeitangabe
- Treppensteigen ohne Tempovorgabe (Anzahl der Stufen und Zeit)
- Treppensteigen 1 Stufe in 1 Sekunde
- 6-Minuten-Gehtest (gesonderte Dokumentation nötig!)
- Sonstige:

Ziele

- Erwartungen des Patienten an die physiotherapeutische Behandlung
- Behandlungsziel(e) der Physiotherapeutin

Tabelle 4.5 Dokumentation für Gehen in der Ebene und Treppensteigen (AF = Atemfrequenz)

Art der Belastung	*AF*	*Puls*	*RR (auf Anweisung)*	*Atemnot (Zahl aus Skala)*	*Anstrengung (Zahl aus Borg-Skala)*	*Blässe (B) Röte (R)*	*Schwitzen + ++ +++*	*Veränderung im Bewegungsablauf*	*Veränderung in Verhalten und Sprache*	*Abbruch*
Vor der Belastung										
Direkt nach der Belastung										
3–5 Minuten nach der Belastung										

4.1.3 Einzelne Untersuchungsschritte

Information zur aktuellen Situation

Die Frage nach dem derzeit oder früher ausgeübten Beruf im Rahmen der Sozialanamnese ist vor allem für den Arzt von Bedeutung, da viele Berufskrankheiten Lungenerkrankungen sind, die sich teilweise limitierend auf die Berufsausübung auswirken. Für die Physiotherapeuten ist dennoch der Aspekt des eventuell veränderten Verhaltens bei der beruflichen Tätigkeit (Heben und Tragen unter Einsatz der Lippenbremse, Auswirkung auf die Psyche, z. B. bei Frühberentung oder Berufsunfähigkeit sowie mögliche Allergien) interessant.

Die Kenntnis relevanter Nebenbefunde ist von entscheidender Bedeutung für die Behandlung!

Beispiele:

- Bei einer starken Osteoporose dürfen keine endgradig und kombiniert ausgeführten Wirbelsäulenbewegungen geübt werden und jegliche Erschütterung und Kompression auf den Thorax haben zu unterbleiben.
- Eine schwere Herzinsuffizienz schränkt die Belastbarkeit des Patienten ein.

Ärztliche Untersuchungen

Physiotherapeuten müssen die wichtigsten und geläufigsten ärztlichen Untersuchungen kennen und deren Ergebnisse in ihren Behandlungen berücksichtigen können.

Messen der Lungenfunktion

Die Messung der Lungenfunktion dient dem Arzt nicht nur zur Diagnosenstellung. Sie ist darüber hinaus geeignet, die Wirkung der Behandlung und den Verlauf der Krankheit zu beurteilen. Physiotherapeuten sollten in der Lage sein, die Messgrößen zu verstehen, die im Lungenfunktionslabor ermittelt werden, um den Patienten in seiner aktuellen respiratorischen Situation angemessen behandeln zu können (**Abb. 4.2**).

Messen der statischen Lungenvolumina

- *Atemzugvolumen* (AZV) oder Atemvolumen (AV): Pro Atemzug ein- bzw. ausgeatmetes Volumen.
  - *Atemmittellage:* Lage des Atemzugvolumens innerhalb der totalen Lungenkapazität während der Normalatmung. Sie ist in Richtung Inspiration und Exspiration verschiebbar.
  - *Atemruhelage:* Normale Ausatemstellung, in der Gleichgewicht zwischen dem elastischen Zug der Lunge nach innen und dem elastischen Zug des Thorax nach außen herrscht.
- *Inspiratorisches Reservevolumen:* Nach einer normalen Inspiration noch zusätzlich einatembares Luftvolumen.
- *Exspiratorisches Reservevolumen* (ERV): Volumen, das nach einer normalen Exspiration von der Atemruhelage aus noch zusätzlich ausgeatmet werden kann.
- *Residualvolumen* (RV): Nach einer maximalen Exspiration noch in der Lunge befindliches Luftvolumen.
- *Inspirationskapazität* (IC): Nach normaler Ausatmung einatembares Luftvolumen.

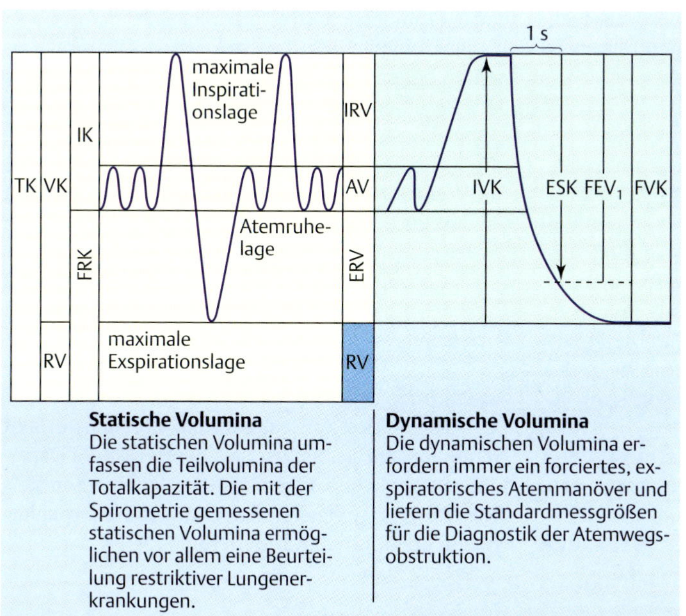

Abb. 4.2 Lungenvolumina

- *Funktionelle Residualkapazität* (FRK): Bei Atemruhelage nach einer normalen Ausatmung noch in der Lunge befindliches Luftvolumen.
- *Totalkapazität* (TC): Nach einer maximalen Inspiration in der Lunge befindliches Luftvolumen.
- *Vitalkapazität* (VK): Nach maximaler Inspiration mit stärkster Anstrengung ausatembares Luftvolumen.

Von den dynamischen Volumina ist die Kenntnis des forcierten Exspirationsvolumens in einer Sekunde (FEV 1, Tiffeneau-Test) wichtig. Dabei handelt es sich um das Luftvolumen, das nach maximaler Inspiration bei einer forcierten Exspiration in der 1. Sekunde ausgeatmet werden kann.

Peak-flow

Der Peak-flow ist die maximale exspiratorische Atemstromstärke, die bei einer forcierten Exspiration nach maximaler Inspiration erreicht wird. Er ist ein grobes Maß für die Obstruktion vorwiegend der großen Atemwege. Der Normalwert hängt von Geschlecht, Alter und Größe ab und wird Tabellen entnommen, die den Geräten beiliegen.

Die Messung ist vor allem beim Asthmatiker sinnvoll, um den Grad der Obstruktion zu erkennen. Beim COPD-Patienten kann der Abfall des Wertes auf eine beginnende Infektexazerbation hinweisen.

Anhand des mit einem *Peak-flow-Meter* gemessenen Spitzenflusses lässt sich eine Obstruktion bzw. deren Verschlechterung erkennen. Die ermittelten und in einem Tagebuch protokollierten Werte ermöglichen eine Dosisanpassung der Medikamente. Dieses wichtige „Frühwarnsystem" wird in Patientenschulungen gelernt, in denen auch Physiotherapeuten mitarbeiten.

Spirometrie

Die Lungenfunktion ermöglicht eine Objektivierung von charakteristischen Befunden und ist jederzeit reproduzierbar. Die klassische Spirometrie erlaubt die direkte Erfassung geatmeter Volumina, allerdings abhängig von der Patientenmitarbeit. Diese Apparate sind besonders preiswert und gehören als einfachste Methode der Lungenfunktionsprüfung in die Praxis des niedergelassenen Arztes.

Bodyplethysmographie

Die Bodyplethysmographie (Ganzkörperplethysmographie) bestimmt u. a. mit großer Sensitivität den Atemwegswiderstand und das intrathorakale Gasvolumen in einer mitarbeitsunabhängigen Weise. Gegenwärtig ist sie die umfassendste Methode zur Erfassung der Lungenfunktion.

Bronchospasmolysetest

Der Test prüft, ob eine vorhandene Bronchialobstruktion in erster Linie auf einer Bronchokonstriktion beruht und eine Therapie mit Bronchospasmolytika erfolgreich ist.

Blutgasanalyse (BGA)/ Pulsoxymetrie

Die Blutgasanalyse ist die Messung von Sauerstoffpartialdruck, Kohlensäurepartialdruck und weiteren Parametern, wie z. B. den pH-Wert und Sauerstoffsättigung im arteriellen Blut. Der arterielle Sauerstoffwert wird anhand der arteriellen Blutgasanalyse (Blut aus direkter Arterienpunktion oder aus Ohrläppchen) ermittelt. Die O_2-Sättigung kann einfach durch eine transkutane Messung an der Fingerkuppe mittels eines Pulsoxymeters bestimmt werden.

Die BGA misst den arteriellen Sauerstoffpartialdruck, die Pulsoxymetrie die arterielle Sauerstoffsättigung.

Bei bestimmten Erkrankungen der Lunge (z. B. Mukoviszidose, Emphysem, Fibrose) kann das Atemminutenvolumen so stark abnehmen, dass die Versorgung des Körpers mit Sauerstoff nicht mehr gewährleistet ist und eine Hypoxämie entsteht. Dies lässt sich, wie zuvor beschrieben, über die Blutgasanalyse und vereinfacht durch die *Pulsoxymetrie* (unblutige Ermittlung der Sauerstoffsättigung) feststellen. Dann bekommt der Patient im Rahmen des stationären Aufenthalts Sauerstoff bzw. wird einer späteren Langzeitsauerstofftherapie zugeführt. Die Behandlungszeit mit Sauerstoff im Rahmen einer Langzeittherapie beträgt mindestens 16 Stunden täglich.

Immer wieder ist zu beobachten, dass Physiotherapeuten bei der Atemtherapie die O_2-Nasenbrille mit dem Argument entfernen, dass dadurch die Nasenatmung eingeschränkt sei. Dies ist unsinnig. Gerade bei physiotherapeutischen Behandlungen sollte der unter einer Hypoxämie leidende Patient Sauerstoff bekommen.

Im Akutkrankenhaus ist bei gefährdeten Patienten das Verlassen des Zimmers ohne Sauerstoff mit dem Arzt zu besprechen!

Auskultation

Die Auskultation (auscultatio, lat. horchen) erfasst Geräusche, die bei der Atmung, der Herz- oder Darmtätigkeit entstehen. Beim Abhören der Lunge mittels eines Stethoskops lassen sich Atemgeräusche qualitativ und quantitativ interpretieren.

Das normale Atemgeräusch ist leise und weich. Die Inspiration geht pausenlos in die Exspiration über, von der nur der Beginn hörbar ist. Das normale Atemgeräusch des Erwachsenen, das in den Bronchiolen und Alveolen entsteht, wird als *Vesikulär- oder Bläschenatmen* bezeichnet (Lungenperipherie). Bei Kindern ist das Vesikuläratmen verschärft (puriles Atmen), beim alten Menschen abgeschwächt.

Über der Trachea ist normalerweise ein Strömungsgeräusch zu hören, das sich lauter und rauer darstellt als das normale Atemgeräusch. Tritt es über der Lungenperipherie auf, handelt es sich um ein *Bronchialatmen,* das sowohl inspiratorisch als auch exspiratorisch mit einer Pause zwischen den beiden Phasen hörbar ist. Eine verbesserte Schallleitung kommt durch eine Verfestigung des Lungengewebes durch Flüssigkeit (Lungenödem) oder eine Entzündung (Pneumonie) zustande.

Sind die Bronchien in einem bestimmten Lungenabschnitt verlegt (bei Atelektase) oder ist kein belüftetes Lungengewebe mehr vorhanden (beim Pneumothorax), sind die Atemgeräusche abgeschwächt oder fehlen ganz.

Pathologische Nebengeräusche

- Trockene (kontinuierliche) Nebengeräusche (z. B. Giemen, Pfeifen und Brummen) sind Folge einer Strömungsbehinderung. Dies kommt vor, wenn – wie beim Asthma oder der COPD – Schleimfäden in den Bronchien haften und diese verengt sind. Sie treten vorwiegend in der Exspiration auf.
- Feuchte Rasselgeräusche (diskontinuierliche Nebengeräusche) entstehen grobblasig beim Durchtritt von Luft durch Flüssigkeit in den zentralen Atemwegen bei Bronchiektasie, Bronchitis und Schleimretention.
- Feinblasige Rasselgeräusche sprechen für eine Flüssigkeitsobstruktion in den peripheren Atemwegen oder Entfaltungsknistern (Lungenödem, Pneumonie, Fibrose).
- Pleurareiben wird als atemsynchrones knarrendes Geräusch wahrgenommen. Die entzündlich veränderte Pleuraoberfläche reibt aufeinander, wie bei der Pleuritis sicca.

Durchführung der Auskultation (**Abb. 4.3**):

- Stethoskop desinfizieren
- Oberkörper des Patienten entblößen – dadurch Vermeiden von Artefakten durch Kleidungsstücke und Schmuck
- Patient kurz anhusten lassen
- Patient atmet mit geöffneten Mund mehrfach tief ein und aus (Vorsicht Hyperventilationsgefahr)
- Auskultation dorsal von den Lungenspitzen bis zur Lungenbasis, ventral die Lungenspitzen. Bei geschwächten Patienten, die nur wenige tiefe Atemzüge durchführen können, wird dann die Basis favorisiert
- Jeder Punkt wird über einen kompletten Atemzyklus im Seitenvergleich abgehört

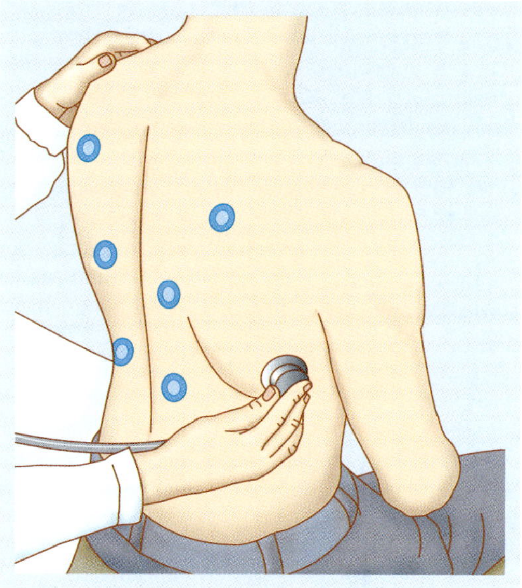

Abb. 4.3 Technik der Auskultation – dorsal/lateral

Physiotherapeuten, die ausschließlich oder vorwiegend mit Atemwegspatienten oder auf Intensivstation arbeiten, sollten selbst auskultieren, um so den Behandlungserfolg (z. B. Beseitigung einer Schleimretention) zu erfassen. Ob diese Untersuchung von Physiotherapieschülern erlernt werden sollte, ist sicher kontrovers zu diskutieren.

Perkussion

Hierbei handelt es sich um das Abklopfen des Thorax durch den Arzt bei der körperlichen Untersuchung zur Beurteilung der darunter liegenden Strukturen. Dabei kann eine Luft-Gewebe- (z. B. Herzgröße, Position des Zwerchfells) oder eine Luft-Flüssigkeits-Grenze (z. B. Infiltrate) erfasst werden. Die Eindringtiefe der Perkussion liegt bei ca. 3 cm. Ein *normaler* wird von einem *hypersonoren Schall* bei verstärkter Luftfülle (z. B. Emphysem) sowie einem *gedämpften Schall* bei verminderter Luftfülle (z. B. bei Pneumonie, Pleuraerguss) unterschieden.

Röntgenbild der Thoraxorgane

Das Röntgenbild zeigt Veränderungen beim Vorliegen einer Atelektase, eines Emphysems, eines Infiltrats, eines Pleuraergusses oder eines Pneumothorax. Daher ist es für Physiotherapeuten wichtig, diese Befunde im Krankenblatt zu berücksichtigen.

Spiroergometrie

Die Spiroergometrie beschreibt nicht nur die körperliche Leistungsfähigkeit, sondern erlaubt auch die Beurteilung der Atemeffizienz und des Trainingszustands des Patienten. Bei dieser komplexen Analyse der kardiopulmonalen Funktion wird der Patient auf einem Fahrradergometer oder Laufband definiert belastet. Neben der Blutgasanalyse unter Belastung erfolgt eine EKG-Ableitung und eine Messung des Atemzugvolumens über eine Nasen-Mund-Maske sowie der Sauerstoffaufnahme und Kohlendioxidabgabe.

Allergiediagnostik

Die Allergiediagnostik beginnt mit einer ausführlichen Befragung mittels eines Allergiefragebogens. Erst dann erfolgen Hauttestung und gegebenenfalls Blutuntersuchungen.

Hauttestungen

- *Reibe-Test* (z. B. mit Tierhaaren): Bei einer hochgradigen Allergie entwickelt sich nach einigen Minuten eine Quaddel.
- *Prick-Test:* Der gelöste Allergiestoff wird auf die Haut getropft und diese anschließend mit einer feinen Nadel angeritzt. Bei einer allergischen Reaktion bewirkt das in die Hautschicht gelangte Allergen eine örtliche Entzündung mit Hautrötung und Quaddelbildung.
- *Intrakutan-Test:* Die Allergenlösung wird direkt unter die Haut gespritzt.
- *Blutuntersuchung:* Nachweis der krankhaften Abwehrstoffe (IgE-Antikörper) im Blut.
- *Spezifische Provokationstestungen:* Die fraglichen Allergene werden direkt auf die Nasenschleimhaut gebracht oder eingeatmet.

Bronchoskopie

Diese endoskopische Untersuchung erlaubt die direkte Inspektion des Bronchialbaums mit flexiblen oder starren Instrumenten.

Diagnostisch wird die Bronchoskopie bei Tumorverdacht, Lungenfibrose, unklaren Hämoptysen und antibiotikaresistenten Pneumonien eingesetzt. Je nach Verdachtsdiagnose findet eine *Biopsie* aus der Schleimhaut, den Lymphknoten oder dem peripheren Lungengewebe statt. Bakterien, Zellen und Proteine aus den Alveolen werden mittels einer bronchoalveolären Lavage gewonnen.

Therapeutisch können mit einem Bronchoskop Fremdkörper und Sekret entfernt, eine Blutstillung vorgenommen und Tumorgewebe abgetragen werden.

Karnofsky-Index

Der Karnofsky-Index beurteilt den Allgemeinzustand des Patienten:

- 100 %: normale Aktivität, keine Beschwerden;
- 90 %: normale Aktivität, geringe Krankheitszeichen;
- 80 %: mit Anstrengung normale Aktivität;
- 70 %: keine normale Aktivität, aber Selbstversorgung möglich;
- 60 %: braucht gelegentlich Hilfe;
- 50 %: braucht erhebliche Hilfe und medizinische Pflege;
- 40 %: braucht ständig besondere Hilfe und Pflege;
- 30 %: ist stark behindert, Krankenhausaufnahme indiziert;
- 20 %: ist schwer krank, aktive unterstützende Therapie notwendig;
- 10 %: sterbend.

> *Die Kenntnis des Indexes ist Voraussetzung für eine realistische Formulierung der physiotherapeutischen Ziele.*

Grading/Staging

Bei der Arbeit auf onkologischen Stationen spielt die Kenntnis von Grading und Staging eine Rolle.

Grading

Das Gewebe wird histologisch untersucht und der Differenzierungsgrad des Tumors festgelegt (z. B. G2 = mäßig differenzierter Tumor). Neben dem Differenzierungsgrad eines Tumors wird seine Ausbreitung mit Hilfe von Sonographie, Röntgen, CT, Knochenszintigraphie beurteilt.

Staging

Das Staging findet anhand der TNM-Klassifikation statt. Diese international anerkannte Stadieneinteilung bösartiger Tumoren beurteilt nach einheitlichen Kriterien die Größe des Tumors (T), die Anzahl der befallenen Lymphknoten (N = Noduli) und vorhandene Metastasen (M).

Medikamentöse Therapie

Die Kenntnis der medikamentösen Therapie ist auch für Physiotherapeuten von großer Bedeutung. Die bei Patienten mit Lungen- und Atemwegserkrankungen verordneten Medikamente können in 2 Gruppen eingeteilt werden:

- *Controller:* Schützer, Basistherapie, die täglich auch bei Wohlbefinden angewendet werden, wie inhalative Kortikosteroide, lang wirksame Beta-2-Sympathikomimetika, Dinatriumchromoglicinat und Nedocromil sowie orale Steroide.

- *Reliever:* Helfer, die bei Bedarf zur symptomatischen Therapie von Atemwegsobstruktion und Dyspnoe eingesetzt werden, wie kurz wirksame bronchialerweiternde inhalative Medikamente, z. B. Beta-2-Sympathikomimetika und Anticholinergika.

Vorbeugend (antiallergisch) und entzündungshemmend wirkende Medikamente
Hierzu zählen Cromoglicinsäure, Dinatriumsalz und Nedocromil-Natrium. Die als Sprays verwendeten Substanzen haben eine prophylaktische Wirkung. Sie bilden einen Schutzfilm um die sensibilisierten Mastzellen und verhindern so die Ausschüttung von Entzündungssubstanzen. Diese Medikamente werden vorwiegend beim allergischen Asthma eingesetzt.

Antikörpertherapie (Anti-IgE)
Durch den Antikörper Omalizumab wird die Bindung von IgE an die Mastzelle verhindert. So wird das Ausschütten von Histamin aus der Mastzelle unterbunden. Subkutane Verabreichung bei schwerem allergischem Asthma, welches ganzjährlich besteht.

Antientzündlich wirkende Medikamente
Die wichtigsten antientzündlichen Wirkstoffe sind die *Glukokortikoide* (Kortison). Das Kortisol ist ein lebensnotwendiges, von den Nebennieren produziertes Hormon (täglich ca. 30 mg). Dabei unterliegen die Produktion und auch die Ausschüttung in die Blutbahn einem komplizierten Regelkreislauf. Es entfaltet seine Wirkungen, indem es in die Zellen des Körpers eindringt und dort den Stoffwechsel verändert. Dabei hilft es dem Körper in verschiedenen Belastungssituationen (z. B. Überwindung von Infekten oder Stresssituationen) und greift in den Stoffwechsel von Fett, Eiweiß, Zucker sowie in den Salz- und Wasserhaushalt ein.

Der Wirkstoff Kortison wird seit 1948 als Medikament eingesetzt und wirkt primär entzündungshemmend und schleimhautabschwellend. Viele Patienten reagieren immer noch mit Angst und Unsicherheit, weil die Diskussionen über Wirkungen und Nebenwirkungen oft unsachlich geführt werden. Allerdings sind die Nebenwirkungen bei oraler Langzeittherapie (je nach Zeit und Dosierung) durchaus gravierend und für die physiotherapeutische Untersuchung und Behandlung relevant. So kann es dabei zum klinischen Bild des *Cushing-Syndroms* (**Abb. 4.4**) in Verbindung mit folgenden Anzeichen kommen:

- Osteoporose;

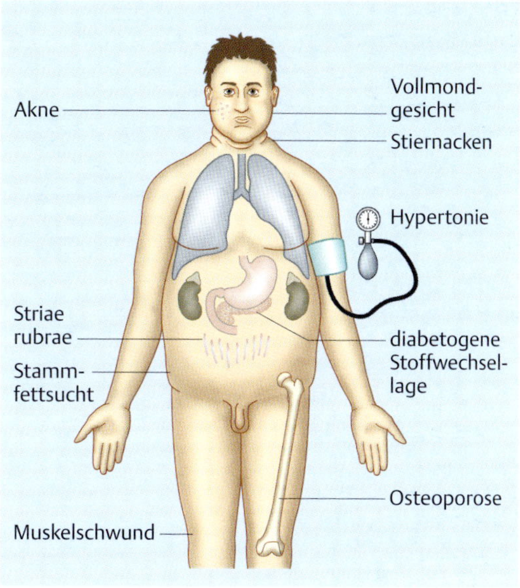

Abb. 4.4 Symptome bei Cushing-Syndrom.

- Hautveränderungen (Hautatrophie, Akne, Furunkel, Ulzera, Striae rubrae, Veränderung des Behaarungstyps);
- Gewichtszunahme durch Appetitsteigerung;
- Abnahme der Muskelkraft;
- Volles Gesicht, Stammfettsucht;
- Augenveränderungen (grauer und grüner Star);
- Hypertonie;
- Diabetes mellitus;
- Erhöhtes Thromboserisiko;
- Psychische Veränderungen (euphorisierende, selten depressive Stimmungen).

Eine Dauertherapie mit Kortikosteroiden darf niemals plötzlich und ohne Rücksprache mit dem Arzt abgebrochen werden. Da unter Langzeittherapie die körpereigene Produktion sozusagen „schläft", können schwere Störungen die Folge sein.

Eine hervorragende Möglichkeit, den „oralen" Nebenwirkungen zu entgehen, ist die inhalative Therapie, bei der Kortison direkt an den gewünschten Wirkort Lunge gebracht wird (**Abb. 4.5**). Nebenwirkungen wie Heiserkeit und Pilzbefall im Mund lassen sich durch Reinigung des Mundes und Benutzen einer Inhalationshilfe (Spacer) vermindern.

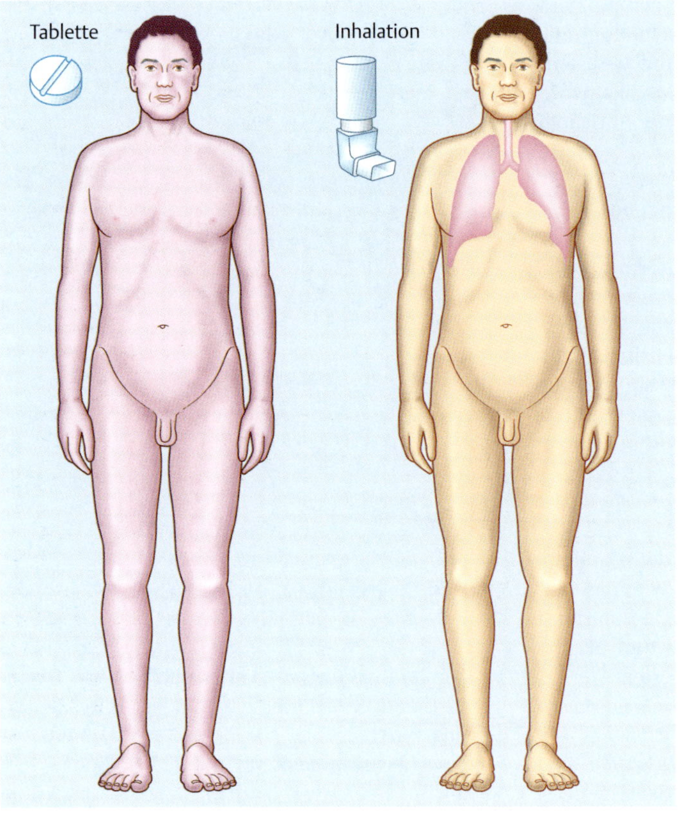

Abb. 4.5 Weg von der Einnahme zum Wirkort.

In Notfallsituationen hilft die Kortisoninhalation nicht! In diesen Fällen muss ein kurzfristig wirksames Beta-2-Sympathikomimetikum inhaliert werden!
Im Gespräch ist zu klären, ob die Patienten ihr Notfallmedikament kennen.

Leukotrienantagonisten

Eine relativ neue Substanzgruppe sind die Leukotrienantagonisten. Sie hemmen die Wirkung von Leukotrienen, einer bei Asthma beteiligten Gruppe von Mediatoren, die von Entzündungszellen freigesetzt werden. Sie sind an verschiedenen Abläufen beteiligt, wie z. B. an der Schleimproduktion, der Schleimhautschwellung und am Bronchospasmus.

Die Hemmung der Leukotriene erschwert zwar diese Prozesse, da diese aber auch über andere Mediatoren vermittelt werden, reicht die alleinige Hemmung der Leukotriene oft nicht aus. Daher werden zur Dauertherapie noch andere antientzündliche Medikamente empfohlen.

Bronchialerweiternde Medikamente

Zu den bronchialerweiternden Medikamenten gehören Betamimetika, Anticholinergika und Theophyllin. Sie lösen den Bronchospasmus, erweitern die Atemwege und verhindern somit eine Überblähung der Lunge.

Betamimetika

Diese sind mit dem körpereigenen Hormon Adrenalin verwandt, das die Atemwege erweitern kann und werden daher auch Betaadrenergika genannt. Kurz wirksame Betamimetika (Sprays) erweitern die Atemwege schnell und sind daher als Notfallmedikament bei akuter Atemnot geeignet. Dagegen werden lang wirksame Betamimetika regelmäßig und vorbeugend inhaliert.

Bei der Anwendung in Form einer Retardtablette wird der Wirkstoff verzögert über viele Stunden freigesetzt, weshalb sie nicht als Notfallmedikament geeignet ist.

Nebenwirkungen von Betamimetika, die bei der physiotherapeutischen Untersuchung und Behandlung auffallen können, sind Händezittern, Unruhe, Tachykardie, Übelkeit und Kopfschmerzen.

Anticholinergika
Sie erzielen ebenfalls einen bronchialerweiternden Effekt und vermindern zusätzlich die Schleimbildung. Die Wirkung erfolgt nicht so schnell wie bei den Betamimetika.

> *Die Nebenwirkungen dieser Wirkstoffgruppe sind gering.*

Theophyllin
Der bronchienerweiternde Effekt dieses Abkömmlings des Koffeins ist schwächer als bei den Betamimetika und Anticholinergika. Durch verschiedene andere Wirkungen auf Atmung und Herz-Kreislauf-System lässt sich eine Steigerung der körperlichen Belastbarkeit erreichen.

> *Die Nebenwirkungen sind mit dem Genuss von zu viel Kaffee vergleichbar: Übelkeit, Herzrasen, Zittern, Unruhe, Herzrhythmusstörungen und Schlafstörungen bis hin zu zerebralen Krampfanfällen.*

Schleim lösende Medikamente
Manche Patienten profitieren von Schleim lösenden Medikamenten (Expektoranzien), die zähen Schleim verflüssigen (Acetylcystein) oder die Sekretproduktion fördern (Ambroxol). Während einer Antibiotikatherapie nimmt die Zähigkeit des Bronchialschleims zu, sodass dieser eventuell nicht mehr abgehustet werden kann, und das Antibiotikum die Erreger nicht mehr genügend erreicht. Deshalb wird häufig während einer antibiotischen Behandlung auch die Gabe von Expektoranzien verordnet. Vermehrtes Trinken erleichtert das Abhusten, sofern ein Flüssigkeitsmangel besteht.

Antibiotika
Auf die Therapie mit Antibiotika oder zellzerstörenden Substanzen *(Zytostase)*, die auch zum Einsparen von Kortison verordnet werden, wird wegen deren Komplexität nicht eingegangen.

Hinsichtlich der Nebenwirkungen bei Zytostasetherapie, die für die physiotherapeutische Behandlung durchaus Relevanz besitzt, siehe physiolehrbuch Behandeln in der Physiotherapie, Kap. 4.1.

Herz-Kreislauf-Medikamente
Als – für die Physiotherapie relevante Herz-Kreislauf-Medikamente – sind die *Betablocker* zu nennen.

> *Bei der physiotherapeutischen Untersuchung und Behandlung muss beachtet werden, dass nicht nur der Blutdruck, sondern auch die Herzfrequenz gesenkt wird. Auch steigt unter Belastung die Herzfrequenz nicht adäquat an, und bei Nichtkenntnis dieser medikamentösen Therapie kann der Patient überfordert werden. Zusätzlich fördern Betablocker eine bronchiale Obstruktion, können also Asthma verschlechtern.*

Spezifische Immuntherapie (Hyposensibilisierung)

Die spezifische Immuntherapie („weniger empfindlich machen“) bei allergischem Asthma kommt zum Einsatz, wenn die Erkrankung noch nicht allzu lange (unter 5 Jahren) besteht und einen klaren Bezug zur allergischen Auslösung (z. B. Asthma unter Einwirkung von Gräserpollen) hat.

Das Grundprinzip der Hyposensibilisierung besteht in der wiederholten Applikation zunehmender Mengen des relevanten Allergens. Hierbei werden die Allergene zunächst in sehr kleinen Dosierungen, später in steigender Konzentration unter die Haut gespritzt. Die geringen Allergenmengen verursachen noch keine allergisch-asthmatischen Reaktionen, schwächen aber die Bildung der krankhaften Abwehrstoffe im Blut des Allergikers ab.

Da das Vorgehen in gewisser Weise dem einer aktiven Immunisierung (Impfung) ähnelt, wird im angelsächsischen Sprachraum heute der Begriff *spezifische Immuntherapie* vorgezogen.

Seit einiger Zeit kann die Hyposensibilisierung auch unter die Zunge gegeben werden = Sublingualtherapie.

Strahlentherapie

Trotz technischer Verbesserungen ist bei der Strahlentherapie die Beeinträchtigung von gesundem Gewebe nicht immer auszuschließen.

> *Die Physiotherapeutin muss beachten, dass es zu akuten Strahlenreaktionen der Haut in Form von Rötung, Schuppung, Pigmentveränderungen kommen kann. Die Haut der Strahleneintrittsfelder wird markiert und das Applizieren von Wärme, Kälte, Massage, Einreibungen ist dort zu unterlassen.*

Anamnese

In der Beschwerdeanamnese stehen *Dyspnoe*, *Husten* und *Angst* an der Spitze.

Dyspnoe

Dyspnoe bedeutet erschwerte Atmung mit dem subjektiven Gefühl der Atemnot. Sie reicht von der Wahrnehmung der verstärkten Atemanstrengung (z. B. bei körperlicher Belastung) bis zu einem unangenehmen Gefühl.

Atemnot wird nach pathogenetischen Ursachen (kardial, pneumologisch, zirkulatorisch, zentral) unterschieden. Der Patient ist nach Beginn, Häufigkeit, Dauer und Charakteristika der Luftnot zu fragen. Ein plötzlicher Beginn der Kurzatmigkeit kann innerhalb von Minuten oder Stunden für einen akuten Asthmaanfall, ein Lungenödem oder eine Lungenarterienembolie sprechen, während ein subakuter Beginn innerhalb Tagen, Wochen oder Monaten eher auf eine chronische Herzinsuffizienz, Anämie oder Bronchialkarzinom hinweist.

Einer sich über Jahre entwickelnden (schleichenden) Dyspnoe liegt eher ein Lungenemphysem oder pulmonale Hypertonie zugrunde.

Dyspnoe ist das wichtigste und häufigste Symptom bei Lungenerkrankungen!

Orthopnoe

Eine ausgeprägte Ruhedyspnoe, die den Patienten zur aufrechten Körperhaltung/Aufsetzen und Einsatz der Atemhilfsmuskulatur zwingt, wird als Orthopnoe bezeichnet.

Dyspnoe-Skala

Bei der Skala steht die Zahl 0 für keine, die Zahl 10 für stärkste Atemnot. Diese kann für Ruhe- und Belastungsdyspnoe gelten. Die Methode ist eine vereinfachte Form für die Akutklinik und die physiotherapeutische Praxis. Für Rehakliniken und spezielle pneumologische Einrichtungen werden differenzierte Bewertungskriterien empfohlen.

Angst

Patienten, die Angst haben oder psychisch stark angespannt sind, beschreiben ihre Atmung wie folgt:

- Gefühl, nicht genug einatmen/durchatmen zu können;
- In Ruhe schneller zu atmen;
- Gefühl, nicht genug ausatmen zu können;
- Häufig seufzen zu müssen;
- Gefühl zu ersticken.

Husten

Beim Husten handelt es sich um einen Reflex, der durch Reizung von Hustenrezeptoren im Bereich des Kehlkopfs, in der Trachea und den großen Bronchien ausgelöst wird. Nach tiefer Einatmung schließt sich die Stimmritze (Glottis), und es kommt durch Kontraktion von Thoraxwand-, Bauch- und Rückenmuskulatur zu einer intrathorakalen und intraabdominalen Druckerhöhung. Anschließend öffnet sich die Glottis plötzlich, und die Luft strömt mit großer Geschwindigkeit aus. Während einer kräftigen Hustenkaskade erreicht der Strömungsfluss fast Schallgeschwindigkeit.

Der Husten ist die effektivste Form der Sekretelimination.

Husten ist das gemeinsame Symptom aller pulmonalen und einiger extrapulmonaler Erkrankungen und eine häufige Beschwerde. Er kann zur Ausbreitung von Infektionskrankheiten beitragen.

Als Schutzmechanismus (z. B. beim Verschlucken) endet er nach 1–2 Hustenstößen. Hält er aber länger an, bedarf dies ärztlicher Abklärung, da ein gesunder Mensch nicht hustet.

Ein dauerhafter Husten ist immer pathologisch, in einigen Fällen hat ein zwanghaftes Husten allerdings eine psychisch bedingte Ursache.

Bei der Untersuchung werden Zeitpunkt des Auftretens, Häufigkeit, Auslöser/Verstärker und Charakter des Hustens erfragt. Für manche Patienten ist der Husten so selbstverständlich geworden, dass er als Symptom nicht mehr auffällt. In seltenen Fällen kommt es durch Hustenattacken zu synkopalen Anfällen oder zu Rippenfrakturen (Hustenfraktur).

Sputum

Das Vorkommen von Sputum (Auswurf: expektoriertes Bronchialsekret) kann ein Hinweis auf eine Entzündung und/oder Nikotinabusus sein.

Hyperkrinie

Unter Hyperkrinie wird eine Überproduktion von Sekret verstanden (z. B. bei Bronchitis, Mukoviszidose). Meist gestaltet sich die Angabe der Patienten hinsichtlich der Sputummenge schwierig, da sie falsch eingeschätzt oder der Schleim oft verschluckt wird. Die größten Mengen an Sputum werden von Patienten mit Mukoviszidose und Bronchiektasie (maulvolle Expektoration, bis zu 2 l) abgehustet. Das

Aussehen des Auswurfs kann auf die Erkrankung hinweisen:

Beispiele:

- Weißlich bei chronischer Irritation der Atemwege:
- Schaumig (weißlich oder rosa) beim Lungenödem;
- Gelblich oder grünlich (eitrig = purulent) bei Infektionen, wenn Leukozyten beigemengt sind oder beim Asthma mit Beimengung eosinophiler Granulozyten.

Sputum kann dünnflüssig, zäh, viskös oder glasig sein.

Dyskrinie

Dyskrinie bezeichnet den in der Konsistenz krankhaft (zähflüssig) veränderten Schleim (z. B. bei Asthma).

Hämoptyse/Hämoptoe

In Abhängigkeit von der abgehusteten Blutmenge ist das Sputum blutig gefärbt (Hämoptyse). Auch reines Blut aus der Lunge oder eine große Blutmenge aus den Atemwegen kann abgehustet werden (Hämoptoe: „Bluthusten“).

Hämoptysen sind harmlos (banale Entzündungen des Tracheobronchialsystems) oder mit ernstem Hintergrund (Bronchialkarzinom, Lungenembolie, Tuberkulose). Neben Blut finden sich auch andere Beimengungen (z. B. Gewebebröckelchen) im Sputum (z. B. beim Lungenabszess), die süßlich, fad oder puride riechen.

Mukostase

Bei Mukostase haftet der Schleim im Bronchialsystem.

Schmerzen im Brustbereich

Ein Patient kann atemabhängige oder -unabhängige Schmerzen im Brustbereich angeben. Da die Lunge nicht sensibel innerviert ist und keine Schmerzen verursacht, rühren die Schmerzen von der Pleura (z. B. Pleuritis) oder der Thoraxwand her.

Ursachen für den thorakalen Schmerz in Abhängigkeit vom klinischen Erscheinungsbild, z. B.

- Scharf, stechend, verstärkt durch Atembewegung, gut lokalisierbar (von der Pleura ausgehend);
- Dumpf, mit Enge- oder Druckgefühl verbunden, nicht genau lokalisierbar, retro- und parasternal auch mit Ausstrahlungen in den linken Arm mit 4./5. Finger, nicht atemabhängig, auslösend und zunehmend unter Belastung (Angina pectoris);
- Gut lokalisierbar, durch Thoraxbewegung verstärkt, atemabhängig, meist durch Druck von außen reproduzierbar (Schmerzen der Thoraxwand durch muskuläre Ursachen oder Rippenfrakturen);
- Gut lokalisierbar, innerhalb von Segmentgrenzen, oberflächlich, Verstärkung durch Bewegung (von der Wirbelsäule ausgehend).

Psychische Situation und Affektlage

Die psychische Situation und Affektlage des Patienten kann z. B. durch die aktuelle Diagnosenstellung, familiäre Probleme, Zukunftsängste oder Schmerzen verändert sein. Daher ist ein sensibles Vorgehen seitens der Physiotherapeuten selbstverständlich.

Allgemeinbefund

Kräftezustand

Für einen Patienten mit Lungen- und Atemwegserkrankungen sind der Kräftezustand und gegebenenfalls ein geplantes Muskelaufbautraining von Bedeutung. Die abnehmende Lungenfunktion lässt die Betroffenen zunehmend unter Dyspnoe leiden, sodass sie einen zunehmend „Dyspnoe vermeidenden Lebensstil“ annehmen und dadurch eine regelrechte Spirale in Gang setzen. Infolge der Minderbelastung des kardiopulmonalen Systems schreitet die Erkrankung fort, und die Patienten schonen sich immer mehr.

Körpergewicht

Beim Körpergewicht ist zu berücksichtigen, dass durch starkes Übergewicht die Bewegung des Zwerchfells behindert ist und eine veränderte Stellung der Lendenwirbelsäule resultiert. Außerdem benötigt ein Übergewichtiger bei körperlicher Bewegung mehr Sauerstoff als ein Normalgewichtiger. Dies wirkt sich vor allem bei Bronchialkrankheiten mit ohnehin bereits gestörter Ventilation negativ aus. Ein ausgeprägtes „ventrales Gewicht“ zieht zusätzlich den Brustkorb nach unten in die Ausatemstellung, und diese Masse muss bei jedem Einatemzug wieder hochgehoben werden.

Die Ursachen der *pulmonalen Kachexie* (Ausgezehrtheit), z. B. bei der schweren COPD , sind vielfältig. Es wird diskutiert, dass die Patienten durch die vermehrte Atemarbeit einen erhöhten Energieumsatz aufweisen und auch durch die Atemnot eine reduzierte Nahrungsaufnahme einhergeht. Des Weiteren führen chronische Entzündungen zur Kachexie. Bei konsumierenden Erkrankungen (Karzinom) kommt es ebenfalls zu Ausgezehrtheit. Zytostatika können durch Nebenwirkungen (Übelkeit) zusätzlich dazu beitragen.

Schnelle Gewichtszunahme kann auf Flüssigkeitseinlagerung durch eine nicht kompensierte Herz- oder Niereninsuffizienz hinweisen.

Bewusstseinslage

Die Bewusstseinslage des Patienten kann durch Überhang von Medikamenten (auch postoperativ) und durch Sauerstoffmangel verändert bzw. eingeschränkt sein. Auch eine zerebrale Sklerose und Demenz müssen beachtet werden.

Hautfarbe

> *Bei Patienten mit Atemwegs- und Lungenerkrankungen ist auf die Beurteilung der Hautfarbe zu beachten.*

Zyanose

Eine Zyanose ist eine bläuliche Verfärbung der Haut, der Schleimhäute und der Lippen. Pathogenetisch lassen sich die *zentrale* und *periphere Zyanose* unterscheiden.

Zentrale Zyanose

Diese unzureichende Oxygenation des Bluts findet sich z. B. bei Lungenerkrankungen mit Störungen des Gasaustauschs oder Herzfehlern mit Kurzschlüssen zwischen arteriellem und venösem System. Hier liegt immer ein verminderter pO_2-Gehalt vor: respiratorische Partialinsuffizienz (pO_2 vermindert, pCO_2 normal) oder eine respiratorische Globalinsuffizienz (pO_2 vermindert, pCO_2 erhöht). Die Ursache können eine obstruktive oder restriktive Ventilationsstörung und/oder eine Diffusionsstörung sein.

Periphere Zyanose

Die Strömungsverlangsamung im Kapillargebiet geschieht bei Vasokonstriktion durch Kälte, bei reduzierter Herzleistung oder Schock mit vermehrter Sauerstoffausschöpfung des Bluts in der Peripherie.

Klinisch unterscheidet sich die zentrale von der peripheren Zyanose folgendermaßen: Bei der zentralen Zyanose ist der ganze Körper, bei der peripheren nur die Peripherie (Akren: Finger, Nasenspitze, Lippen, Zehen) zyanotisch. Reiben am Ohrläppchen erhöht die periphere Blutströmungsgeschwindigkeit, wodurch die periphere, nicht aber die zentrale Zyanose verschwindet.

Optische Auffälligkeiten

Eine weitere optische Auffälligkeit, die bei Patienten mit Lungenerkrankungen gegenwärtig sein kann, ist das Vorhandensein von *Trommelschlegelfingern* und *Uhrglasnägeln*. Diese pulmonale Osteoarthropathie ist ein Hypoxämieschaden:

- Pulmonal bedingt, z. B. durch Lungenemphysem, Bronchiektasie, Lungenfibrose, Karzinom;
- Kardial bedingt, z. B. durch Herzvitium;
- Abdominal bedingt, z. B. durch Leberzirrhose.

Der genaue pathophysiologische Mechanismus ist unbekannt. Gelegentlich wird auch ein idiopathisches/familiäres Vorkommen ohne pathologischen Befund beobachtet (Synonym: Digiti hippocratici, engl. *Clubbed finger;* **Abb. 4.6**).

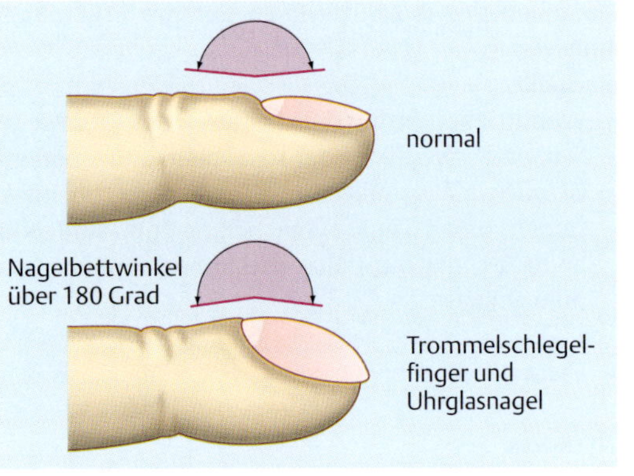

Abb. 4.6 Trommelschlegelfinger und Uhrglasnägel.

- *Nikotinflecken* und *-spuren* an Fingernägeln und Fingern weisen auf entsprechenden Abusus hin.
- *Haut- oder Mediastinalemphyseme* bedeuten das Eindringen von Luft in das interstitielle Bindegewebe des Mediastinums. Dies kann durch Verletzungen der Trachea, Bronchien, Speiseröhre z. B. bei Endoskopie oder idopathisch beim Spontanpneumothorax auftreten.

> *Für den physiotherapeutischen Tastbefund ist es wichtig zu wissen, dass diese Luftansammlung als wegdrückbare subkutane Schwellung hörbar als „Schneeballknirschen“ auffällt.*

- *Emphysemkissen* sind die sichtbaren Lungenspitzen, die sich bei einer Lungenüberblähung oberhalb der Klavikula vorwölben.
- Neben dem *Fassthorax* des Emphysematikers fällt ein *verringerter Abstand* zwischen Sternum und Kehlkopf auf.
- Eine Einflussstörung in die Halsvenen (*Halsvenenstauung)* deutet auf eine Insuffizienz der rechten Herzhälfte hin (Cor pulmonale).
- *Pink puffer* und *Blue bloater* sind Beschreibungen von COPD, die sich optisch auffällig präsentieren können (**Abb. 4.7a,b**).

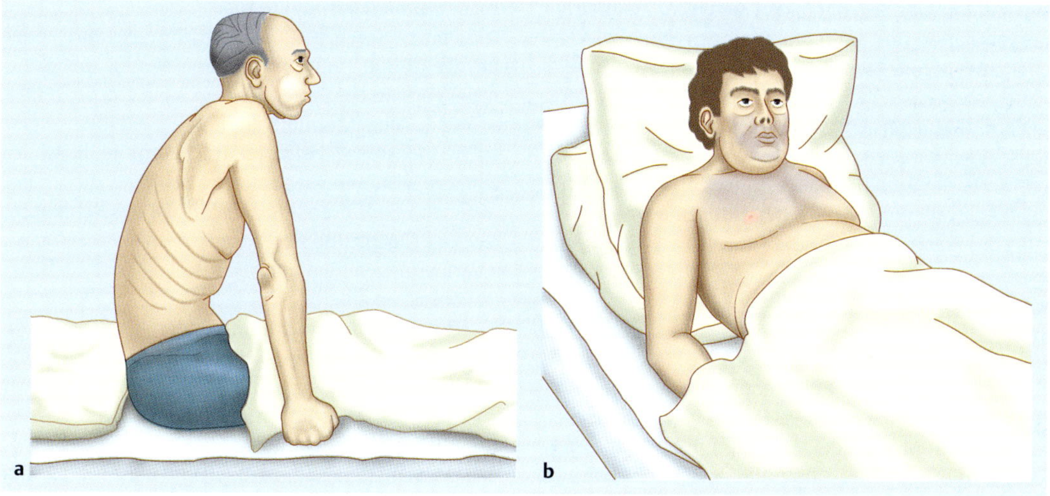

Abb. 4.7 COPD.
a Pink puffer. **b** Blue bloater.

- Pink puffer (panlobuläres Emphysem): In der Regel der Astheniker mit schwerer Belastungsdyspnoe, die später in eine Ruhedyspnoe übergeht. Der Habitus ist geprägt von exzessiv erhöhter Atemarbeit (*Fighter*); es dominiert eine blassrosige Hautfarbe.
- Blue bloater (zentrilobuläres Emphysem): Chronische Bronchitis mit Husten, Auswurf und Zyanose steht im Vordergrund. Der Habitus der Patienten ist meist gedrungen-adipös.

Atemmuster (früher: Atemform)

Das Atemmuster ist die Art und Weise, wie Atmung bzw. das erforderliche Atemzeitvolumen geleistet wird, an denen die nachfolgend aufgeführten Parameter beteiligt sind.

Atemfrequenz

Bei der Atemfrequenz handelt es sich um die Anzahl der Atemzüge pro Minute. Ein Atemzug besteht aus *Einatmung*, *Ausatmung* und *Atempause*.

Die Messung der Atemfrequenz kann verfälscht werden, wenn der Patient sich beobachtet fühlt und dann meist seine Atemfrequenz erhöht.

> *Trick: Dem Patienten wird mitgeteilt, „seine Herzschläge werden gezählt“. Im Anschluss daran beobachtet man einfach noch 60 Sekunden lang die Atembewegungen. Gleichzeitig hat man so nun den „Ruhepuls“ ermittelt.*

Eupnoe

Dieser Atemtyp beim Erwachsenen kommt nicht zu Bewusstsein: = regelmäßig aufeinanderfolgende, gleich tiefe Atemzüge (ca. 8–16 Atemzügen pro Minute mit ca. 500 ml Atemzugvolumen pro Atemzug).

Normwerte

- Frühgeborene: 50–60 Atemzüge pro Minute bei 1 kg Körpergewicht;
- Neugeborene: 30–40 Atemzüge pro Minute bei 3 kg Körpergewicht;
- Kleinkind (1 Jahr): ca. 35 Atemzüge pro Minute;
- Kind (10 Jahre): ca. 22 Atemzüge pro Minute.

Abweichungen der Atemfrequenz

Bradypnoe

Hierbei handelt es sich um – verglichen mit einer Normalperson – verminderte Atemfrequenz unter vergleichbaren Umständen. Sie bedeutet *nicht* unbedingt verminderte Ventilation und sollte im analogen Sinn wie Bradykardie benutzt werden.

Die Ursache sind Druck auf das Atemzentrum (z. B. bei Kopfverletzungen, Hirntumoren, Entzündungen) oder chemische Beeinflussung des Atemzentrums (z. B. Vergiftungen, Schlaf-, Schmerzmedikamente, Koma).

> *Im Schlaf und bei Sportlern ist eine Bradypnoe physiologisch.*

Tachypnoe

Tachypnoe bedeutet gesteigerte Atemfrequenz im Vergleich zur Normalperson unter vergleichbaren

Umständen. Der Begriff bezieht sich *nicht* auf die Hyperventilation und sollte im analogen Sinne wie Tachykardie benutzt werden.

Ursachen einer Tachypnoe können restriktive Lungenerkrankungen (z. B. wird der Verlust von Gasaustauschfläche mit einer Erhöhung der Frequenz kompensiert), ein erhöhter Sauerstoffbedarf bei körperlicher Anstrengung oder Fieber und eine Verminderung des Hämoglobins sein.

Atemweg

In Ruhe sollte der Atemweg durch die Nase erfolgen, da auf diese Weise ein Reinigen, Anfeuchten und Anwärmen der Luft stattfindet. Da bei körperlicher Belastung die Menge der geatmeten Luft ansteigt, müsste die Ventilation bei alleiniger Nasenatmung mit einem hohen Widerstand in Kauf genommen werden. Aus diesem Grund wird dann durch den Mund eingeatmet.

Auch Patienten mit Atemnot oder ausgeprägter Polyposis atmen durch den Mund ein. Dabei entfällt die Klimafunktion der Nase und bei Schadstoffgehalt in der Luft oder bei kalter bzw. trockener Luft können die Bronchien mit Reizerscheinungen reagieren (Husten und Schleimproduktion). Bei bereits vorgeschädigtem und hyperreagiblem Bronchialsystem tritt dies verstärkt und deutlicher auf.

> *Bei der Behandlung von Patienten mit einer Atemwegsobstruktion ist zu berücksichtigen, dass das Ausatmen durch die Nase eine natürliche Stenose bedeutet.*

Nasenflügelatmen

Nasenflügelatmen, eine heftige Bewegung der Nasenflügel, findet sich beispielsweise bei Atemnot und ist auch ein Symptom bei bakterieller Pneumonie.

Schluckauf

Mit Schluckauf *(Singultus)* wird das ruckartige Einströmen von Luft in die Atemwege als Folge von unwillkürlichen Zwerchfellkontraktionen (Reizung des N. phrenicus) bezeichnet. Dabei entsteht ein typisches Einatemgeräusch. Schluckauf kann z. B. nach Bauchoperationen, bei Peritonitis, Pleuritis und zentralnervösen Störungen auftreten.

Lippenbremse

Ein automatisierter Einsatz der Lippenbremse in Ruhe und unter Belastung ist beim COPD-Patienten zu beobachten.

Tracheotomie/Laryngektomie

Nach einer Tracheotomie (Luftröhrenschnitt) oder Laryngektomie (vollständige Entfernung des Kehlkopfes) atmen die Patienten durch ein *Tracheostoma*. Bei der Laryngektomie beginnen die Atemwege erst am Tracheostoma, bei einer Tracheotomie bleibt der Kehlkopf erhalten. Bestimmte Probleme dieser Betroffenen resultieren aus dem Verlust des Kehlkopfes bzw. der Glottis und der Nasenatmung.

- Verlust des Kehlkopfes bedeutet:
  - Sprachausfall;
  - Durch fehlende Stimmbänder (bzw. Glottisschluss) erschwertes Husten und Pressen, hohe Gefahr der Aspiration und Infektion.
- Verlust der Nasenatmung bedeutet:
  - Ausfall der Riechfunktion;
  - Unvermögen zu schnäuzen und blasen, hohe Gefahr von Verbrühung bei heißen Speisen;
  - Verlust der Klimafunktion der Nase, Gefährdung der Atemwege durch kalte und trockene Luft, sodass Mukostase zum zentralen Problem wird;
  - Nase läuft ohne Vorliegen eines Schnupfens.

Atembewegungen

Die Inspirationsmuskeln (hauptsächlich Interkostalmuskeln und Zwerchfell) lösen durch ihre Kontraktion eine Bewegung aus, die den Brustraum „rundum" vergrößert. Zur Differenzierung der atemtherapeutischen Untersuchung wird zwischen thorakalen und abdominalen Atembewegungen unterschieden.

Thorakale Atembewegungen

Diese Bewegungen der Rippen erfolgen nach kranial, ventral-sternal, lateral und dorsal. Sie erweitern den Brustraum „oben" mehr in sagittaler und „unten" mehr in transversaler Richtung. An der Bewegung der unteren Rippen ist das Zwerchfell beteiligt. Bei seiner Kontraktion werden sie gehoben und nach außen bewegt.

Abdominale Atembewegungen

Abdominale Atembewegungen entstehen durch die inspiratorische Kontraktion des Zwerchfells und dessen Druck auf die Bauchblase. Der intraabdominale Druck steigt an, und die Bauchorgane, die vom mechanischen Standpunkt aus betrachtet mit einer nichtkomprimierbaren Flüssigkeitsblase vergleichbar sind, weichen nach ventral, lateral, kaudal und lumbodorsal aus.

Beurteilt wird, welche Bewegungen möglich sind bzw. welche überwiegen (**Abb. 4.8a–e**). Dabei ist zu beachten, dass unter Umständen die hohe posturale

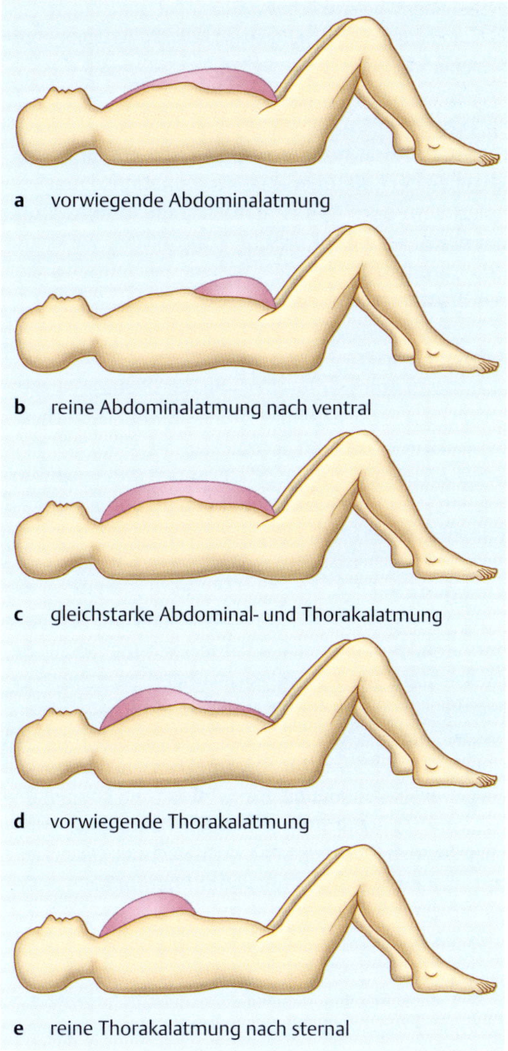

Abb. 4.8 a–e Atembewegungen.

Muskelspannung im Stehen ebenso wie eine Veränderung der Lendenlordose die Atembewegung verändern. Die Atembewegungen werden sowohl aus verschiedenen „Blickwinkeln" inspiziert als auch getastet.

Osteopathisch ausgebildete Physiotherapeuten können das Zwerchfell im Liegen und Sitzen palpieren, um folgende Informationen zu erhalten:

- Elastizität und Widerstand des Zwerchfells;
- Schmerzhaftigkeit;
- Lokale Minderbeweglichkeit (Verklebungen);
- Ausweichbewegungen (Richtung der Bewegung);
- Abwehrspannung.

Paradoxe Atembewegungen

Paradoxe Atembewegungen sind inspiratorische Einziehungen der unteren Rippen, die entstehen, wenn der Thorax in Einatemstellung fixiert (Lungenemphysem), das Zwerchfell dabei abgeflacht ist und bei seiner Kontraktion die unteren Rippenpartien nach innen zieht *(Zwerchfell-Thoraxwand-Antagonismus bzw. Hoover-Zeichen)*. Das Hoover´s Sign ist als Leitzeichen für eine fortgeschrittene obstruktive Lungenerkrankung anzusehen. Die Einziehungen können auch Ausdruck einer Schwäche/Ermüdung oder Lähmung der Interkostalmuskulatur sein.

Respiratorische Alternans bedeutet das phasenweise Abwechseln zwischen nahezu ausschließlich thorakaler mit abdominaler Atembewegung. Dies ist ein eindeutiges Zeichen einer ermüdeten Atemmuskulatur. Durch die alternierenden Kontraktionen können sich die ermüdeten Muskeln abwechselnd erholen.

Die Atemmuskeln entsprechen in ihrer Zusammensetzung sowohl embryologisch, morphologisch und funktionell der willkürlichen Skelettmuskulatur. Sie bestehen aus den Muskelfasertypen Typ I, II a und II b. Somit kann sie sowohl auf Kraft und Ausdauer als auch wie jeder andere Skelettmuskel in ihrer konzentrischen (Einatmung) und exzentrischen (langsamen Ausatmung) Kontraktionsleistung trainiert werden. Durch Überbeanspruchung ermüdet sie und verursacht so eine Ateminsuffizienz. Die Kraft der Atemmuskulatur kann gemessen werden, z. B. durch die Inspirationsdrücke:

- Pi max (maximaler Inspirationsdruck in kPa),
- P 0,1 (Inspirationsdruck 0,1 sec nach Beginn der Inspiration in kPa)

Ventilatorische Insuffizienz

Bei der ventilatorischen Insuffizienz reicht die Belüftung der Lunge aufgrund unzureichender Leistung der Atempumpe (Pumpinsuffizienz) für den Bedarf nicht aus

Beispiele:

- Bei neuromuskulären Erkrankungen (Poliomyelitis, amyotrophischer Lateralsklerose, Myopathien), die durch Schädigung der Nerven und/oder der Atemmuskeln zu einer verminderten Inspirationskraft führen.
- Bei ausgeprägten Thoraxdeformitäten durch Skoliose oder bei überblähtem Thorax durch Lungenemphysem. Hier sind die Atemmuskeln infolge ständiger Überdehnung oder Verkürzung in ihrer Kontraktionseffektivität erheblich reduziert (Übertragungsstörung von Kraft in Druck).
- Bei erhöhten elastischen Widerständen, wie z. B. durch Lungenfibrose oder bei erhöhten Widerstän-

den in den Atemwegen (chronisch-obstruktive Lungenerkrankungen). Dabei werden die Atemmuskeln zur Kompensation der atemmechanischen Störungen sogar schon in Ruhe übermäßig beansprucht.

Alle diese Erkrankungen schränken die Funktion der Atemmuskeln erheblich ein, da die durch unzureichende Ventilation induzierte Aktivitätssteigerung zu Überbeanspruchung und damit zur Erschöpfung führt.

Anzeichen für ventilatorische Insuffizienz sind neben zahlreichen subjektiven Beschwerden (morgendliche Kopfschmerzen, nächtliche Schlafstörungen, Adynamie am Tag) auch klinische Befunde (z. B. paradoxe Atembewegungen, kurze flache, frequente Atmung, kurze Phonationsdauer, leise schwache Stimme) und veränderte Lungenfunktionsparameter (z. B. Erhöhung des pCO_2 bei gleichzeitiger Verminderung des pO_2: respiratorische Insuffizienz).

Atemmuskulatur

Die genaue physiotherapeutische Beurteilung der Atemmuskelkraft ist schwierig und oft nur indirekt möglich. Zum einem lässt sich *beobachten*, ob die normale Atembewegung regelrecht stattfindet und auch vertieft werden kann (z. B. Aufforderung, etwas zu riechen: konzentrische Kontraktion der Inspirationsmuskulatur) oder ob eine paradoxe Atmung bzw. eine respiratorische Alternans vorliegt.

Bei der *taktilen Beurteilung* werden die Finger in die Interkostalräume gelegt und die Qualität und Quantität bei Ein- und Ausatmung – auch mit dem Setzen adäquater Widerstände – wahrgenommen. Außerdem wird geprüft, ob der Patient einen von der Therapeutin mit den Händen an Bauch und unteren Rippen gegebenen dosierten Widerstand gut überwinden kann oder ob er auf thorakale Atembewegungen ausweichen muss. Die Veränderungen in der Ausgangsstellung sind zu berücksichtigen.

Bei aufgerichtetem Oberkörper wird der Einsatz des Zwerchfells erleichtert (Einsatz der Schwerkraft) und bei flach liegendem Oberkörper erschwert.

Eine große Anstrengung für das Diaphragma stellt die Bauchlage gegebenenfalls mit schnüffelndem Einatmen dar. Schnuppern und Schnüffeln als stakkadierende Einatembewegungen durch die körpereigene Nasenstenose ist eine gute Möglichkeit, um die Zwerchfellfunktion auf Kraft, Elastizität und Aktivität zu prüfen.

Bei einem geschwächten Zwerchfell sind die schnell hintereinander geschalteten Einatemhübe kaum oder nicht möglich!

Sprechen, Singen, Blasen, Pfeifen sind mit einer gebremsten Ausatmung verbunden, die ein langsames Abgeben der Luft für eine lange Phonationsdauer verlangt (Ton- oder Atemstütze). Die Einatemmuskulatur macht eine exzentrische Kontraktion, wirkt also mit „Bremskraft" dem raschen Zusammensinken des Brustkorbs entgegen (Bänsch 1992 u. 1998).

Atemgeräusche

Neben den Atemgeräuschen, die nur über die Auskultation (S. 153) feststellbar sind, können Physiotherapeuten auch per Ohr Atemgeräusche wahrnehmen. Bei Obstruktion sind inspiratorischer und exspiratorischer Stridor und bei einem Lungenödem ein Rasseln auch ohne Stethoskop hörbar.

Atemgerüche

Üble Atemgerüche (Foetor ex ore) wurden bisher in der atemtherapeutischen Untersuchung nicht berücksichtigt. Der Atem des Gesunden ist nahezu geruchlos. Für Physiotherapeuten ist jedoch wichtig zu wissen, dass z. B. ein unangenehmer Atemgeruch (jauchig) bei Patienten mit Infektionen der oberen Luftwege, besonders bei Bronchiektasen, Lungenabszess und Lungentumor auftreten kann. Fade-süßlicher Geruch (Eitergeruch) kennzeichnet bakterielle Infektionen, wie Bronchitis oder Pneumonie.

Im Falle von Urämie riechen Atemluft und Haut nach Harn.
Riecht ein Patient mit Diabetes mellitus nach Azeton, droht ein Koma. In diesem Fall ist unbedingt der Arzt zu benachrichtigen.

Stimme und Sprechweise

Stellt sich ein Patient mit Atembeschwerden dem Physiotherapeuten vor, wird nicht nur optisch evtl. eine Zyanose oder ein Einsatz der Atemhilfsmuskulatur am Hals auffallen, sondern auch akustisch die Stimme und Sprechweise beurteilt. Die Stimme kann heiser sein (durch inhalatives Kortison oder Recurrens-Parese z. B. beim Bronchialkarzinom), und die Sätze können deutlich verkürzt, abgehackt und gepresst gesprochen werden, wie z. B. bei einer Dyspnoe und Obstruktion der Atemwege.

Im Falle einer leisen Stimme liegt möglicherweise eine Schwäche der Atemmuskulatur vor, oder der Patient wurde erst kurz zuvor von der Beatmung entwöhnt. Bei einer stark nasalen Sprechweise kann eine Nasennebenhöhlenproblematik zugrunde liegen. Eine leise, monotone Stimme spiegelt auch die psychische Befindlichkeit wider.

Rippenstellung

Befindet sich der Thorax in Einatemstellung (z. B. bei COPD), verändert sich die Rippenstellung. Die Rippen stehen horizontal, und die Interkostalräume sind weit.

Körperstellung

Obstruktive Atemwegserkrankungen

Patienten mit obstruktiven Atemwegserkrankungen suchen sich bei Atemnot oder bei Atemerschwerung nach körperlicher Belastung atemerleichternde Körperstellungen (z. B. Kutschersitz, Aufstützen der Arme auf einen Tisch). Einige dieser Körperstellungen können auch für die Behandlung genutzt werden.

Herzbettlagerung

Bei der Herzbettlagerung werden die Beine des Patienten unter Herzniveau gelagert, um durch eine Verlangsamung des venösen Rückstroms das Herz weniger zu belasten (bei Herzinsuffizienz).

Gewebespannung Oberkörper

Bindegewebezonen

Teirich-Leube (1990, modifiziert nach Schuh 1986) beschreibt die Bindegewebezonen für Lunge und Bronchialsystem wie folgt: Bei Bronchitis liegen die Bindegewebezonen in den Segmenten C3–8 und Th1–9.

- Besonders hohe Spannung und Reizempfindlichkeit findet sich auf der *Dorsalseite:*
  - Gewebe zwischen den Schulterblättern, bei chronischen Störungen im Bereich der ganzen BWS und HWS sowie der oberen LWS;
  - Gewebe über Nacken und Schultern;
  - Gewebe am unteren Brustkorbrand und den Rändern des M. latissimus dorsi.
- *Ventralseite:*
  - Gewebe auf dem Sternum und den Rippenknorpeln von Th2–6;
  - Gewebe im Bereich der Fossa jugularis und der Ursprünge der Mm. sternocleidomastoidei sowie deren hinteren Ränder;
  - Gewebe unterhalb der Klavikula auf dem vordern Teil der Mm. deltoidei verlaufend;
  - Gewebe im Bereich der unteren Brustkorbränder.

Beim Asthma sind die Bindegewebezonen ausgedehnter und reichen kaudal oft bis Th12 und L1. Folgende Gewebsabschnitte sind besonders gespannt:

- Gewebe paravertebral bis zum Kreuzbein;
- Gewebe im Bereich der Darmbeinkämme bis zu den Leisten;
- Gewebe beiderseits am Rand des M. latissimus dorsi bis in die Achselhöhle;
- Gewebe beiderseits am unteren Brustkorbrand und über den Interkostalräumen von Th7–10.

> *Wegen der Großflächigkeit der beschriebenen Zone ist diese nicht optisch zu erfassen, sodass hier ausschließlich die taktile Beobachtung eingesetzt wird.*

Kibler-Falte

Gewebespannungen im Oberkörperbereich und Dermatome sind auch über die Kibler-Falte und den BGM-Diagnostik-Strich (Bindegewebsmassage-Befund) zu erkunden.

> *Beide Untersuchungen stellen jedoch starke vegetative Reize dar!*

Bindegewebepunkte

Die Bindegewebepunkte aus osteopathischer Sicht finden sich rechts und links des Proc. xiphoideus.

Narben

Die Ausdehnungsfähigkeit des Thorax kann bei großen Narbengebieten (z. B. Verbrennungen) eingeschränkt sein.

> *In der Neuraltherapie gelten Narben als Störfelder und sind gesondert zu beachten!*

Bewegungssystem

Aufbau und Struktur der Lunge unterliegen mit zunehmendem Lebensalter Veränderungen. Intrapulmonal kommt es z. B. zur Erschlaffung des Lungengerüsts, Abnahme der kapillären Durchblutung und Reduktion der Alveolarfläche. Extrapulmonal treten unter anderem eine Atrophie des Zwerchfells sowie der Interkostal-, Bauch- und Rückenmuskulatur auf.

Zur Beeinträchtigung der Atemmechanik tragen auch osteoporotische und degenerative Veränderungen der Wirbelkörper und kostovertebralen Gelenke sowie Verkalkungen der Rippenknorpel bei. Diese bewirken eine Versteifung des knöchernen Brustkorbs und einen Rundrücken. Hierbei sind die verminderte

Dehnbarkeit der Thoraxwand und die reduzierte Kraftentfaltung der Atemmuskulatur von besonderer Bedeutung. Die Verknöcherung der Knorpelansätze der Rippen reduziert die Compliance und führt zu größerer Abhängigkeit von der Abdominal- und Zwerchfellmuskulatur, wenn eine suffiziente Ventilation sichergestellt werden soll.

Thoraxwandschmerzen ohne Atembehinderung können bei blockierter Fehlstellung von Brustwirbelkörpern auftreten. Bestehen die BWS-Blockierungen über einen längeren Zeitraum, sind zusätzlich Blockierungen der Rippen möglich. Daher sind Interkostalneuralgien häufig keine echten Neuralgien, sondern werden auch durch eine primäre oder sekundäre Rippenblockierung verursacht.

Ebenso ist zu berücksichtigen, dass das Articulatio capitis costae mit allen ihren umgebenden Bändern eine enge Verbindung zu den Bewegungssegmenten der BWS darstellt. Aus diesem Grund muss bei einer Rippenblockierung unbedingt das auf gleicher Höhe gelegene Bewegungssegment behandelt werden, um Rezidive zu verhindern. Umgekehrt sind bei Funktionsstörungen der BWS und der Rippen mitzubehandeln.

Auch innere Organe können Schmerzen im Thorax verursachen, die der BWS zugeschrieben werden. Ergibt die Untersuchung an der BWS keinen Befund, kommt eine Erkrankung intrathorakaler Organe in Betracht. Dies ist auch in „umgekehrter" Form möglich. Bewegungsabhängige Schmerzen deuten auf eine Erkrankung im Bewegungssystem hin (z. B. Rippen-Wirbel-Verbindung), während bewegungsunabhängige Schmerzen eher für eine Erkrankung der inneren Organe sprechen.

Diese Beispiele zeigen, dass es sich lohnt, die BWS und die Rippenwirbelgelenke differenziert zu untersuchen, was natürlich vom Kenntnis-/Ausbildungsstand der Physiotherapeutin abhängt. Hierfür bietet sich das Untersuchungsschema der *Manuellen Therapie* an.

Zwar werden im zuvor dargestellten präformierten Untersuchungsschema der Atmung (S. 144 ff.) die Bewegungen vereinfacht „getrennt" im Grobniveau aufgeführt, doch ist zu beachten, dass bei der BWS-Flexion die Lateralflexion immer mit einer *gleichsinnigen* Begleitrotation stattfindet und bei der Extension der BWS die Lateralflexion und Rotation *gegensinnig* verlaufen.

Bei „schmerzhaften" Befunden im Bereich der oberen BWS hat eine Untersuchung der HWS bzw. des zervikothorakalen Übergangs zu erfolgen. Bei Irritationen der Nervenwurzel C¾ sind diagphragmale Störungen möglich. Beim Punkt „Bewegungssystem" kommt das jeweilige Untersuchungsschema aus dem orthopädischen, bzw. gynäkologischen Fachgebiet zur Anwendung.

In letzter Zeit rückt die Bedeutung der peripheren Muskelkraft vermehrt in den Vordergrund (vorwiegend beim COPD-Patienten). So ist diese mit zu untersuchen und in der Behandlung zu berücksichtigen.

Thoraxumfangmessung (Atemmaße)

Beim liegenden oder sitzenden Patienten wird ein Zentimetermaß an folgenden Stellen angelegt:

- Unter der Achsel;
- An der Sternumspitze;
- 5 cm unterhalb der Sternumspitze;
- In Höhe des Bauchnabels.

Der Patient soll jeweils tief ein- (Wert merken!) und auszuatmen. Die Differenz aus maximaler Einatmung und maximaler Ausatmung ergibt das Atemmaß.

Da es dem Patienten möglich sein muss, forciert tief ein- und auszuatmen, ist diese Untersuchung weder für Patienten mit starker Obstruktion noch für Kranke geeignet, die nicht in das inspiratorische Reservevolumen gehen können. Atemmaße von 1 cm und weniger finden sich z. B. bei Patienten mit Morbus Bechterew.

Die Atemmaße hängen von der Dehnfähigkeit des Thorax, der Beweglichkeit der Rippen-Wirbel-Gelenke und dem Ventilationsvermögen ab. Die Erstellung von Normalwerten ist schwierig, sodass die Atemmaße nur im jeweiligen Kontext gesehen werden können.

> *Bei der Dokumentation die Ausgangsstellung vermerken, damit diese bei einer wiederholten Untersuchung identisch ist!*

Kardiopulmonale Leistungsfähigkeit und Belastbarkeit

Diese drücken sich in Herzfrequenz, Blutdruck und Atemfrequenz aus. Zusätzlich müssen alle Zeichen der *Überbelastung* erkannt werden. Seit einiger Zeit liegen nun auch Ergebnisse zu physiotherapeutischen Belastungsuntersuchungen vor. (Literatur: Assessments in der Rehabilitation: Kardiologie und Pneumologie). Die in der Akutklinik durchgeführten physiotherapeutischen Belastungseinschätzungen *(Gehen auf der Ebene und Treppesteigen)* sind nicht verifiziert und besitzen keine Validität. Wissenschaftlich haltbare Belastungsuntersuchungen im Akutkrankenhaus sind meist nur über die ärztlich durchgeführte Ergometrie zu erfassen.

Manche Physiotherapeuten versuchen die Schritte pro Minute oder auch Bewegungsübungen im Sitzen

Tabelle 4.6 Physikalische (Watt) und biologische Leistung (metabolischer Umsatz) beim Gehen und Laufen in der Ebene bei einem 70 kg schweren Mann (nach Spitzer u. Hettinger 1969, Rost 1980, Teichmann 1980)

Tempo			***Fahrrad-ergometer***	***Metabolischer Umsatz[a] (ungefährer Verbrauch; [a]Arbeitsumsatz, d. h. Grundumsatz ist abgezogen)***	
Schritte/Min	km/h	Bezeichnung	Watt	kJ/Min	kcal/Min
Gehen					
60	ca. 1,6	sehr langsam	10–15	4,2	1,0
80	ca. 2,8	langsam	25	6,3	1,5
100	ca. 3,6	normal	50	12,6	3,0
120	ca. 4–5	schnell	75	18,8	4,5
Laufen					
140	ca. 5,5	Traben	100	29,3	7,0
150	ca. 7,0	Dauerlauf	125	31,4	7,5

einer Watt-Leistung des Patienten zuzuordnen. Dies kann aber nur eine grobe Einschätzung der Leistung beinhalten. Als Hilfestellung wird auf **Tab. 4.6** verwiesen.

Beispiel: 6-Minuten-Gehtest

Dieser Test steht für Rehakliniken und ambulante Therapieeinrichtungen mit sportmedizinischer Ausrichtung zur Verfügung. Da es sich beim Gehen um eine Alltagsbewegung handelt, fällt es dem Patienten leichter, die vertraute Bewegungsfunktion umzusetzen.

Der Test ist vor allem für Patienten mit einer progredienten Erkrankung wichtig, wie z. B. COPD, Mukoviszidose und Fibrose. Er ist bei wiederholter Durchführung valide und gibt sowohl der Therapeutin als auch dem Patienten eine Rückmeldung über den Krankheitsverlauf.

- Benötigtes Material:
  - Gehstrecke von ca. 30 m Länge ohne Ablenkung;
  - Stoppuhr;
  - Kontinuierliche Pulsoximetrie;
  - 10-Punkte-Borg-Skala;
  - Blutdruckmessgerät;
  - Stethoskop;
  - Hilfsmittel (z. B. Rollator, Sitzmöglichkeit an der Gehstrecke).

Durchführung:

- Vor Beginn werden Blutdruck, Puls, Sauerstoffsättigung, Empfinden der Atemnot nach der Borg-Skala, Medikamente, Sauerstoffaufnahme und Hilfsmittel registriert.
- Die Medikamenteneinnahme erfolgt wie gewöhnlich.
- Benutzt der Patient im Alltag ein Sauerstoffgerät, trägt dies die Physiotherapeutin.
- Der Patient wählt sein eigenes Tempo und kann jederzeit eine Pause einlegen.
- Während des Tests werden Sauerstoffsättigung, Puls, Atemnot und Anstrengung nach der Borg-Skala aufgezeichnet (**Tab. 4.7**).
- Symptome und Aussagen des Patienten sowie die Pausenhäufigkeit und -dauer werden dokumentiert.

Treten während der Testsituation signifikante Symptome auf, ist sofort abzubrechen!

Tabelle 4.7 Adaptierte Borg-Skala zur Bewertung subjektiv erlebter Anstrengung

Wert	***Anstrengung***
0	Nicht ermüdend
0,5	Sehr. sehr leicht
1	Sehr leicht
2	Leicht
3	Ziemlich leicht
4	Etwas anstrengend
5 6	Anstrengend
7 8 9	Sehr anstrengend
10	▪ Sehr, sehr anstrengend ▪ Maximal

- Im Anschluss an den Test werden die gleichen oben beschriebenen Parameter registriert.
- Die Gesamtzeit des Tests beträgt einschließlich der Pausen 6 Minuten.
- Die gesamte Gehstrecke und die Pausenzeiten sind aufzuzeichnen.

4.1.4 Untersuchungsbeispiel

Im folgenden Fallbeispiel werden Krankengeschichte, Klinikaufenthalt und Therapie von Herrn Pulmo dargestellt.

Fallbeispiel: Herr Pulmo, 67 J., Chemiefacharbeiter

1. Diagnosen:
    1. chronisch-obstruktive Lungenerkrankung;
    2. koronare Herzkrankheit;
    3. Herzinsuffizienz.
2. Einlieferungsdiagnose: respiratorische Insuffizienz.
3. Aktuelle Diagnosen:
    1. Pneumonie beiderseits;
    2. Pleuraerguss beiderseits.

Herr Pulmo wurde mit der Diagnose respiratorische Insuffizienz und körperliche Erschöpfung bei bekannter COPD intubiert mit dem Notarztwagen in die Klinik eingeliefert.

Die O_2-Sättigung lag bei 73 %. Nachdem Dosiserhöhung der bekannten Medikamente und Sauerstoffgabe keine befriedigende Besserung zeigten, wurde der Patient immer noch unter Intubation auf die Intensivstation verlegt. Neben der pulmonalen Krise zeigte sich eine Komplikation in Form von intermittierendem Vorhofflimmern. Eine weitergehende Diagnostik mittels Koronarangiographie lehnte der Patient nach seiner Extubation ab.

Er berichtete, dass er seit über 10 Jahren „Probleme mit der Atmung“ habe, was auch zu seiner Frühberentung führte. In seinem Beruf als Chemiefacharbeiter war er schädlichen Dämpfen ausgesetzt. Hinzu kommt ein 45 Jahre langer Nikotinabusus von 2 Päckchen Zigaretten pro Tag. Vor 2 Jahren gab er das Rauchen auf.

Herr Pulmo lebt mit seiner Ehefrau in einer Wohnung im 1. Stock. Die 16 Stufen sind für ihn nur mit viel Anstrengung zu bewältigen. Das langsame Gehen in der Wohnung ist ihm noch möglich, für Anziehen und Waschen benötigt er die Hilfe seiner Frau. Seit 2 Jahren benutzt er ein O_2-Gerät für die Langzeitsauerstofftherapie.

Zurzeit ist die Belastbarkeit des Patienten extrem reduziert, und selbst Lageveränderungen innerhalb des Bettes verursachen Atemnot.

Ärztliche Befunde

4. Sonographie: Pleuraerguss beiderseits;
5. Röntgenthorax: Infiltrate beiderseits;
6. Ultraschallkardiogramm: mittelgradig eingeschränkte linksventrikuläre Funktion;
7. Labor: Leukozytose;

Derzeitige Medikation: Antibiotikum, ACE-Hemmer, Digitalis, Betablocker, 25 mg/Tag systemische Kortikosteroide, inhalative Kortikosteroide, Diuretika, lang wirksame Betasympathikomimetika, Antikoagulation, 2–4 l Sauerstoff.

Der Patient erscheint psychisch labil und weint oft. Seine Mitarbeit hängt von den Stimmungsschwankungen ab, sein Lebensmittelpunkt ist die ihn versorgende Ehefrau. Es ist vorgesehen, einen Psychologen hinzuziehen.

Aktuell hat Herr Pulmo Atemnot in Ruhe, während und nach körperlicher Anstrengung, beim Sprechen und bei seelischer Erregung. Er hat Angst, keine Luft mehr zu bekommen und ersticken zu müssen. Gelegentlich tritt ein produktiver Husten mit weißlichem flüssigen Sekret auf.

Der Atemweg erfolgt auch in Ruhe bevorzugt durch den Mund, die Atemfrequenz liegt bei 26 Atemzügen pro Minute in Ruhe. Tiefe und flache Atemzüge wechseln ab, es fehlt die endexspiratorische Pause. Die Atembewegungen überwiegen thorakal nach kranial und lateral; ein deutlicher Zwerchfell-Thoraxwand-Antagonismus sowie inspiratorische Einziehungen an den Rippen sind sichtbar. Ebenso fallen paradoxe Atembewegungen mit Einziehen des Abdomens bei Inspiration und Ventralisierung des Abdomens bei Exspiration auf. Ein inspiratorischer und exspiratorischer Atemhilfsmuskeleinsatz besteht schon in Ruhe, kleinere Widerstände an Rippen und Bauch werden nicht toleriert. Der Patient bevorzugt auch bei der Behandlung die Rückenlage mit stark erhöhtem Kopfteil und hält sich mit beiden Armen am Bettgalgen fest. Die Lippenbremse wendet er automatisch an. Sobald versucht wird, seine Wahrnehmung darauf zu fokussieren, gerät er vermehrt in Atemnot.

Der Kräftezustand des Patienten ist stark herabgesetzt. Es besteht eine allgemeine Atrophie der gesamten Muskulatur. Das Körpergewicht beträgt 58 kg bei 1,78 m Körpergröße. Er hat zwischen der Klinikeinlieferung und der physiotherapeutischen Untersuchung (5 Tage) 4 kg Gewicht verloren.

Der Gesichtsausdruck ist ängstlich und leidend. Die Bewegungen sind langsam, bedächtig und zielgerichtet. Die Herzfrequenz beträgt in Ruhe 60 Schläge (1 Min. an der A. carotis gemessen), der Blutdruck 140/80.

An den Lippen und Akren besteht eine leichte Zyanose. Die Oberkörperform dominiert als Fassthorax mit einer

Kyphose in der mittleren BWS. Die Schultern stehen beiderseits in Elevation und Protraktion. M. trapezius, M. pectoralis und M. sternocleidomastoideus sind beiderseits verkürzt und hyperton, während das Gewebe am Oberkörper eher eine Unterspannung zeigt.
Wegen der geringen Belastbarkeit des Patienten wurde auf eine differenzierte Untersuchung der BWS und der Rippen verzichtet. Die manualtherapeutische Untersuchung verbietet sich, da der Patient in den letzten Jahren schon mehrmals hoch dosiert systemische Kortikosteroide bekommen hat.
Ein Untersuchungsergebnis hinsichtlich Osteoporose steht noch aus, sie wird aber vermutet.
Der Patient hat zurzeit keine strenge Bettruhe mehr; er darf im Zimmer und auf dem Flur ohne Sauerstoffgabe gehen; Treppengehen ist noch nicht erlaubt.
Von der Physiotherapie erwartet der Patient, seine Leistungsfähigkeit so zu steigern, dass er wieder in seiner Wohnung leben kann.

Literatur

Asthma-Bronchitis-Emphysem von A bis Z. BYK Gulden Atemwegslexikon Band I–III. München: Medikon; 1990.

Bänsch S. Prävention, Diagnostik und Therapie des chronischen Atemversagens. Z Krankengymnastik. 1989;41.

Bänsch S. Atemtherapie bei neuromuskulären Erkrankungen. Z Krankengymnastik. 1992;44.

Bauer PC. Chronisch obstruktive Atemwegserkrankungen – Therapeutische Strategien bei geriatrischen Patienten. Pneumologische Notizen. 1998;13.

van den Berg F, Hrsg. Angewandte Physiologie. Bd. 2: Organsysteme verstehen und beeinflussen. Stuttgart: Thieme; 2000.

van den Berg F, Hrsg. Angewandte Physiologie. Bd. 3: Therapie, Training, Tests. Stuttgart: Thieme; 2001.

Bienstein C, Klein G, Schröder G. Atmen. Die Kunst der pflegerischen Unterstützung der Atmung. Stuttgart: Thieme; 2002.

Brocke M. Aktuelle Atemtherapie in der Physiotherapiepraxis. München. Pflaum; 2003.

Büsching, G. et al. Assessments in der Rehabilitation Band 3: Kardiologie und Pneumologie. Bern: Hans Huber; 2009.

Bungeroth, Ulrike. Pneumologie BASICS, 2. Aufl. München: Urban & Fischer 2010.

Dautzenroth A, Saemann H. Cystische Fibrose. Stuttgart: Thieme; 2002.

de Coster M, Pollaris A. Viszerale Osteopathie. Stuttgart: Hippokrates; 1995.

Edel H, Knauth K. Atemtherapie. 6. Aufl. München: Urban & Fischer; 1999.

Ehrenberg H, Siemon G. Zur Beobachtung und Beurteilung der Atmung in der Krankengymnastik. Z Krankengymnastik. 1979;31.

Ehrenberg H. Aufgaben und pathophysiologische Grundlagen der krankengymnastischen Atemtherapie. Z Krankengymnastik. 1983;35.

Ehrenberg H. Atemtherapie in der Physiotherapie/Krankengymnastik. 2. überarb. Aufl. München: Pflaum. 2001.

Fischer H, Fischer W. Die einfache Lungenfunktionsprüfung in der Praxis. Pneumologische Notizen. München: Gedon & Reuss; 1990.

van Gestel A. J. R., Teschler H. Physiotherapie bei chronischen Atemwegs- und Lungenerkrankungen. Berlin: Springer; 2010.

Göhring H, Hrsg. Atemtherapie – Therapie mit dem Atem. Stuttgart: Thieme; 2001.

Gross R, Schölmerisch P. Lehrbuch der Inneren Medizin. Stuttgart: Schattauer; 1987.

Holle D. Der 6-Minuten-Gehtest. Z Physiotherapeuten. 2001;53 : 1146–1149.

Inhalative Kortikoide bei Asthma und chronischer Bronchitis. Glaxo Atemwegstherapeutika.

Johnson NM. Erkrankungen der Atmung. Stuttgart: Fischer; 1991.

Kirchner P. Physiotherapeutische Techniken in der Atemtherapie. In: Hüter-Becker A, Schewe H, Heipertz W, Hrsg. Physiotherapie – Lehrbuchreihe Band 4: Untersuchungs- und Behandlungstechniken. Stuttgart: Thieme; 1996.

Kisner C, Colby LA. Vom Griff zur Behandlung. Stuttgart: Thieme; 1997.

Lauber B. Chronische Bronchitis. Berlin: MEDICUS; 1996.

Mang H. Atemtherapie. Stuttgart: Schattauer; 1992.

Neurath M, Lohse A. Checkliste Anamnese und klinische Untersuchung. Stuttgart: Thieme; 2002.

Reimann S. Befunderhebung, 2. Aufl. München: Urban & Fischer; 2002.

Rutte R, Sturm S. Atemtherapie. Berlin: Springer; 2003.

Schacher, Ch., Worth H. Mein Asthma habe ich im Griff! 2. Aufl., Köln: Deutscher Ärzte Verlag; 2009.

Schildt-Rudloff K, Hrsg. Thoraxschmerz. Innere Erkrankung oder Funktionsstörung des Bewegungsapparates. Berlin: Ullstein Mosby; 1994.

Schmidt M. Zur Physiologie und Pathophysiologie der Atemmuskulatur. Z. f. Physiotherapeuten 58 (2006) 5.

Schoppmeyer MA, Polte M. Innere Medizin. Dermatologie. Krankheitslehre für Physiotherapeuten und Masseure. Stuttgart: G. Fischer; 1998.

Schuh I. Bindegewebsmassage. Stuttgart: G. Fischer; 1986.

Schultz K, Stark J. Asthma bronchiale. Berlin: Medicus; 1996.

Siemon G, Ehrenberg H. Leichter atmen – besser bewegen. 4. überarb. Aufl. Balingen: perimed-Spitta; 1996.

Teirich-Leube, Bindegewebsmassage. Stuttgart: G. Fischer 12. Aufl. 1990.

4.2 Untersuchen kardialer Funktionen

Andreas Fründ

4.2.1 Wie lassen sich kardiale Belastbarkeit und Anpassungsfähigkeit feststellen?

Bewegungstherapie hat in der Inneren Medizin einen ähnlichen Stellenwert wie ein Medikament. Auch sie kann über-, unter- oder exakt dosiert sein.

Gäbe es ein Medikament, das alle erwähnten positiven gesundheitlichen Auswirkungen in sich vereinigte wie körperliche Aktivität, wäre es vermutlich das Medikament des Jahrhunderts. Leider steht seiner praktischen Anwendung das physikalische Gesetz der Trägheit im Wege (Hollmann 2000).

Basis jeder Therapie sind die Behandlungsziele, die sich an den Ressourcen der Patienten orientieren. Zwar verordnen grundsätzlich die Ärzte Bewegungstherapie, das Maß aller Dinge ist jedoch die klinische Untersuchung, die immer wieder und für jede Behandlung neu erfolgen muss. Dazu gehören Informationen aus der *allgemeinen Untersuchung*, wie z. B. Kräftezustand, Körpergröße, Gewicht, Fähigkeit und Sich-Äußern. Die WHO hat diese Kriterien in den sogenannten International Classifications of Functions (ICF) beschrieben, an denen sich jede Therapie orientieren sollte.

4.2.2 Vorbereitung der Untersuchung

Anamnese

Therapeuten bereiten die Untersuchung eines Patienten mit Herz-Kreislauf-Problemen im stationären Bereich vor, indem sie die Anamnese aufnehmen. Dazu führen sie ein Gespräch mit dem Patienten und sehen seine Akte ein.

In der Patientenakte finden sich Hinweise, ob und mit welchen Ergebnissen bereits Untersuchungen durchgeführt wurden (z. B. Röntgen, Ultraschall).

> *Der Therapeut notiert wichtige Medikamente, deren Wirkung er bei der Untersuchung berücksichtigen muss und die das Untersuchungsergebnis beeinflussen, wie z. B. den Puls senkende Betablocker.*

Außerdem wird aus der Akte klar, welche Untersuchungsmethoden kontraindiziert sind, wie z. B. Ergometer-Belastungen direkt nach einem Infarkt oder bei Angina pectoris. (S. 180).

Neben den persönlichen Daten wie Name, Geburtsdatum, Beruf, Aufnahmetag, Einweisungs- und jetzige Diagnose, Zeitpunkt und Art der verordneten Physiotherapie, Größe sowie Gewicht informiert sich die Therapeutin in Bezug auf das Herz-Kreislauf-System über die Familien-, Eigen- und die jetzige Anamnese.

- *Familienanamnese:*
  - Herzkrankheiten bei Großeltern, Eltern, Geschwistern;
  - Den Stoffwechsel- oder die Atemfunktion beeinträchtigende Krankheiten (z. B. koronare Herzerkrankungen, Diabetes mellitus, Allergien, TBC).
- *Eigenanamnese:*
- Lungenerkrankungen;
- Bei Rauchern gegebenenfalls erfragen, was, wie und wann sie zuletzt geraucht haben.
- Bei Frauen: letzter Zyklusbeginn und Antikonzeptiva (z. B. Pille).
- *Jetzige Anamnese:*
  - Derzeitiger Krankheitsverlauf: Wann traten erste Symptome oder Beschwerden auf und wann wurde die erste Diagnose gestellt? Welche Beschwerden bestehen zurzeit?
  - Allgemeine Symptome: Appetitlosigkeit, Müdigkeit, Sorgen.
  - Krankheitsbedingte Symptome: Welche Beschwerden hat der Patient? Wann treten sie auf, wo und wie schwer sind sie?

Aufgrund der Angaben macht sich die Therapeutin ein Bild der momentanen Situation des Patienten, seine Einstellung zur Krankheit, wie er Krankheitsursachen und die bisher durchgeführte Therapie bewertet sowie seine Bereitschaft zur Mitarbeit. Die Ziele der Therapie werden mit dem Patienten in einem „Behandlungsvertrag" zusammen erstellt.

Medikamente beeinflussen Untersuchungsergebnisse

Vor Beginn der Untersuchung des Herz-Kreislauf-Systems eines Patienten ist es wichtig zu erfahren, ob bzw. welche Herzmedikamente er einnimmt, da durch diese die Untersuchungsergebnisse verändert sind und nicht der wirklichen Situation entsprechen (**Tab. 4.8**).

> *Betablocker senken den Blutdruck und die Herzfrequenz!*

Tabelle 4.8 Wirkungsweise wichtiger Herzpharmaka
(⇧ ⇩ starke Senkung/Steigerung, ↓ ↑ schwächere Senkung/Steigerung)

Wirkung	***Arzneimittelgruppen***								
	Positiv-ionotrope Pharmaka Herz-glykoside	*Adrenalin*	*Anti-anginosa NTG*	*Beta-blocker*	*Vasodila-tatoren (Xanef)*	*Kalzium-antagonisten Adalat*	*Antiar-rhythmika*	*Thrombozyten-aggregations-hemmer*	*Fibrinoly-tika*
Kontraktilität	⇧	⇧	⇩	⇩					
Herzminuten-volumen	⇧	⇧	↓	↓	↓	↓			
Nachlast			⇩		⇩	⇩			
Vorlast			⇩						
Ca^{++}-Einstrom						⇩			
Koronar-perfusion			⇧						
Inotropie	⇧	⇧		⇩		⇩	⇩		
Chronotrope Herzfrequenz	⇩	⇧		⇩		⇩	⇩		
Überleitung	⇩	⇧		⇩		⇩	⇩		
Aggregations-hemmung								⇩	
Thrombozyten-stoffwechsel								↓	
Fibrinspalt-produkte									↓
Sinusknotenak-tivität	↓								
Blutdruck		↑	↓	↓	↓	⇩			
O_2-Verbrauch des Myokards	↑	↑	⇩	⇩	⇧	⇩			

Wird der Patient bei der Untersuchung körperlich belastet, bleibt die Herzfrequenz trotzdem stabil bzw. „niedrig". Somit kann die Herzfrequenz kein Abbruchkriterium mehr für eine zu hohe Belastung des Herz-Kreislauf-Systems sein.

Nimmt ein Patient Herzmedikamente (z. B. Betablocker, ACE-Hemmer) muss die Therapeutin während der Untersuchung vermehrt auf weitere Zeichen einer körperlichen Überforderung achten, um den Patienten adäquat zu belasten und nicht zu gefährden.

> *Anzeichen für eine Überforderung sind z. B. abgehackte Sprechweise, Luftnot und zunehmende Blässe.*

Was muss vor der Untersuchung zwingend mit dem Arzt abgeklärt werden?

Der Arzt ordnet die physiotherapeutischen Maßnahmen an und legt die individuelle Belastung in Form einer *maximalen Wattbelastungsangabe* oder einer *therapeutischen Herzfrequenz* fest. Bei manchen Gruppenangeboten für kardiologische Patienten ist die ärztliche Anwesenheit vorgeschrieben (z. B. ambulante Herzgruppen). Im stationären Bereich ist häufig eine Notfallrufbereitschaft vorgesehen (Rehabilitationssport in Herzgruppen nach § 44 Abs. 1 Nr. 3 Sozialgesetzbuch IX).

Wann muss eine Untersuchung abgebrochen werden?

Da die Untersuchung das Herz-Kreislauf-System des Patienten belastet, muss sie bei folgenden Anzeichen umgehend abgebrochen werden:

- Subjektive Beschwerden, Angina pectoris, Atemnot, Schwindel;
- Zunehmende Herzrhythmusstörungen;
- EKG-Blockbildungen;
- EKG-Rückbildungsstörungen;
- Zu hoher (250/120 mmHg) und zu niedriger Blutdruck (sinkt während der Untersuchung um 20 %);
- Unzureichende Herzfrequenz;
- Myokardiale Insuffizienz (z. B. Blässe, bläuliche Lippen, Akren).

Bestimmte Untersuchungen dürfen unter bestimmten Bedingungen nicht durchgeführt werden. (Absolute und relative Kontraindikationen für die Untersuchung mittels Ergometer und Laufband, siehe S. 180 f.).

Zusammenfassung:

- **Vorbereitung der Untersuchung**
- Patientenakte einsehen und wichtige Informationen notieren.
- Kontraindizierte Untersuchungen feststellen.
- Fragenkatalog zu Beschwerden und Krankheitsverlauf sowie geeignete Untersuchungsmethoden festlegen.

Welche Kriterien sind für das physiotherapeutische Untersuchen relevant?

Um sich ein Bild von der Situation des Herz-Kreislauf-Systems eines Patienten zu machen, sind *objektive* und *subjektive* Kriterien zu unterscheiden. Objektive Kriterien sind messbar (z. B. Herzfrequenz und Puls), wohingegen subjektive Kriterien zwar *nicht* messbar, aber beschreibbar sind. Beispielsweise kann der Patient sein Wohlbefinden auf einer Skala angeben, oder die Therapeutin dokumentiert auffällige Veränderungen der Atmung, Gesichtsfarbe und Akren.

4.2.3 Untersuchen objektiver Kriterien

Herzfrequenz

Die Herzfrequenz (Anzahl der Herzschläge pro Zeiteinheit; Schlagzahl/Minute) wird typischerweise mittels der EKG-Ableitung gemessen und auf dem Monitor abgelesen. Zum Messen der Herzleistung werden die Patienten auf dem Fahrradergometer körperlich belastet. Ebenso wie bei der Pulsfrequenz ist ein entscheidendes Kriterium, wie lange gemessen wird (10, 15, 30 Sekunden oder eine Minute). Moderne Geräte benötigen etwa 3 Sekunden zur genauen Analyse.

Physiologisch steigt die Herzfrequenz unter der körperlichen Belastung. Dies ist die normale Reaktion des Organismus auf den erhöhten Sauerstoff- und Nährstoffverbrauch in der Skelett- und Herzmuskulatur (Myokard).

Beim gesunden Menschen liegt die normale Ruheherzfrequenz bei 60–80 Schlägen/Minute. Ausdauertrainierte können Herzfrequenzen von 30–45 Schlägen/Minute aufweisen, insbesondere Radfahrer und Langläufer. Derartige niedrigen Werte finden sich auch bei Patienten mit medikamentösen Blockierungen der Betarezeptoren (Betablocker), den Rezeptoren des sympathischen Nervensystems, die für erhöhtes Schlagvolumen und gesteigerte Herzfrequenz erforderlich sind.

Bei der Beurteilung der Herzfrequenz muss klar sein, ob und in welcher Dosierung Medikamente die Herzfrequenz beeinflussen, um bei der Einschätzung der Belastungsdosierung falsche Ergebnisse und damit mit verhängnisvollen Folgen zu vermeiden (Kindermann 2003).

Pulsfrequenz

Die Pulsfrequenz ist in erster Linie eine Überprüfung der Effekte der Herzleistung in der Peripherie. Dabei geht es um die Frage, ob die Peripherie des Organismus über das Herz-Kreislauf-System ausreichend mit Sauerstoff versorgt wird, damit der Patient körperliche Leistungen erbringen kann (z. B. Sich-bewegen, Treppensteigen). Daher spielt die Pulsfrequenz bei der Steuerung der Belastung eine besondere Rolle, insbesondere bei Patienten mit Herzschrittmachern und mechanischen Kreislaufunterstützungssystemen (Kunstherz). Hier kann es jedoch bei nicht pulsatilen Unterstützungspumpen zu Fehleinschätzungen kommen. Der Einsatz der Borgskala ist hier zielführender. Sorgfältig beobachtet werden muss die Pulsfrequenz auch bei Patienten, die unter der Belastung bekannte oder neu aufgetretene Rhythmusstörungen zeigen.

In Ruhe ist das Herz der größte Sauerstoffverbraucher im Körper. Das Pumporgan benötigt etwa 30 % des eingeatmeten Sauerstoffs. Mit höherer Pulsfrequenz steigt auch sein Sauerstoffverbrauch an. Dies ist in Anbetracht einer Vorschädigung (z. B. nach einem Herzinfarkt) unbedingt zu vermeiden.

Besonders bei Patienten nach einem Herzklappenersatz und Myokardinfarkt muss innerhalb des 1. Jahres auf die Frequenz geachtet werden. Hohe Pulsfrequenzen können möglicherweise ein Indiz für eine Sauerstoffschuld sein, als Zeichen dafür, dass das Myokard unzureichend mit Sauerstoff versorgt ist.

Während bei jungen Sportlern unter Belastung Pulsfrequenzwerte bis 210 Schläge/Minute durchaus normal sind, müssen bei Menschen mit bekannter Vorerkrankung Werte über 140 Schläge/Minute sehr kritisch gesehen werden. In diesen Fällen ist meist der Abbruch einer Belastung angezeigt.
*Bei Patienten mit einem automatischen internen Defibrillator darf auf keinen Fall die einprogrammierte Pulsobergrenze überschritten werden. Auch hier gilt die Beachtung der Wirkung von Medikamenten, wie z. B. Betablockern (**Tab. 4.8**).*

Pulsmessung

In der Regel wird an oberflächlich liegenden Arterien gemessen (z. B. A. radialis). Dazu legt die Therapeutin die Finger II–IV am linken distalen Unterarm auf die A. radialis (**Abb. 4.9a**). Um den Puls nicht abzudrücken, übt sie nur einen leichten Druck aus. Daneben ist der Puls auch an der A. carotis gut palpabel ist (**Abb. 4.9b**).

Beim Pulsmessen an der A. carotis ist vorher abzuklären, ob beim Patienten Karotisstenosen vorliegen. Ansonsten kann es zu Synkopen (durch Rhythmusstörungen oder Störungen des arteriellen Flusses) kommen.
Probleme bei der Pulsmessung können Herzrhythmusstörungen bereiten, die vor allem bei Menschen mit tendenziell niedrigem Blutdruck leicht übersehen werden. Bei bekannten Rhythmusstörungen ist deshalb besonders darauf zu achten!

Eine geübte Therapeutin kann mittels der Palpation auch Hypothesen bezüglich des Blutdrucks aufstellen. So lässt sich z. B. aufgrund der Spannung (Härte) des Pulses der systolische Druck grob schätzen. Die Spannung ergibt sich daraus, wie viel Druck sie aufwenden muss, um die Druckwelle des *Gefäßes* zu unterdrücken (Witzleb 1990).

*Zur Ermittlung der optimalen Herzfrequenz dient eine Umrechnungstabelle (**Tab. 4.9**).*
Von besonderer Bedeutung ist die mittlere Herzfrequenz (MHF), die bei Belastungen nicht überschritten werden sollte (Berechnung: 220 abzüglich Lebensalter).

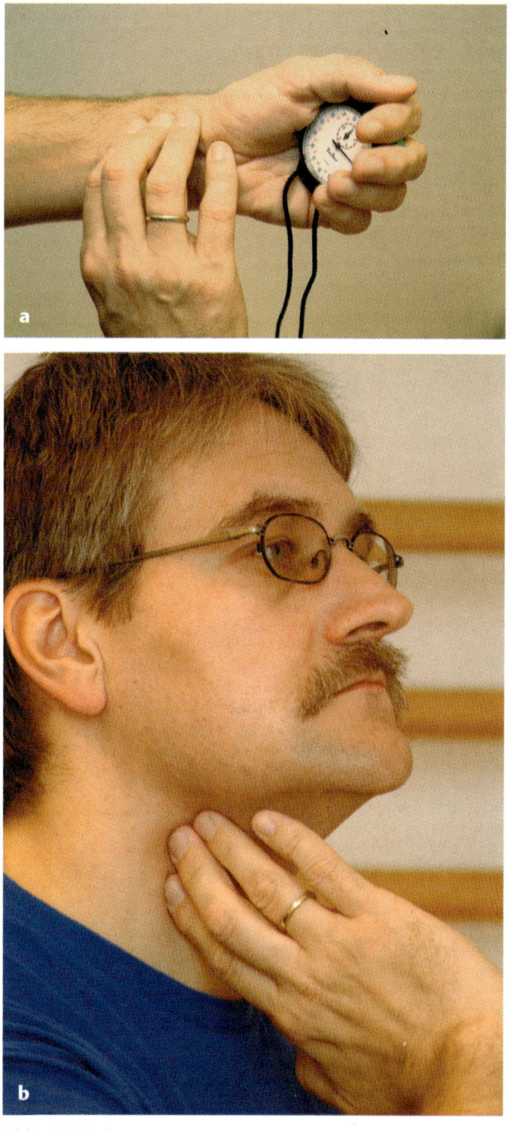

Abb. 4.9 Pulsmessung.
a A.-radialis-Puls. **b** A.-carotis-Puls.

Blutdruck

Der Blutdruck (Druck des Blutes auf die Gefäßwand) sollte unter Ruhebedingungen gemessen werden. Dabei wird zwischen systolischem und diastolischem Blutdruckwert unterschieden. In dem Moment, in dem sich der Herzmuskel kontrahiert, entsteht der systolische, bei maximal erschlafftem Herzmuskel der diastolische Druck (**Tab. 4.10**). Die Blutdruckmanschette wird auf Herzhöhe angelegt, weil nur so die Werte vergleichbar sind.

Tabelle 4.9 Optimale Herzfrequenz (MHF = mittlere Herzfrequenz)

Alter	*MHF (220–Alter)*	*Stabile Gesundheit (50–60 % der MHF)*	*Aktiver Fettstoffwechsel (60–70 % der MHF)*	*Verbesserte Fitness (70–85 % der MHF)*
20	200	100–120	120–140	140–170
30	190	95–114	114–133	133–161
35	185	92–111	111–129	129–157
40	180	90–108	108–126	126–153
45	175	87–105	105–122	122–148
50	170	85–102	102–119	119–144
55	165	82–99	99–115	115–140
60	160	80–96	96–112	112–136
65	155	77–93	93–108	108–131

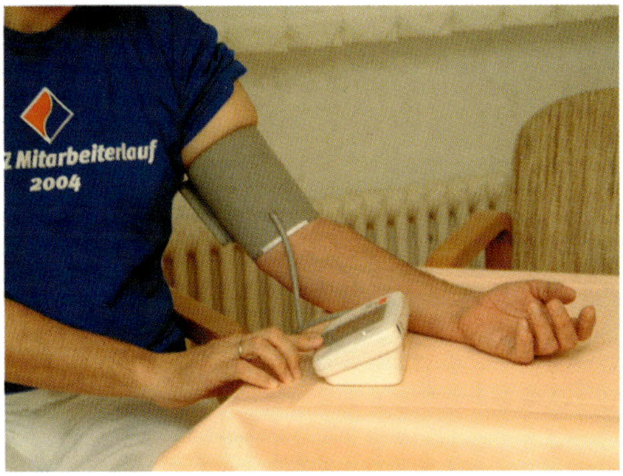

Abb. 4.10 Blutdruckautomat.

Da das Aufpumpen und Ablassen der Druckmanschette ebenso wie das Abhören der Pulsation in den Gefäßen individuell sehr schwanken kann, wird diese Form der Druckmessung eigentlich nur noch von sehr geübten Therapeuten durchgeführt. Mittlerweile ist die Messung mit einem Blutdruckautomaten mindestens genauso effektiv und genau (**Abb. 4.10**).

Unverzichtbar ist die Blutdruckmessung als Bestandteil einer Behandlung von Patienten mit Herzklappenfehlern und mit Herz- oder Herz-Lungen-Transplantaten.

Besonders in der Frühphase nach operativen Eingriffen können zu hohe Druckwerte die sensiblen Klappen oder Transplantate schädigen. Unter Umständen kann es sogar zu Klappenausrissen kommen.

Atemfrequenz

Vor allem bei für den Patienten hohen Belastungen kann es schwierig sein, die genaue Frequenz festzulegen.

Ab einer Atemfrequenz von mehr als 28 Atemzügen/Minute ist davon ausgehen, dass der Patient überwiegend anaerob arbeitet, da die aufgenommene Sauerstoffmenge nicht mehr ausreicht, um die Stoffwechsellage aerob aufrechtzuerhalten.

Bodyplethysmographie und Spiroergometrie

Genaue Messdaten lassen sich eigentlich nur über eine Bodyplethysmographie und Spiroergometrie erzielen.

Die Bodyplethysmographie ermittelt alle Atemparameter. Bei der Spiroergometrie lassen sich mittels Ergometer oder Laufband und definierten Belastungsprogrammen die tatsächlichen Belastungsparameter Herzfrequenz und Belastung sehr genau feststellen (**Abb. 4.11**). Dabei wird sowohl die maximale Leistungsfähigkeit als auch die individuelle anaerobe Schwelle (IAS) beurteilt.

Überforderungen des Patienten sind klinisch (z. B. über kürzer werdende Sätze) auch ohne aufwändige Diagnostik erkennbar.

Tabelle 4.10 WHO-Leitlinie Bluthochdruck (Chalmers et al. 1999)

Kategorie	*Systole (mmHg)*	*Diastole (mmHg)*
Optimal	< 120	< 80
Normal	< 130	< 85
Hoch normal	130–139	85–89
Hypertonie Grad 1(mild)	140–159	90–99
Grenzwertgruppe	140–149	90–94
Hypertonie Grad 2 (moderat)	160–179	100–110
Hypertonie Grad 3 (schwer)	≥ 180	≥ 110
Isoliert systolische Hypertonie	≥ 140	> 90
Grenzwert	140–149	> 90

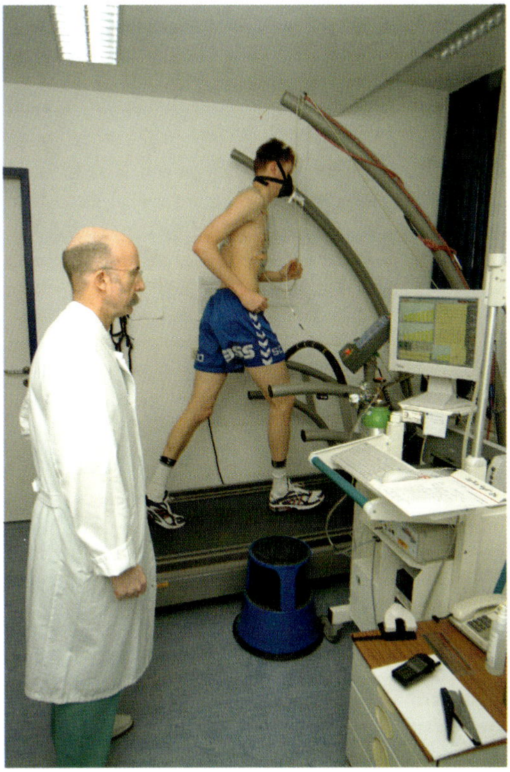

Abb. 4.11 Spiroergometer.

Vitalkapazität

Die Vitalkapazität gibt das Fassungsvermögen der Lungen an. Sie beträgt normalerweise ca. 3.500–5.000 und setzt sich aus dem Atemzug- und exspiratorischen sowie inspiratorischen Reservevolumen zusammen (**Tab. 4.11**).

Spirometer

Die Vitalkapazität wird mittels eines Spirometers gemessen. Ist sie stark vermindert, muss die Belastung des Patienten entsprechend angepasst werden, da sich der Organismus nicht ausreichend mit Sauerstoff versorgen lässt (siehe Kap. 4.1).

Sauerstoffsättigung des Blutes

Pulsoximetrie

Pulsoximeter (kleine handliche Geräte) ermöglichen die Messung der Sauerstoffsättigung des Blutes in der Peripherie. Als grobe Richtschnur sollten Werte über 90% erreicht werden (**Tab. 4.12**). Gemessen wird an der Fingerbeere oder am Ohrläppchen, bei Kindern auch an den Zehen.

> *Die Werte sind nur korrekt, wenn der Patient keine Gefäßverkalkungen hat und der Blutdruck ausreichend hoch ist!*

Spiroergometrie

Die genaueste Möglichkeit zur Trainingssteuerung ist die *Spiroergometrie*. Hierbei wird unter definierten Belastungsbedingungen die Fähigkeit des Körpers gemessen, Sauerstoff aufzunehmen und Kohlendioxid abzugeben. Typischerweise erfolgt die Untersuchung in Form der Fahrradergometrie, immer mehr setzt sich aber auch die Ergometrie auf dem Laufband durch, die letztlich der Alltagsbelastung näher kommt.

Aus der Analyse der gewonnen Daten lassen sich die aerobe Schwelle, die individuelle aerobe/anae-

Tabelle 4.11 Vitalkapazität

Parameter	*Abkürzung*	*Werte bei Männern*	*Werte bei Frauen*	*Einheit*
Atemzugvolumen	Vt	450–650 (6 ml/kg Körpergewicht)	300–550 (6 ml/kg Körpergewicht)	ml
Inspiratorisches Reservevolumen	IRV	2.200–4.300	1.500–3.600	ml
Exspiratorisches Reservevolumen	ERV	≈ 1.200	700–1.000	ml
Residualvolumen	RV	1.700–2.100	1.200–1.600	ml
Forcierte Vitalkapazität	(F) VC	4.100–4.800 (Größe [cm] x 25 ml)	2.800–4.200 (Größe [cm] x 20 ml)	ml
Funktionelle Residualkapazität	FRC	2.400–3.300 (52 ml/kg Körpergewicht)	≈ 2.300 (34 ml/kg Körpergewicht)	ml
Inspiratorische Kapazität	IC	63–72	63–72	% von TC
Totalkapazität	TC	6.000–6.500	4.300–4.500	ml
Tiffeneau-Test	FEV_1	70–75 (50–60 ml/kg Körpergewicht)	75–80 (50–60 ml/kg Körpergewicht)	% von VC
Physiologischer Totraum (Vt x 0,33)	V_d	ca. 150 (2 ml/kg Körpergewicht)	ca. 150 (2 ml/kg Körpergewicht)	ml

Tabelle 4.12 Normalwerte der Sauerstoffsättigung des Blutes Erwachsener bei normaler Körpertemperatur (Sirtl u. Jesch 1989)

O2	*Sauerstoffsättigung in %*
Arteriell	95–98
Gemischt venös	70–75

robe Schwelle (IAS) und die maximale Leistungsfähigkeit des Herz-Kreislauf-Systems bestimmen. Die gewonnen Trainingsdaten können zur Umsetzung der Steuerung eines Kreislauftrainings verwendet werden.

Laktatdiagnostik

Bei der Diagnostik „gesunder" Menschen (z. B. Sportler) wird oftmals die Laktatdiagnostik herangezogen. Sie ist einfach durchzuführen, allerdings nicht ganz so valide wie die Spiroergometrie. Es sollte dann ein Wechsel der Geräte vermieden werden, um zumindest die Genauigkeit für die Untersuchungssituation zu gewährleisten. Auch muss dringend auf eine gleiche Ernährungs- und Flüssigkeitsaufnahme vor der Belastung geachtet werden. Je nach Belastungsart (Laufen oder Radfahren) werden verschiedene Laktatkonzentrationen als Indikator für die IAS angenommen.

Dabei wird das Laktat meistens gemischtvenös aus dem Ohrläppchen entnommen. Zur Ermittlung der IAS bei Laktatbestimmung existieren verschiedene Programme. Bei Sportlern wird die Laktatbestimmung häufig als Feldtest mit definierten Lauf-/Gehgeschwindigkeiten in einer Stadionrunde (400 m Bahn) durchgeführt.

Leistung

Physikalisch lässt sich die Leistung (SI-Einheit Watt) in eine einfache Formel fassen. Vereinfacht ausgedrückt, beschreibt 1 Watt die Arbeit 1 Joule (J), die in der Zeit (s) 1 Sekunde verrichtet wird:

> *Watt = m2 kg s-3 = J/s (m = Hubhöhe, kg = Gewicht, s = Zeit, in der die Arbeit geleistet wurde).*

Fahrradergometrie

Trotz der relativ einfachen Definition ist es schwierig, die körperliche Leistung des Patienten zu messen. In Deutschland werden die meisten Patienten leistungsmäßig mittels einer Fahrradergometrie eingestuft. Dabei handelt es sich um eine genormte Tretkurbel mit genormtem Gewicht, das auf einer Kreisbahn zu bewegen ist.

Je nach Körpergröße und Körpergewicht können für den gleichen Patienten bei Alltagsbewegungen ganz unterschiedliche Belastungen entstehen (z. B. sind 2 verschieden schwere Patienten beim Treppensteigen ganz unterschiedlichen physikalischen Belastungen ausgesetzt). Häufig benutzen daher Medizi-

Tabelle 4.13 Laufgeschwindigkeiten (Halhuber 1982)

	Körpergewicht in kg													
Watt	**50**	**55**	**60**	**65**	**70**	**75**	**80**	**85**	**90**	**95**	**100**	**105**	**110**	**115**
50	95	90	85	80	75	70	70							
60	105	100	90	85	80	75	75	70						
70	115	110	100	95	90	85	80	75	75	70				
80	125	115	110	100	100	90	85	80	75	75	70	70		
90	135	125	115	110	105	95	90	90	85	80	75	75	70	70
100	145	135	125	120	110	105	100	95	90	85	80	80	75	75
110	155	145	135	125	115	110	105	100	95	90	85	85	80	75
120	165	155	140	135	125	120	110	105	100	95	90	90	85	80
130	175	165	150	140	130	125	120	110	105	100	95	95	90	85
140	190	175	160	150	140	135	125	120	115	110	105	100	95	95
150	200	185	170	160	150	140	130	125	120	115	110	105	100	95
160	205	190	175	165	155	145	140	130	125	120	115	110	105	105
170	215	200	185	170	160	150	145	135	130	125	120	115	110	105
180	225	205	190	180	170	160	150	140	135	130	125	120	115	110
190	235	215	200	185	175	165	155	150	140	135	130	125	120	115
200	245	225	205	195	180	170	160	155	145	140	135	130	125	120

gehen	m/min
joggen	m/min
laufen	m/min

Anmerkung: Die freien Felder rechts oben in der Tabelle zeigen an, dass Personen mit höherem Gewicht auch eine höhere Wattzahl aufwenden müssen, um mit der Fortbewegung zu beginnen

ner aus der Sportwissenschaft stammende Umrechnungstabellen, um die Belastung in Watt darzustellen.

Beispiel: Laufgeschwindigkeiten (Tab. 4.13)
Spiroergometrische Werte in Wattzahlen werden in Laufgeschwindigkeiten (in m/min) übertragen. Diese Werte geben einen Anhalt, wie sich die physikalische Größe „Watt" auf reale Alltagsbedingungen übertragen lässt. So könnte z. B. ein 50 kg schwerer Mensch, der auf dem Ergometer/Fahrrad die Leistung von 130 Watt erbringt, vergleichsweise 175 m/min laufen, wohingegen eine 100 kg schwere Person bei gleicher Ergometer-/Fahrradbelastung lediglich 95 m/min joggen könnte.

Gehen auf der Ebene entspricht ca. 25 Watt, Treppensteigen ca. 75 Watt Belastung. (Diese Einschätzung wurde in sehr aufwändigen Kontrolluntersuchungen mit gesunden Probanden ermittelt).

Checkliste: Ergometer und Laufband

Abbruchkriterien	**▪ Subjektive Beschwerden: Atemnot, Schwindel, Angina pectoris** **▪ Zunehmende Herzrhythmusstörungen** **▪ Blockbildungen im EKG** **▪ Rückbildungsstörungen im EKG** **▪ Blutdruckabfall beim Übergang von Ruhe zu Belastung um 20 mmHg** **▪ Blutdruck über 250/120 mmHg** **▪ Bradyarrhythmien**
Absolute Kontraindikationen	▪ Frischer Infarkt ▪ Ruheangina ▪ Aneurysma dissecans ▪ Neu auftretende ventrikuläre Tachykardien ▪ Akute Entzündungen
Relative Kontraindikationen	▪ Manifeste Herzinsuffizienz ▪ Gehäufte Extrasystolen ▪ Unbehandelte Hypertonie ▪ Unkontrollierte hoch frequente supraventrikuläre Rhythmusstörungen

Berechnungen mittels Laufband

Sehr viel genauer und realitätsbezogener als die Fahrradergometrie sind die aus den angloamerikanischen Ländern stammenden Berechnungen mittels Laufband. Sie ermöglichen eine exakte und eher der Wirklichkeit entsprechende Diagnostik und Leistungsbeurteilung, da Steigung (Anstellwinkel des Laufbandes) und Körpergewicht ermittelt werden.

Problematisch für die Leistungskontrolle ist die Reproduzierbarkeit der Belastungseinstufung. Belastungen lassen sich nur bei immer gleicher Ausgangssituation miteinander vergleichen.

Beispiele:

- Ist auf dem Laufband eine Steigung von 3 % vorgesehen, muss dieselbe Steigung auch bei den Kontrollen eingesetzt werden.
- Beginnt die Belastung bei 2 km/h an, ist diese Geschwindigkeit auch bei den Kontrollen beizubehalten.

Schwierig ist ein Vergleich besonders bei der Verlegung eines Patienten, da die Messungen in verschiedenen Krankenhäusern oder Rehakliniken oft unter unterschiedlichen Bedingungen stattfinden. Aus diesem Grund erfolgen die Leistungsdiagnostiken immer wieder auf dem Fahrradergometer, da sich hier die Standardisierung am meisten durchgesetzt hat.

Body Mass Index

Der Body Mass Index (BMI) ist derzeit der zuverlässigste Quotient für die Beziehung zwischen Körperlänge und Körpergewicht (Kap. 2.3.1).

BMI = Gewicht (kg): (Körpergröße)^2 (m^2)

Anhand des BMI lassen sich Rückschlüsse auf den Ernährungszustand eines Menschen ziehen (**Tab. 4.14**). Günstig sind Werte zwischen 19 und 25. Je höher der BMI, desto mehr muss das Herz-Kreislauf-System leisten, um eine größere Körpermasse zu bewegen.

Tabelle 4.14 Gewichtsklassifizierung und BMI (WHO)

Gewichtsklassifizierung	*BMI*
Idealgewicht	< 25
Übergewicht	26–29
Adipositas	> 30
Pathologische Adipositas (Pickwick-Syndrom)	> 45
Mittlerweile werden auch in der Medizin Waagen eingesetzt, die durch Messung von durchgeleiteten Stromimpulsen eine Aufteilung in Fett, Muskelmasse und Körperwasser ermöglicht. (Impedanzwaagen)	

Periphere Durchblutung

Ratschow-Probe

Der wohl bekannteste Funktionstest stammt von Ratschow. Er wird besonders bei Patienten mit peripheren Verschlusskrankheiten eingesetzt. Bei diesem klassischen Belastungstest liegt der Patient zur Prüfung der unteren Extremität auf dem Rücken mit 90° Flexion in den Hüftgelenken und Extension in den Kniegelenken. Im Takt eines Metronoms (30 Taktschläge/Minute) bewegt er alternierend die Füße: Dorsalextension/Plantarflexion in den oberen Sprung- und Extension/Flexion in den Zehengelenken. Der Patient bewegt in dieser Position so lange, bis Schmerzen auftreten oder er aufgrund des Durchblutungsmangels die Bewegung nicht mehr exakt ausführen kann (**Abb. 4.12**).

Die Ratschow-Probe ist bei Patienten mit peripherer diabetischer Neuropathie problematisch, da ihr Schmerzempfinden gestört ist. In diesen Fällen kann die peripheren Durchblutung mit der Umlagerungsprobe geprüft werden.

Anschließend setzt sich der Patient auf. Die herabhängenden Beine werden hinsichtlich ihrer Verfärbungen beobachtet. Einer anfänglichen Blässe folgt eine zunehmende Rötung, besonders deutlich im Bereich des Fußes. Bei intaktem Venensystem kommt es im Anschluss daran zu einer prallen venösen Füllung mit hervortretenden Fußvenen. Beim Gesunden laufen diese Vorgänge innerhalb der ersten 15 Sekunden nach Aufrichten ab. Beim Verschlusskranken sind sie in Abhängigkeit der Beschwerden verlängert (mehr als 30 Sekunden).

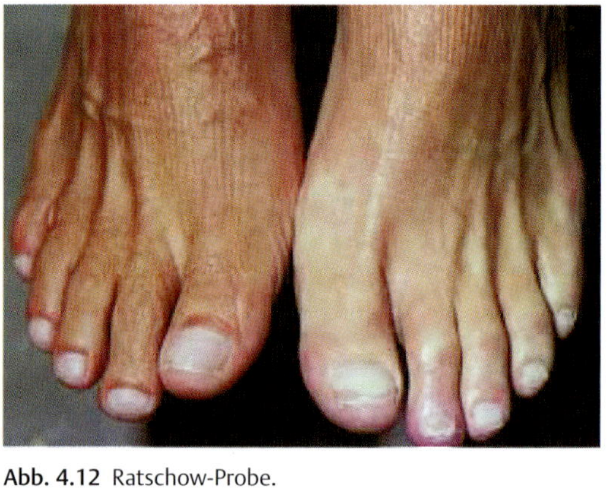

Abb. 4.12 Ratschow-Probe.

Die Untersuchung dient gleichzeitig als Training bei peripheren Durchblutungsstörungen.

Umlagerungsprobe

Hierbei handelt es sich im Prinzip um eine Variante der Ratschow-Probe. Die Patienten wechseln vom Liegen zum Sitzen mit herabhängenden Beinen. Nach dem Positionswechsel beobachtet die Therapeutin die kapillare und venöse Wiederauffüllung. Diese gibt Hinweise auf das Ausmaß der Durchblutungsstörung: Bei schweren Durchblutungsstörungen ist auch hier schon eine deutliche Verzögerung der kapillaren Wiederauffüllung festzustellen.

Durch Kälte, Nikotin oder auch Aufregung kann es zu falsch-positiven Ergebnissen kommen!

Allen-Test

Bei Patienten mit armbetonter peripherer arterieller Verschlusskrankheit (PAVK) wird an den Armen der Allen-Test durchgeführt, ein mit der Ratschow-Probe vergleichbarer Belastungsversuch. Der sitzende Patient hebt die Arme über den Kopf und führt Faustschlussübungen aus, und zwar bis zum Auftreten von Schmerzen oder bis er den Bewegungsablauf nicht mehr genau durchführen kann. Danach wird zunächst bei erhobenen Armen der Grad der Blässe beurteilt. Anschließend lässt der Patient die Arme herabhängen, wobei die Therapeutin die Zeit bis zum Auftreten der kapillaren und venösen Rötung misst.

Modifizierter Allen-Test

Bei älteren Patienten, denen die eigentliche Testdurchführung schwer fällt, wird alternativ folgendermaßen vorgegangen: Die Durchblutung sowohl der A. ulnaris als auch der A. radialis wird mit einem flächigen Griff gestoppt, bis sich die Hand entfärbt. Dann wird jeweils eine Arterie freigegeben.

Rötet sich die Hand nur sehr verzögert wieder, liegt der Verdacht einer armbetonten PAVK nahe. Unter Umständen ist eine weitere Diagnostik erforderlich.

Ausdauer

Gehstrecke

Ermittelt wird die in einer definierten Zeiteinheit zurückgelegte Wegstrecke. Diese kann Aussagen zur kardialen und pulmonalen Belastungsfähigkeit unterstützen.

Für einen exakten Vergleich der Gehstrecken müssen gleiche Bedingungen in Bezug auf Bodenbeschaffenheit, Steigung und Gehgeschwindigkeit herrschen. Die Gehgeschwindigkeit (Schritten pro Minute) wird vorher möglichst definiert und mit dem Patienten geübt. Außerdem muss ein eindeutiges Abbruchkriterium vereinbart werden, wie z. B. einsetzender Schmerz oder beginnende Luftnot. Erst dann sind Therapieergebnisse objektiv miteinander vergleichbar.

Schwierig ist z. B. die Beurteilung der Gehstrecke bei Patienten mit einer diabetischen Polyneuropathie (diabetisches Fußsyndrom), deren Gefühl für das Ende der Belastung aufgrund des verminderten Schmerzempfindens gestört ist. Hier müssen schon im Vorfeld Abbruchkriterien festgelegt werden (z. B. verschlechtertes Gangbild, wenn der Patient den Fuß nicht mehr optimal abrollt oder zu hinken beginnt).

6-Minuten-Gehtest

Der Patient wird aufgefordert, 6 Minuten frei zu gehen, und zwar so schnell, wie es seinem selbst eingeschätzten Leistungsvermögen entspricht. Die Strecke sollte eben und ausreichend lang sein, um zu viele Wendungen zu vermeiden. Gemessen wird die in der vorgegebenen Zeit zurückgelegte Strecke. Die Therapeutin sorgt lediglich für die Sicherheit und gibt dem Probanden nur minütlich einen Hinweis auf die abgelaufene Zeit, ohne zu unterstützen, selbst mitzugehen oder anzufeuern.

Anhand von Umrechnungstabellen kann aus der Gehgeschwindigkeit die Belastbarkeit abgelesen werden. Liegt die Gehstrecke unter 300 m, ist von einer ernsthaften Gefährdung des Patienten auszugehen. Einige Untersuchungen vor allem bei Herzerkrankten weisen eine Letalität von 80 % innerhalb von 5 Jahren in dieser Patientengruppe aus.

Cooper-Test

Der Cooper-Ausdauertest (entwickelt von Dr. Kenneth Cooper in den 60-er Jahren) ist einfach durchzuführen. Hier wir die Strecke gemessen, die die Probanden in 12 Minuten laufend/gehend zurücklegen.

Die vorgegebenen Normalwerte sind mit Vorsicht zu betrachten, da sie nicht aktualisiert wurden!

Die Werte etwa bei Jugendlichen haben sich seit 1980 um bis zu 30 % rückläufig entwickelt. Vergleicht man dagegen die Werte von Fußballschiedsrichtern, bei denen der Cooper-Test ein Grundlagentest für die

Bewertung ist, sind die erreichten Werte kontinuierlich angestiegen.

Bei Eingangsuntersuchungen von Kindern und Jugendlichen wird mittlerweile auf den Cooper Test zugunsten eines 6 Minuten Lauftests verzichtet, da ein zu großer Teil der Kinder und Jugendlichen nicht mehr in der Lage scheinen, 12 Minuten ohne Unterbrechung zu laufen.

Kraftausdauer

Harvard-Step-Test

Hier soll der Proband 5 Minuten lang bzw. bis zur Erschöpfung (die vorgegebene Frequenz kann nicht mehr eingehalten werden) auf ein Podest steigen (z. B. eine Bank oder einen Kasten von ca. 50 cm Höhe). Dabei gibt ein Metronom den Takt für eine Geschwindigkeit von 30 Steps/Minute an.

Jeweils nach 1, 2 und 3 Minuten wird der Puls gemessen. Er sollte stetig absinken: je schneller er abfällt, desto besser ist der Trainingszustand.

Ursprünglich diente der Test als Ausdauerbelastungstest. Er ist jedoch vorrangig ein Test zur Einschätzung der Kraftausdauer, da die Belastung unter anderem auch vom Körpergewicht des Probanden abhängt.

Steiler Rampentest

Der steile Rampentest nach Meyer (2000) dauert ca. 120 Sekunden. Ein modifiziertes Testprotokoll beginnt auf der 1. Stufe mit 25 Watt und 30 Sekunden Ergometertraining (www.leistungssport.com). Ermittelt wird dabei die Trainingsintensität, die bei 50 % der maximalen Belastung für das Intervalltraining genutzt wird. Außerdem lässt sich die maximale Laktatmobilisation bei Belastungsabbruch feststellen.

Test und Protokoll starten bei 25 Watt Ergometerbelastung. Belastungserhöhung um 25 Watt alle 30 Sekunden und Laktatmessung. In diesem Fall bietet der *Lactate Scout* ein schnelles sicheres Messsystem. Die maximale Laktatmobilisation beim Belastungsabbruch und nach einer zeitlich definierten Spanne der Nachbelastungsphase von 1–3 Minuten dokumentiert das Ergebnis. Die Vorgabe der Belastungsintensität nach der Herzfrequenz basiert auf der weitgehend linearen Beziehung zwischen Herzfrequenz und Sauerstoffaufnahme.

Exkurs: Sturzrisiko

Vor allem im höheren Lebensalter erhöhen fehlende Kraft und vor allem mangelnde Kraftausdauer das Sturzrisiko. Gerade bei älteren Patienten führt die Immobilisation infolge von Stürzen häufig zu zusätzlichen Komplikationen bei der anschließenden Behandlung (z. B. Thrombosegefahr).

Zur Prävention eigenen sich Kraft- und Kraftausdauertraining sowohl durch verbesserte Koordination (Bewegungskontrolle) als auch durch Zunahme der groben Kraft.

Timed-up-and-go-Test

Für diesen Test (Podsiadlo u. Richardson 1991) benötigt die Therapeutin lediglich eine Uhr mit Sekundenzeiger oder eine Stoppuhr. Der Proband sitzt zunächst auf einem normalen Stuhl, den Rücken an der Rückenlehne angelehnt, die Arme liegen locker auf den Armlehnen. Nun steht er auf, geht 3 m vorwärts und anschließend wieder zurück zum Stuhl und setzt sich hin. Dabei darf er seine gewohnten Gehhilfen (z. B. Rollator) benutzen

Gemessen wird die Zeit vom Aufstehen bis zum Hinsetzen. Die Bewegungssequenz sollte innerhalb

Checkliste: Objektive Kriterien

Physiotherapeutische Untersuchungen	
Pulsfrequenz	Pulsmessung
Blutdruck	Blutdruckmessung (Automat, Manschette)
Vitalkapazität	–
Leistung	▪ Fahrradergometer ▪ Laufband
BMI	–
Periphere Durchblutung	▪ Ratschow-Probe ▪ Umlagerungsprobe ▪ Allen-Test
Ausdauer	▪ Gehstrecke ▪ 6-Minuten-Gehtest ▪ Cooper-Test
Kraftausdauer	▪ Harvard-Step-Test ▪ Steiler Rampentest
Ärztliche Untersuchungen	
Herzfrequenz	▪ EKG ▪ Belastungs-EKG
Atemfrequenz	▪ Bodyplethysmographie ▪ Spiroergometrie
Sauerstoffsättigung	▪ Pulsoximetrie ▪ Spiroergometrie ▪ Laktatdiagnostik

von 7–10 Sekunden absolviert werden. Ansonsten liegen ernste Mobilitätsprobleme vor, besonders, wenn der Proband länger als 20 Sekunden benötigt. Geriatrische Untersuchungen ergaben, dass für diese Patienten ein hohes Sturzgefährdungspotenzial besteht.

Einige geriatrische Fachkliniken haben gute Erfahrungen gemacht mit der Verordnung von Hüftprotektoren (Unterziehhosen mit eingearbeiteten Schutzkappen), die bei einem Sturz das Risiko einer Schenkelhalsfraktur um mehr als 90 % senken.

4.2.4 Untersuchen subjektiver Kriterien

Anstrengung

Borg-Skala

Anhand der in der Borg-Skala angegebenen Adjektive beschreibt der Patient sein subjektives Anstrengungsgefühl nach einer Belastung (**Tab. 4.15**).

Häufig ist zu beobachten, dass das Anstrengungsgefühl nach überwiegend koordinativen Leistungen höher als der tatsächliche Puls ist. Dagegen verhält es sich nach gewohnter Beanspruchung (z. B. Spazierengehen) umgekehrt, d. h. der tatsächliche Puls liegt höher als das Anstrengungsgefühl.

Tabelle 4.15 Borg-Skala

Index	*Beschreibung der Anstrengung*
5	Sehr, sehr leicht
6	
7	
8	Sehr leicht
9	
10	
11	Recht leicht
12	
13	Etwas anstrengend
14	
15	Anstrengend
16	
17	Sehr anstrengend
18	
19	Sehr, sehr anstrengend
20	

Die vom Patienten angegebene Indexzahl multipliziert mit 10 ergibt die ungefähre Herzfrequenz, die der angegebenen Anstrengung entspräche.

Indexzahl x 10 ≈ Herzfrequenz

Mittlerweile existieren auch etliche Abwandlungen der ursprünglichen Borg-Skala, mit dem Ziel, die Dokumentation zu vereinfachen.

Schmerzen

Schmerzskalen

Die einfachste und am häufigsten durchgeführte Schmerzeinschätzung findet mithilfe der visualisierten analogen Schmerzskala statt (VAS; **Abb. 4.13**). Dabei bedeutet *0* kein Schmerz und *100* maximal mögliche Schmerzen.

Eine vereinfachte Form ist eine Schmerzskala auf einer Geraden von 10 cm Länge (**Abb. 4.14**), bei der die Patienten auf der Geraden die empfundenen Schmerzen mit einem Strich markieren.

Anhand der Angaben des Patienten auf der Schmerzskala kann die Therapeutin die Therapie leichter steuern. So kann sie z. B. Therapiemethoden an die individuellen Vorraussetzungen des Patienten anpassen, wenn sich etwa nach der Behandlung regelmäßig der Schmerz vergrößert, stagniert oder rückläufig ist.

Außerdem unterstützen Schmerzskalen den Patienten bei der Führung eines Schmerztagebuchs.

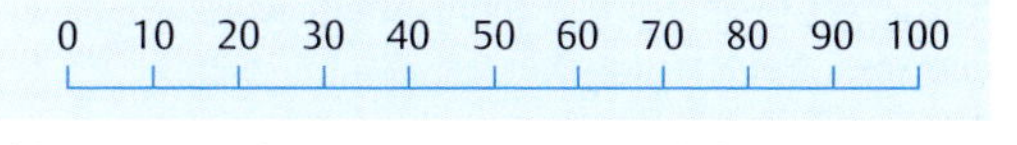

Abb. 4.13 Visualisierte analoge Schmerzskala (VAS).

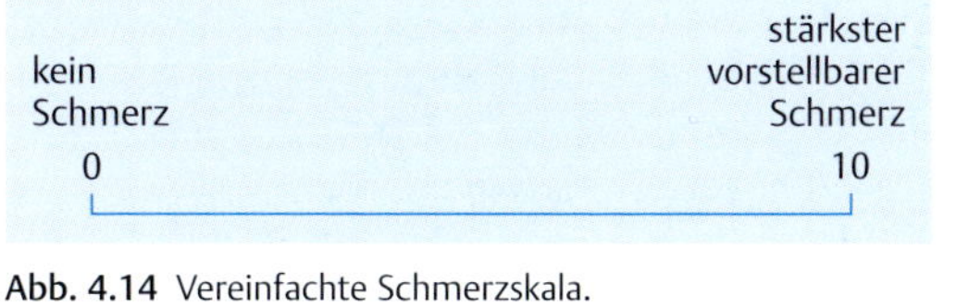

Abb. 4.14 Vereinfachte Schmerzskala.

Checkliste: Subjektive Kriterien

Physiotherapeutische Untersuchungen	
Anstrengung	Borg-Skala
Schmerzen	▪ Visualisierte analoge Schmerzskala ▪ Vereinfachte Schmerzskala

4.2.5 Evaluation

Um die Behandlung für den Patienten erfolgreich durchzuführen und zu beenden, ist es erforderlich, vorab gemeinsam mit ihm überprüfbare Behandlungsziele zu vereinbaren.

Die Ziele müssen realistisch sein und während der zeitlich begrenzten stationären oder ambulanten Therapie umgesetzt werden können, um gegenseitige Enttäuschungen zu vermeiden und die Patientenzufriedenheit zu erhalten.

Mehr Lebensqualität durch erfolgreiche Therapie

SF-36-Fragebogen

Für die Einschätzung des Therapieerfolgs ist der Einsatz eines Fragebogens hilfreich. Beim SF 36 handelt es sich um einen international standardisierten Fragebogen zur Erfassung der Lebensqualität. Er wird mittlerweile in immer mehr medizinischen Bereichen zur Bewertung therapeutischer Erfolge eingesetzt, z. B. bei Patienten nach Hüftgelenkersatz, in der Schmerztherapie oder nach Herzoperationen. Die individuelle Auswertung ergibt ein Bild des Patienten jenseits einzelner therapeutischer Maßnahmen.

Zusammenfassung

- Ziel der physiotherapeutischen Untersuchung ist festzustellen, ob Skelett- und Herzmuskulatur vom Herz-Kreislauf-System entsprechend der Leistungsanforderung (Bewegung, Körpergewicht) ausreichend mit Sauerstoff versorgt werden.
- Vor der physiotherapeutischen Untersuchung legt der Arzt die maximale Belastung (Watt) und Herzfrequenz fest, um Komplikationen des Herz-Kreislauf-Systems zu vermeiden.
- Durch die Anamnese erhält die Therapeutin z. B. wichtige Hinweise zur momentanen Situation, zur Belastbarkeit des Patienten und zur Medikamenteneinnahme.
- Medikamente und deren Einfluss auf das Herz-Kreislauf-Systems werden abgeklärt.
- Zeichen der kardialen Überbelastung sollten unabhängig von der Pulsfrequenz rechtzeitig erkannt werden.
- Beim Untersuchen wird zwischen objektiven (unter standardisierten Bedingungen gemessenen) und subjektiven (Angaben des Patienten) Kriterien unterschieden.

Literatur

Halhuber C. Rehabilitation des Koronarkranken. Erlangen: perimed; 1982.

Hillegass EA, Sadowsky HS. Essentials of cardiopulmonary physical therapy. Philadelphia: Saunders; 1994.

Hornbostel H, Hrsg. Innere Medizin in Praxis und Klinik. Bd. I. Stuttgart: Thieme; 1984.

Kapit W, Macey R, Meisami E. Physiologie Malatlas. München: Arcis; 1992.

Kindermann W, et al. Sportkardiologie. 4. Aufl. Darmstadt: Steinkopff; 2004.

Podsiadlo D, Richardson S. The Timed „Up & Go": A test of basic functional mobility for frail elderly persons. J Am Geriatr Soc. 1991;39 : 142.

Sirtl C, Jesch F. Anästhesiologisches Notizbuch. Wiesbaden: Abbott; 1989.

Schmidt RF, Thews G, Hrsg. Physiologie des Menschen. Berlin: Springer; 1990.

Witzleb E, Lochner W. Lungen und kleiner Kreislauf. Berlin: Springer; 1957.

www.leistungssport.com. Abgerufen im Januar 2011.

WHO. ICF.

ZVK, Standardisierte Ergebnismessung, Physio-Akademie 2006.

Büsching et al, Assessments in der Rehabilitation, Bd. 3, Kardiologie und Pneumologie, Huber Verlag Bern 2009.

Übungsfragen zu Untersuchen als Prozess, Clinical Reasoning

Wiederholen und vertiefen Sie die Inhalte und bereiten Sie sich auf das Examen vor. (Die Seitenzahlen in Klammern nennen Ihnen die Fundstellen für die Antworten.)

Beschreiben Sie den Zusammenhang der physiotherapeutischen Handlungen *Untersuchen* und *Behandeln*. (Seite 3)

Beschreiben Sie den physiotherapeutischen Prozess. (Seite 4)

Wie definiert der Weltverband für Physiotherapie (WCPT) das Wesen der Physiotherapie? (Seite 5)

Auf welchen Denkmodellen basiert die Physiotherapie? (Seite 5, 6)

Nennen Sie für den Begriff Clinical Reasoning eine deutsche Übersetzung. (Seite 7)

Wie wird Clinical Reasoning definiert? (Seite 8)

Auf welchen Ebenen treffen Therapeuten im Clinical-Reasoning-Prozess Entscheidungen? (Seite 9, 10)

Nennen Sie drei Beispiele für verschiedene Formen des Clinical Reasoning. (Seite 14)

Welche Faktoren beeinflussen das Clinical Reasoning eines Physiotherapeuten? (Seite 11)

Welche typischen Fehler können sich beim Clinical Reasoning einschleichen? (Seite 16)

Therapeutische Hypothesen lassen sich verschiedenen Kategorien zuordnen. Nennen Sie drei Beispiele für gängige Hypothesenkategorien. (Seite 19)

Welche Vor- und Nachteile haben klinische Muster? (Seite 22)

Was bedeutet Evidence Based Practice? (Seite 24)

Auf welcher Stufe der Liste der „besten Beweise“ befinden sich systematische Reviews? (Seite 25)

Nennen Sie Phasen des physiotherapeutischen Prozesses. (Seite 26)

Welche Ziele hat der physiotherapeutische Untersuchungsprozess? (Seite 27)

Welchen Nutzen haben Wiederuntersuchungsprozesse im therapeutischen Prozess? (Seite 31, 32)

Übungsfragen zum Untersuchen von Strukturen und Funktionen des Bewegungssystems

Wiederholen und vertiefen Sie die Inhalte und bereiten Sie sich auf das Examen vor. (Die Seitenzahlen in Klammern nennen Ihnen die Fundstellen für die Antworten.)

Wie ist die Neutral-Null-Stellung definiert? (Seite 39)

Wie dokumentieren Sie Ihr Messergebnis nach der Neutral-Null-Methode? (Seite 40)

Rechtes Kniegelenk: Flexion/Extension 130/20/0. Was bedeutet dieses Messergebnis? (Seite 40)

Wie messen Sie die Bewegungen im Hüftgelenk? (Seite 45)

Wie messen Sie die Bewegungen im Schultergelenk? (Seite 47)

Sie messen die Dorsalextension im Sprunggelenk. Wie unterscheidet sich die Ausgangsstellung des Patienten bei ein- und mehrgelenkiger Dehnung des M. gastrocnemius? (Seite 46)

Handfunktion: Nennen Sie drei Greifformen. (Seite 48, 49)

Beschreiben Sie die muskulären Aktivitäten beim Faustschluss. (Seite 48)

Wie können Sie die Beweglichkeit der Wirbelsäule messen? (Seite 48, 49)

Welche Arten der Beinlängendifferenzen kennen Sie? Wodurch unterscheiden sie sich? (Seite 51)

Worauf achten Sie bei einer Umfangmessung? (Seite 51)

Welche Muskelwerte unterscheiden Sie beim Muskelfunktionstest? (Seite 52)

Welche Vor- und Nachteile hat der Muskelfunktionstest? (Seite 51, 53)

Wie führen Sie einen Muskelfunktionstest durch? (Seite 53)

Testen Sie die Extensoren des Ellenbogengelenks. (Seite 54)

Wie berechnen Sie den Body Mass Index (BMI) einer Person? Was sagt der BMI aus? (Seite 60)

Welche Kriterien beurteilen Sie, wenn Sie die aktive und passive Gelenkbeweglichkeit prüfen? (Seite 62)

Welche Prinzipien berücksichtigen Sie, wenn Sie die aktive und passive Gelenkbeweglichkeit prüfen? (Seite 63)

Beim Prüfen der Gelenkbeweglichkeit hat Ihr Patient Schmerzen. Wenn Sie erneut die Beweglichkeit unter veränderten Bedingungen prüfen, wie fragen Sie den Patienten nach seinen Schmerzen? Worauf achten Sie bei Ihrer Fragestellung? (Seite 63)

Was ist der physiologische Reserveraum? (Seite 64)

Beschreiben Sie das physiologische und pathologische Endgefühl. (Seite 64, 65)

Was ist die verriegelte Stellung eines Gelenkes? (Seite 66)

In welcher Reihenfolge testen Sie die Beweglichkeit der Wirbelsäule? (Seite 66)

Wie dokumentieren Sie Hypo- und Hypermobilität von Wirbelsäulensegmenten? (Seite 68)

Wie prüfen Sie eine tanzende Patella? (Seite 70)

Wann ist die Neutralzone eines Gelenks vergrößert? (Seite 71, 72)

Beschreiben Sie, wie Sie die Stabilität des Kniegelenks testen können. (Seite 72)

Was ist eine physiologische passive Insuffizienz? (Seite 74)

Beschreiben Sie, wie Sie die Muskulatur untersuchen können. (Seite 74–76)

Welche Faktoren können neurogene Störungen verursachen? (Seite 76–78)

Womit können Sie subjektive Angaben zu Schmerzen und Symptomen erfassen? (Seite 79)

Welche Befunde umfasst Ihre Untersuchung bei einer beeinträchtigten Mechanosensitivität der neuralen Strukturen? (Seite 79)

Wann setzen Sie sensibilisierende Bewegungen ein? (Seite 81)

Was untersuchen Sie mit einem neuralen Provokationstest? (Seite 82)

Nennen Sie Beispiele für neurale Provokationstests? (Seite 82–90)

Provokationstest: Was unterscheidet eine normale physiologische von einer unphysiologischen Schmerzreaktion? (Seite 83)

Nennen Sie zwei Beispiele für Nerven der oberen Extremität, die Sie palpieren können. Wo können Sie diese Nerven palpieren? (Seite 94)

Nennen Sie zwei Beispiele für Nerven der unteren Extremität, die Sie palpieren können. In welcher Ausgangsstellung palpieren Sie? (Seite 94)

Welche Aspekte gehören zur peripheren neurologischen Untersuchung? (Seite 94, 95)

Wie können Sie die Oberflächensensibilität untersuchen? (Seite 95)

Nennen Sie Kennmuskeln des oberen und unteren Quadranten. (Seite 96, 97)

Welche Instrumente können Sie einsetzen, um Funktionen zu prüfen? (Seite 103–107)

Bei welchen Patienten wird der Roland-Fragebogen eingesetzt? (Seite 104)

Welche Tests setzen Sie ein, wenn Sie die Fähigkeit zur Selbstversorgung prüfen möchten? (Seite 103, 106)

Mit welchen Instrumenten können Sie die Muskelkraft testen? (Seite 106, 107)

Sachverzeichnis